# 拡大内視鏡

## 極限に挑む

監修　工藤 進英　吉田 茂昭
編集　拡大内視鏡研究会

日本メディカルセンター

## ■ 監　修

| 工藤　進英 | 昭和大学横浜市北部病院消化器センター　センター長 |
| --- | --- |
| 吉田　茂昭 | 青森県立中央病院　病院長 |

## ■ 編　集

拡大内視鏡研究会

## ■ 分担編集

| 武藤　学 | 京都大学大学院医学研究科腫瘍薬物治療学講座　教授 |
| --- | --- |
| 井上　晴洋 | 昭和大学江東豊洲病院消化器センター　センター長/教授 |
| 八尾　建史 | 福岡大学筑紫病院内視鏡部　診療教授 |
| 八木　一芳 | 新潟県立吉田病院消化器内科　部長 |
| 斎藤　豊 | 国立がん研究センター中央病院内視鏡科　科長/内視鏡センター長 |
| 山野　泰穂 | 秋田赤十字病院消化器病センター　部長 |
| 岩下　明徳 | 福岡大学筑紫病院病理部　教授 |

## ■ 執筆者一覧（執筆順）

| 工藤　進英 | 昭和大学横浜市北部病院消化器センター　センター長 | 八尾　隆史 | 順天堂大学大学院医学研究院人体病理病態学　教授 |
| --- | --- | --- | --- |
| 武藤　学 | 京都大学大学院医学研究科腫瘍薬物治療学講座　教授 | 渡辺　純夫 | 順天堂大学医学部附属順天堂医院消化器内科　教授 |
| 井上　晴洋 | 昭和大学江東豊洲病院消化器センター　センター長/教授 | 八木　一芳 | 新潟県立吉田病院消化器内科　部長 |
| 八尾　建史 | 福岡大学筑紫病院内視鏡部　診療教授 | 坂　暁子 | 新潟県立吉田病院消化器内科　医長 |
| 斎藤　豊 | 国立がん研究センター中央病院内視鏡科　科長/内視鏡センター長 | 中村　厚夫 | 新潟県立吉田病院消化器内科　部長 |
| 松田　尚久 | 国立がん研究センター中央病院内視鏡科　医長 | 小林　正明 | 新潟大学医歯学総合病院光学医療診療部　准教授 |
| 藤井　隆広 | 藤井隆広クリニック　院長 | 橋本　哲 | 新潟大学医歯学総合病院光学医療診療部 |
| 石原　立 | 大阪府立成人病センター消化管内科　部長 | 渡邉　玄 | 新潟大学大学院医歯学総合研究科分子・診断病理学　助教 |
| 郷田　憲一 | 東京慈恵会医科大学内視鏡科　講師 | 上堂　文也 | 大阪府立成人病センター消化管内科　副部長 |
| 土橋　昭 | 東京慈恵会医科大学消化器・肝臓内科 | 上尾　哲也 | 大分赤十字病院消化器内科　副部長 |
| 田尻　久雄 | 東京慈恵会医科大学消化器・肝臓内科　教授 | 米増　博俊 | 大分赤十字病院病理診断科　部長 |
| 遠藤　高夫 | 社会医療法人札幌しらかば台病院　院長 | 石田　哲也 | 大分赤十字病院消化器内科　部長 |
| 有村　佳昭 | 札幌医科大学消化器・免疫・リウマチ内科学講座　講師 | 金光　高雄 | 福岡大学筑紫病院消化器内科 |
| 高橋　宏明 | 社会医療法人恵佑会第2病院　院長 | 長濱　孝 | 福岡大学筑紫病院消化器内科　講師 |
| 上山　浩也 | 順天堂大学医学部附属順天堂医院消化器内科　助教 | 松井　敏幸 | 福岡大学筑紫病院消化器内科　教授 |

| | | |
|---|---|---|
| 岩下　明德 | 福岡大学筑紫病院病理部　教授 |
| 小山　恒男 | 佐久医療センター内視鏡内科　部長 |
| 土山　寿志 | 石川県立中央病院消化器内科　科長 |
| 辻　重継 | 石川県立中央病院消化器内科　医長 |
| 辻　国広 | 石川県立中央病院消化器内科　医長 |
| 鶴田　修 | 久留米大学医学部消化器病センター　教授 |
| 河野　弘志 | 聖マリア病院消化器内科　診療部長 |
| 野田　哲裕 | 久留米大学医学部消化器病センター/久留米大学医学部内科学講座消化器内科部門　助教 |
| 長田修一郎 | 久留米大学医学部内科学講座消化器内科部門　助教 |
| 前山　泰彦 | 久留米大学医学部内科学講座消化器内科部門　助教 |
| 田村　智 | 田村クリニック胃腸科・内科　院長 |
| 岩館　峰雄 | 佐野病院消化器センター |
| 佐野　寧 | 佐野病院消化器センター/理事長・院長 |
| 藤盛　孝博 | 神鋼病院病理診断センターセンター長/福島県立医科大学地域医療支援センター　特任教授 |
| 山野　泰穂 | 秋田赤十字病院消化器病センター　部長 |
| 田中　義人 | 秋田赤十字病院消化器病センター　副部長 |
| 菅井　有 | 岩手医科大学病理診断学講座　教授 |
| 山本英一郎 | 札幌医科大学消化器・免疫・リウマチ内科学講座　助教 |
| 鈴木　拓 | 札幌医科大学分子生物学講座　教授 |
| 若村　邦彦 | 昭和大学横浜市北部病院消化器センター　助教 |
| 久津川　誠 | 昭和大学横浜市北部病院消化器センター　助教 |
| 工藤　豊樹 | 昭和大学横浜市北部病院消化器センター　助教 |
| 市川　一仁 | 神鋼病院病理診断センター　部長/福島県立医科大学地域医療支援センター　特任教授 |
| 竹之下誠一 | 福島県立医科大学器官制御外科　教授 |
| 池松　弘朗 | 国立がん研究センター東病院消化管内視鏡科 |
| 樫田　博史 | 近畿大学消化器内科　教授 |
| 南　ひとみ | 長崎大学病院消化器内科　助教 |
| 磯本　一 | 長崎大学病院消化器内科　准教授 |
| 中尾　一彦 | 長崎大学病院消化器内科　教授 |
| 有馬美和子 | 埼玉県立がんセンター消化器内科副部長　兼　内視鏡科科長 |
| 都宮　美華 | 埼玉県立がんセンター消化器内科　医長 |
| 濱本　英剛 | 仙台厚生病院消化器内視鏡センター |
| 松田　知己 | 仙台厚生病院消化器内視鏡センター |
| 長南　明道 | 仙台厚生病院消化器内視鏡センター　消化器内科主任部長 |
| 宮地　英行 | 昭和大学横浜市北部病院消化器センター　講師 |
| 中村　尚志 | 調布外科・消化器内科クリニック　副院長 |
| 傅　光義 | 中国医科大学付属第一医院消化器内科　客員教授 |
| 山村　彰彦 | 東京都がん検診センター検査科　部長 |
| 田中　信治 | 広島大学病院内視鏡診療科　教授 |
| 和田　祥城 | 東京医科歯科大学医学部附属病院光学医療診療部　助教 |
| 渡辺　守 | 東京医科歯科大学医学部附属病院消化器内科　教授 |
| 浦岡　俊夫 | 国立病院機構東京医療センター消化器科　医長 |
| 下田　将之 | 慶應義塾大学医学部病理学　助教 |
| 寺井　毅 | 寺井クリニック　院長 |
| 松本　健史 | 順天堂大学消化器内科　准教授 |
| 坂本　直人 | 順天堂大学消化器内科　准教授 |
| 吉田　茂昭 | 青森県立中央病院　病院長 |

# 序説

## なぜ，拡大観察なのか

　周知のように内視鏡は消化器癌の診断を大きく進歩させた．この内視鏡診断の進展のなかで早期癌分類が成立し，また色素内視鏡は癌の質的診断の向上に繋がった．X線診断と内視鏡診断による早期癌診断のスパイラルアップのなかで，"幻の癌"とされた大腸Ⅱc病変が発見されたのが1977年のことである．その後，われわれは数多くの大腸Ⅱc病変を発見し，陥凹型腫瘍こそが大腸癌の発育におけるメインルートと信じ，これに *de novo* 癌としての位置付けを与えた．そしてこの大腸Ⅱcの解明に真に重要な役割を担ったのが，拡大内視鏡である．

　われわれは一つひとつの症例について，内視鏡像，実体顕微鏡像，マクロ病理組織像の対比を地道に行いその検討を重ねた．秋田時代のこの気の遠くなるような地道な検討は"*in vivo* 下の拡大内視鏡"開発を必然にし，同時に実体顕微鏡観察に基づく pit pattern 診断の基本形を完成させた．そして1993年，われわれはオリンパス社と共同し，ついに拡大電子スコープ CF-200Z を世に出すことができた．拡大内視鏡観察に基づく pit pattern 診断は，われわれの論文や大腸Ⅱc研究会での議論を通じ，少しずつわが国や欧米に普及した．厚生労働省の班研究「大腸腫瘍性病変における腺口構造の診断学的意義の解明に関する研究」班（工藤班）の発足もこの流れに拍車をかけた．拡大内視鏡研究会でも毎年白熱した議論が展開されている．CF-200Z の発売以降，大腸に始まった拡大内視鏡診断は胃や食道に応用され，今日の内視鏡的粘膜下層剝離術（ESD）をはじめとする早期癌の先進的な治療に欠かせないものとなった．"木を見て森を見て葉を見て花を見る．そしてまた木を見る．"この多重視，複眼視こそが拡大内視鏡診断の根本である．診断学なくして良い治療は存在しないのである．

　そして現在，大腸内視鏡診断学の礎である pit pattern 診断は "Endocytoscopy（EC）" として超拡大の世界に入りつつある．われわれは，病理組織診断に肉薄する精度のリアルタイムでの内視鏡診断を求め，生体内で構造異型だけでなく核異型を含めた細胞異型までの診断を可能としうる超拡大内視鏡（拡大率約450倍）をオリンパスと共同開発している．EC についての臨床研究は食道における Inoue, Kumagai らの報告[1,2]に始まり，現在は大腸においてわれわれの施設をはじめその有用性が検討されている（図1）[3]．EC は臨床応用の面でも臨床研究の面でも大きな可能性を秘めたデバイスであると考える．生体内の血管や赤血球の直接観察が可能であることも EC の大きな特徴の一つであり（図2），われわれは血管の形態を分類し病理所見との対比を試みている．また近年，上皮間葉系移行（epithelial-mesenchymal transition；EMT）が癌の浸潤・転移，とくに脈管内への侵襲に関連することが示唆されており，EC による血管の動的観察がこの理論の証明に寄与することを期待している．

　最後に，日本から発信した早期癌の診断学と治療学は今や世界をリードし最先端を走っている．世界各国での250回以上のライブや講演を通じて，私が感ずることである．

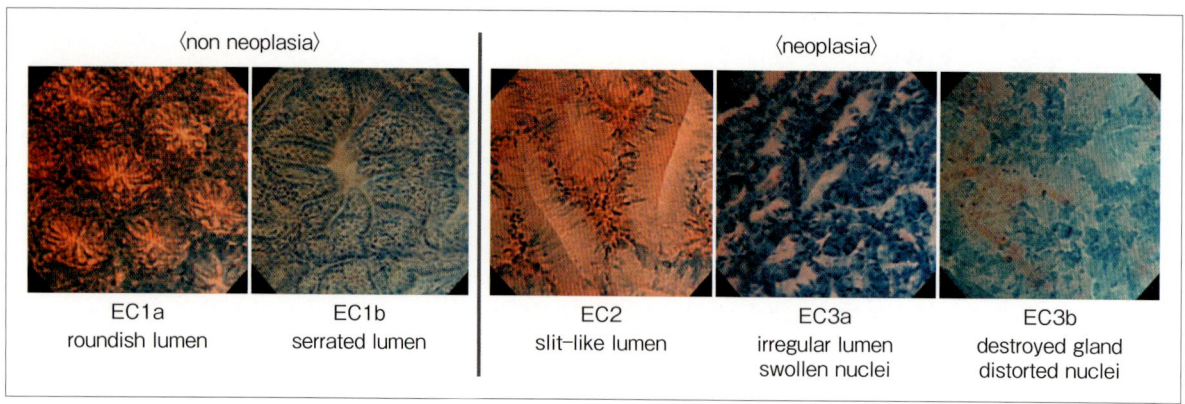

図1 大腸のEC分類（Kudoら） 〔Kudo SE, et al：Endoscopy[3]より引用〕

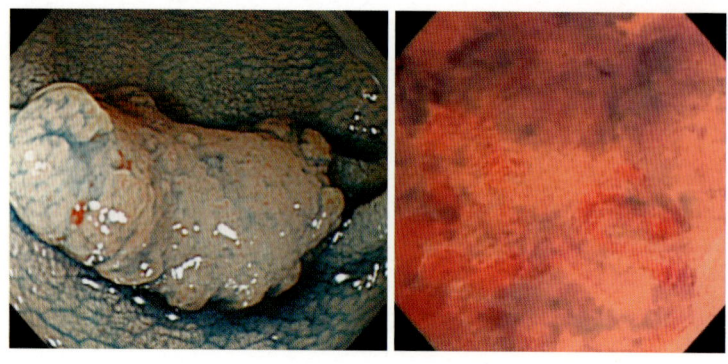

図2 SM深部浸潤癌のEC血管像

　歴史が示すように学問の世界は常に変化し，勇気をもった挑戦とその評価が繰り返される．世界最大の消化器病学会である今年の米国のDDWにおいて，3D-CT，virtual colonoscopyの演題がほとんどなくなった．大腸のカプセル内視鏡も同様であろう．今回，次世代のECについても触れたが，これは大きな革新と展開を迎えるであろう．「なぜ，拡大観察なのか」，正しい診断と正確な治療は一連のものである．本書がこれらのさまざまな疑問に対する一つの解答を与えることとなることを確信している．

## 文献

1) Kumagai Y, Monma K, Kawada K：Magnifying chromoendoscopy of the esophagus：in-vivo pathological diagnosis using an endocytoscopy system. Endoscopy　2004；36：590-594
2) Inoue H, Kazawa T, Sato Y, et al：In vivo observation of living cancer cells in the esophagus, stomach, and colon using catheter-type contact endoscope, "Endo-Cytoscopy system". Gastrointest Endosc Clin N Am　2004；14：589-594, x-xi
3) Kudo SE, Wakamura K, Ikehara N, et al：Diagnosis of colorectal lesions with a novel endocytoscopic classification—a pilot study. Endoscopy　2011；43：869-875

2014年9月

昭和大学横浜市北部病院消化器センター
工　藤　進　英

# 目 次

序説：なぜ，拡大観察なのか………………………………………………………………… 工藤進英

## I．「拡大内視鏡研究会」の10年の歩み

1. 中・下咽頭………………………………………………………… 武藤　学　15
2. 食　道……………………………………………………………… 井上晴洋　19
3. 胃・十二指腸……………………………………………………… 八尾建史　27
4. 大　腸……………………………………… 斎藤　豊，松田尚久，藤井隆広　33

## II．研究会の主題から

### 1．咽頭・食道

#### **1** 異常血管の診断学的意義と限界 ……………………………… 石原　立　39

　　Ⅰ　咽頭・食道の正常構造と癌の特徴／39
　　Ⅱ　食道・咽頭における拡大観察／39
　　Ⅲ　拡大観察における各種所見とその意義／40
　　　1．loop 構造を有する異常血管（Loop 血管）／40
　　　2．loop 構造が壊れた異常血管（Non-loop 血管）／40
　　　3．Avascular area（AVA）／41
　　　4．咽頭癌への応用／42
　　　5．血管の色調と血管径／42
　　Ⅳ　血管診断の限界と今後の展望／42

#### **2** Barrett 食道・Barrett 食道腺癌

##### ❶ NBI 拡大内視鏡を用いた Barrett 食道腺癌の診断―超微小・扁平上皮下病変
………………………………………………… 郷田憲一，土橋　昭，田尻久雄　45

　　Ⅰ　症例提示／46
　　Ⅱ　考　察／53

##### ❷ Barrett 粘膜・癌の拡大内視鏡所見 ………… 遠藤高夫，有村佳昭，高橋宏明　56

　　Ⅰ　Barrett 食道の定義と内視鏡所見／56

  Ⅱ Barrett 粘膜の拡大内視鏡所見／57
  Ⅲ Barrett 食道腺癌の拡大内視鏡診断／59
   1．SSBE 癌の診断／59
   2．LSBE 癌の診断／61
   3．深達度診断／62

### 3 Endocytoscopy による食道における生体内細胞観察
                       井上晴洋，工藤進英 65

  Ⅰ Endocytoscopy 開発までの経緯／65
  Ⅱ CM 染色の開発と ECA 分類／66
  Ⅲ 一眼式の Endocytoscope の特長／68
  Ⅳ Endocytoscopy の限界／68
  Ⅴ Endocytoscopy の将来展望／68

## 2．胃・十二指腸

### 1 胃炎と鑑別困難な胃癌

#### ❶ 胃底腺型胃癌（内視鏡と病理） 上山浩也，八尾隆史，渡辺純夫 73
  Ⅰ 胃底腺型胃癌の臨床的特徴／73
  Ⅱ 胃底腺型胃癌の組織学的特徴／73
  Ⅲ 胃底腺型胃癌の免疫組織学的特徴／74
  Ⅳ 胃底腺型胃癌の内視鏡的特徴／75
  Ⅴ 胃底腺型胃癌の悪性度・予後／78

#### ❷ 手つなぎ腺癌 八木一芳，坂　暁子，中村厚夫 80
  Ⅰ 手つなぎ腺癌の組織学的特徴／80
  Ⅱ 手つなぎ腺癌の内視鏡的特徴／80
  Ⅲ 症例提示／80

#### ❸ その他の胃癌（ピロリ菌除菌後胃癌） 小林正明，橋本　哲，渡邉　玄 85
  Ⅰ 症例提示／85

### 2 慢性胃炎診断 上堂文也 91
  Ⅰ 慢性胃炎の生検組織診断／91
  Ⅱ 慢性胃炎の内視鏡診断／92
  Ⅲ 慢性胃炎の拡大内視鏡診断／92
   1．正常胃粘膜の拡大内視鏡像／92
   2．慢性胃炎の実体顕微鏡像／92
   3．慢性胃炎の拡大内視鏡像／93
   4．腸上皮化生の拡大内視鏡像／98

5. 拡大内視鏡でみた萎縮・腸上皮化生の分布／99

## 3 白色不透明物質（white opaque substance；WOS）
……………………………………………… 上尾哲也，米増博俊，石田哲也，八尾建史　102

- Ⅰ　VS（vessel plus surface）classification system による WOS の形態からみた胃腺腫と癌の鑑別／102
- Ⅱ　肉眼型と組織型における WOS の出現頻度／102
- Ⅲ　WOS の正体は脂肪滴／103
- Ⅳ　WOS の局在と組織学的分化度の関連／104
- Ⅴ　WOS 陽性腫瘍の粘液形質および組織学的分化度の特徴／105
- Ⅵ　今後の課題／106

## 4 胃癌の組織型診断—VEC pattern を指標とした乳頭腺癌 vs 管状腺癌の診断 ……………………… 金光高雄，八尾建史，長濱　孝，松井敏幸，岩下明德　109

- Ⅰ　背　景／109
- Ⅱ　対象と方法／109
  1. VEC pattern の定義／109
  2. 組織学的な乳頭状構造の定義／111
- Ⅲ　結　果／111
- Ⅳ　考　察／112

## 5 胃癌の範囲診断における拡大内視鏡の有用性と限界 ………… 小山恒男　116

- Ⅰ　胃癌の基本構造／116
- Ⅱ　通常内視鏡による側方進展範囲診断／116
- Ⅲ　拡大内視鏡で何が見えるのか？／117
- Ⅳ　分化型癌の拡大内視鏡所見／117
- Ⅴ　未分化型癌の拡大内視鏡所見／117
- Ⅵ　除菌療法後の変化／119
- Ⅶ　拡大内視鏡による側方進展範囲診断の限界／122

## 6 十二指腸病変 ……………………………………… 土山寿志，辻　重継，辻　国広　123

- Ⅰ　非乳頭部十二指腸腫瘍に対する NBI 併用拡大内視鏡の有用性／123
  1. 対象と方法／123
  2. 結　果／123
- Ⅱ　症例提示／125
- Ⅲ　考　察／128

## 3. 大 腸

### 1 進化（深化）した pit pattern 診断
……………………… 鶴田　修，河野弘志，野田哲裕，長田修一郎，前山泰彦　131

 Ⅰ　大腸拡大内視鏡の創生期／131
 Ⅱ　大腸 pit pattern 診断の確立／131
 Ⅲ　大腸 pit pattern 診断の進化／133
 Ⅳ　大腸 pit pattern 診断―今後の課題／134

### 2 単離腺管と pit との比較―組織発生 ……………………………… 田村　智　136

 Ⅰ　腺管単離の方法／136
 Ⅱ　pit pattern と対応する腺管の三次元構造と組織発生／136
  1.　Ⅰ型 pit pattern に対応する単離腺管／136
  2.　Ⅱ型 pit pattern に対応する単離腺管／137
  3.　ⅢL 型 pit pattern を呈する隆起型腫瘍に対応する単離腺管／137
  4.　ⅢL 型 pit pattern を呈する側方発育型腫瘍（LST-NG：Non-granular type laterally spreading tumor）に対応する単離腺管／139
  5.　Ⅲs 型 pit pattern に対応する腫瘍腺管／142
  6.　Ⅳ型 pit pattern に対応する腫瘍腺管／142
  7.　Ⅴ型 pit pattern（提示したのは粘膜内癌の不整な腺口形態：ⅤI 型 pit pattern）に対応する腺管／142

### 3 血管像の評価（pit との対比）……………… 岩館峰雄，佐野　寧，藤盛孝博　146

 Ⅰ　大腸血管の構築像／146
 Ⅱ　拡大 NBI 観察による血管評価／147
  1.　腫瘍と非腫瘍病変鑑別における血管評価／147
  2.　腺腫と癌鑑別における血管評価／149
  3.　癌の深達度診断における血管評価／149
 Ⅲ　拡大 NBI 観察による血管評価と pit pattern／149

### 4 早期大腸癌に対する pit pattern 診断―肉眼型別検討：Ⅱc，LST-NG に注目して …………………………………………… 松田尚久，斎藤　豊，藤井隆広　151

 Ⅰ　当院における早期大腸癌に対する pit pattern 診断／151
 Ⅱ　早期大腸癌に占める T1b の割合―肉眼型別検討／152
 Ⅲ　肉眼型別にみた pit pattern 診断成績／153
 Ⅳ　症例提示／155

### 5 鋸歯状病変

#### ❶ 大腸の serrated pathway について ……………………………… 藤井隆広　163

 Ⅰ　SSA/P の前駆病変／164

Ⅱ　TSA の前駆病変／165
　1．TSA の遺伝子背景／165
　2．TSA の内視鏡的特徴像／165
Ⅲ　Mixed polyp／166
Ⅳ　TSA の発育進展／167

❷ SSA/P，TSA ……… 山野泰穂，田中義人，菅井　有，山本英一郎，鈴木　拓　171
Ⅰ　大腸鋸歯状病変とは／171
Ⅱ　大腸鋸歯状病変に対する拡大内視鏡からの挑戦／172
　1．拡大内視鏡所見の定義と検索方法／172
　2．拡大内視鏡所見と病理組織像，遺伝子検索の結果／174
　3．考察／174
Ⅲ　鋸歯状病変への今後の課題／176

## 6 Endocytoscopy―これまでの歴史，そして未来へ
………………………………… 工藤進英，若村邦彦，久津川誠，工藤豊樹　178
Ⅰ　Endocytoscopy の歴史／178
Ⅱ　大腸 EC の現在，そして未来／178
Ⅲ　鋸歯状病変における EC 観察／179
Ⅳ　LST における EC 観察／182

## 7 SM 癌病理診断―今までの経緯と現状
………………………………………… 市川一仁，藤盛孝博，竹之下誠一　188
Ⅰ　大腸 T1（SM）癌取り扱いの変遷／188
　1．相対分類とレベル分類による SM 浸潤度判定／188
　2．「大腸癌取扱い規約第 6 版」の見解／191
　3．実測値による SM 浸潤度判定の導入／191
Ⅱ　実測値による SM 浸潤度の意味と運用上の問題点／192
　1．"SM 浸潤度"とは何か／192
　2．測定方法の標準化／193
Ⅲ　pT1（SM）癌に関する最近の話題／194
　1．非連続的脈管侵襲の取り扱い／194
　2．T 分類／194

### コラム
NBI 分類の統一の試み ……………………………………………… 池松弘朗　196
肛門管癌（SCC）の拡大内視鏡所見 ……………………………… 樫田博史　201

## 4．病理医からのコメント――問題点，将来展望，内視鏡医へ望むこと
……………………………………………………………………… 岩下明徳　204

## 付　拡大内視鏡所見の解説

### 1. 食　道
- ❶ Brownish area ……………………………………………………………… 武藤　学　208
- ❷ Background coloration ……………… 南ひとみ，磯本　一，中尾一彦，井上晴洋　210
- ❸ Avascular area（AVA）……………………………………… 有馬美和子，都宮美華　212

### 2. 胃・十二指腸
- ❶ VS classification system（Demarcation line, Irregular MV pattern, Irregular MS pattern）……………………………………………………… 八尾建史　214
- ❷ white zone ………………………………………………………………… 八木一芳　216
- ❸ シアン調血管 ……………………………… 濱本英剛，松田知己，長南明道　218
- ❹ VEC pattern ……………………………………………………………… 土山寿志　220

### 3. 大　腸
- ❶ V型 pit pattern の亜分類−箱根合意と V$_I$ 型高度不整 …… 工藤進英，宮地英行　222
- ❷ IMP（irregular micro pit pattern）…………… 中村尚志，傅　光義，山村彰彦　225
- ❸ NBI 拡大観察における surface pattern ……………………………… 田中信治　228
- ❹ Dense, Irregular, Sparse pattern …………… 和田祥城，工藤進英，渡辺　守　231
- ❺ VMV（varicose microvascular vessel）……………………… 浦岡俊夫，下田将之　234
- ❻ String sign／Long irregular vessel
  ……………………………… 寺井　毅，松本健史，坂本直人，渡辺純夫　237

第1～10回　拡大内視鏡研究会のトピックス ……………………………………… 240

総括：拡大内視鏡診断の endpoint と今後の展開 ……………………………… 吉田茂昭　247

索　引 ………………………………………………………………………………………… 249

表紙・カバー写真提供：工藤　進英（昭和大学横浜市北部病院消化器センター）
　　大腸腺腫の Endocytoscopy 像（EC 分類　EC2）

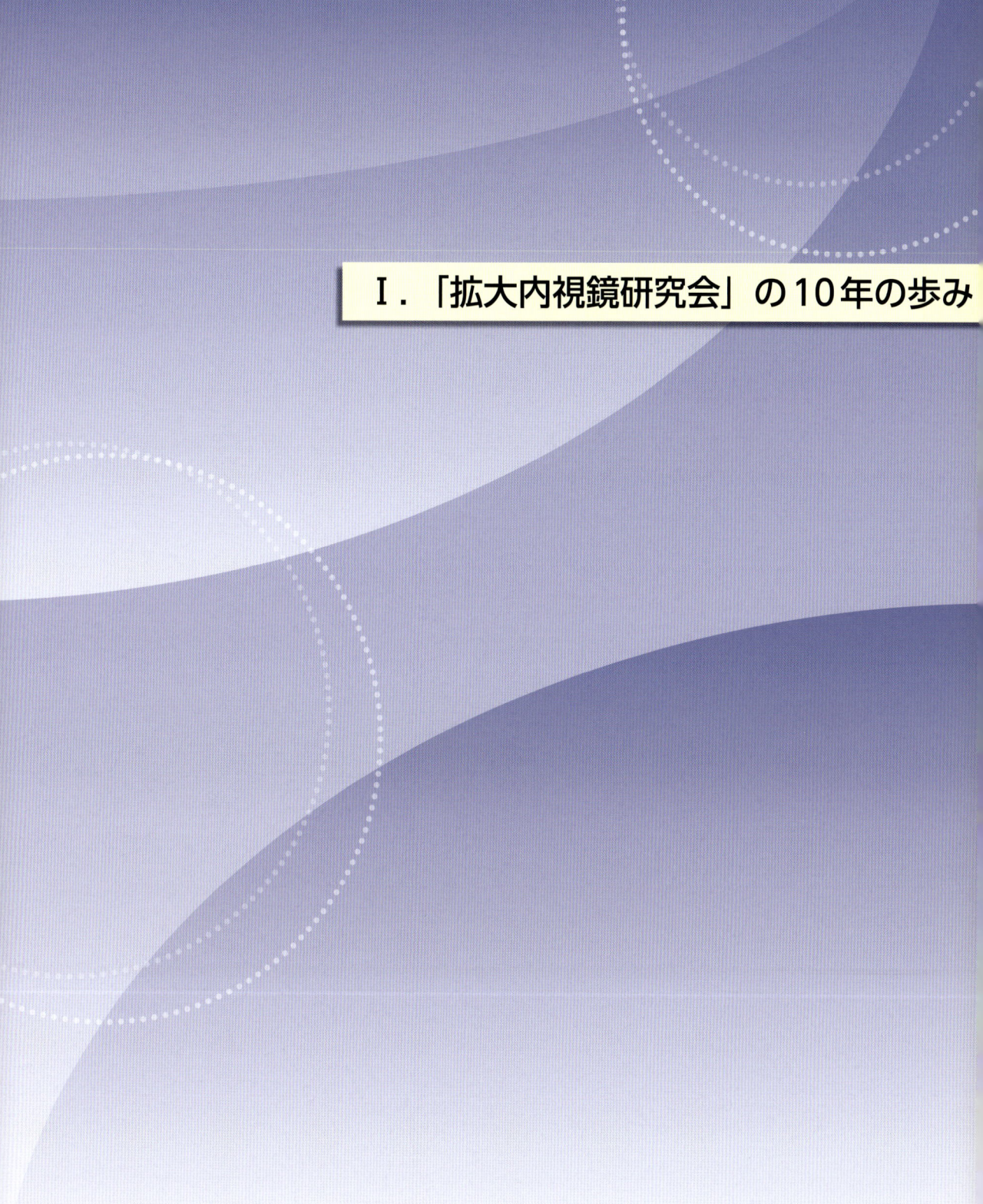

# Ⅰ.「拡大内視鏡研究会」の10年の歩み

# 1 中・下咽頭

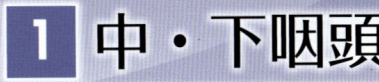

**Point**
- 中・下咽頭癌の早期発見はこれまで困難であった．
- NBIの登場により，中・下咽頭癌の早期発見が可能になった．
- 中・下咽頭表在癌に対する経口的内視鏡治療が開発された．
- 中・下咽頭表在癌では臓器温存，機能温存の治療が可能である．
- 同時性または異時性多発癌に注意が必要である．

## はじめに

　中・下咽頭領域の内視鏡診断・治療は，21世紀になり革新的な発展をしたといっても過言ではないだろう．とくに，narrow band imaging（NBI）の登場によりこの領域での拡大内視鏡の意義が高まり，内視鏡診断と治療が一気に発展した．

　また，この領域は，飲酒，喫煙，パピローマウイルスと発癌危険因子が明らかであるため，より効率的な癌の早期診断・早期治療が可能である．その意味でも，中・下咽頭領域のこの10年の内視鏡診断と治療の進歩は，医療における大きなbreakthroughといえる．

## I NBI拡大内視鏡検査がもたらしたbreakthrough

　これまで，中・下咽頭領域の癌は，嚥下障害や違和感などの自覚症状によって発見されることが多く，ほとんどは進行癌であった．そのため，咽頭・喉頭・頸部食道全摘出術という侵襲の大きな治療や化学療法が施行され，失声や嚥下障害，唾液腺障害といった機能障害をきたすことを余儀なくされていた．

　Mutoらは，NBI併用拡大内視鏡観察によって，中・下咽頭領域の表在癌の発見が容易にできることを世界で初めて明らかにした[1]．さらに，早期発見された癌に対する経口的内視鏡的切除法が開発され，臓器温存，機能温存の低侵襲治療が進歩した．

## II NBI併用拡大内視鏡観察による中・下咽頭癌の診断

　多くの中・下咽頭領域の表在癌は血管新生を伴うことより，NBI観察により境界の

明瞭な brownish area として視認できる（**図 1a〜d**）．この brownish area は，癌巣内にみられる血管新生が上皮内のみならず間質にも起きることにより，病変自体が周囲の非腫瘍粘膜と明らかな色調変化をきたすものと考えられている．さらに NBI 拡大観察により，この brownish area 内に異型血管の増生が視認されれば，表在癌と診断できる（**図 1e**）．

　この brownish area と異型血管の増生の二つの内視鏡所見を指標にした診断能は，わが国で行われた多施設前向きランダム化比較試験[2]により，従来の白色光観察に比較し，明らかに表在癌の検出率，診断の精度，感度，特異度が優れていることが示された．この結果をもって，中・下咽頭領域の表在癌診断に対しては NBI 拡大観察が標準検査法

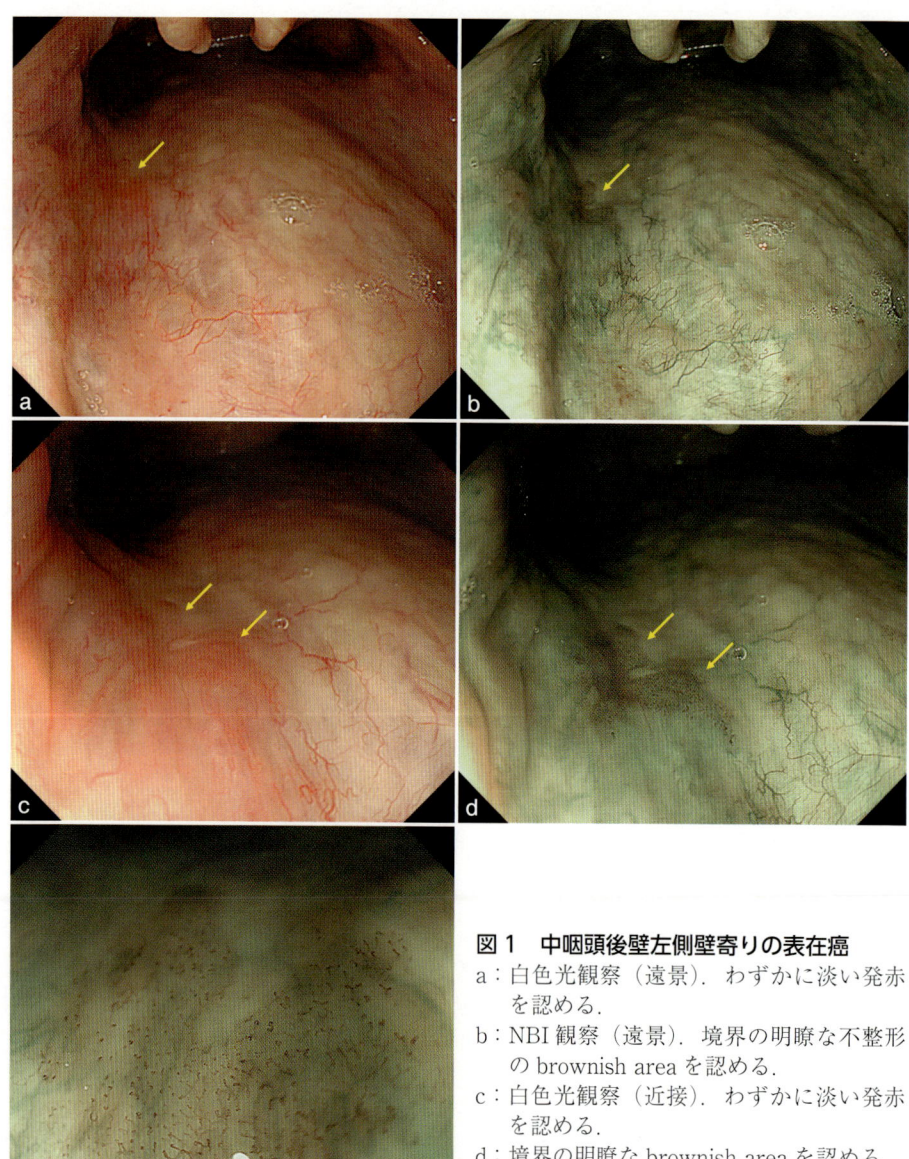

**図 1　中咽頭後壁左側壁寄りの表在癌**
a：白色光観察（遠景）．わずかに淡い発赤を認める．
b：NBI 観察（遠景）．境界の明瞭な不整形の brownish area を認める．
c：白色光観察（近接）．わずかに淡い発赤を認める．
d：境界の明瞭な brownish area を認める．
e：NBI 拡大観察．brownish area 内に異型血管の増生を認める．

となったといえる．

　一方，消化器内視鏡医による中・下咽頭領域の観察は，反射や誤嚥の問題からこれまで一般的に行われてこなかったが，この領域の観察が普及し表在癌の発見が多くの施設からなされ，この10年で，中・下咽頭領域の内視鏡観察の重要性の認識が高まった．さらに，耳鼻咽喉科・頭頸部外科の領域においても，NBI内視鏡の開発が進み，早期癌発見の機運が高まった．

## III 中・下咽頭表在癌に対する内視鏡治療

　早期発見された中・下咽頭表在癌に対し，消化器領域で普及してきた内視鏡的切除術（endoscopic resection；ER）が施行されるようになった．当初は，消化器内科，消化器外科がこの領域の治療を担当することが多く，全身麻酔下での治療が必要であったため，耳鼻咽喉科・頭頸部外科との連携の構築が最優先課題のひとつであった．現在では，病変の発見はまだ消化器系診療科でなされることが多いが，治療は耳鼻咽喉科・頭頸部外科が中心となって実施する施設も増えてきている．とくに，中・下咽頭領域の病変に対する治療の場合，全身麻酔下での治療が必要なことに加え，気管切開が必要となる場合もあること，そして術後の管理（喉頭浮腫，誤嚥，喉頭機能障害など）が必要であること，などから本領域のあるべき姿に移行していると思われる．

　ERが導入された当初は，先端フードを用いた吸引法で実施される内視鏡的粘膜切除術（endoscopic mucosal resection；EMR）を用いる場合が多かったが，分割切除になることを回避するため，その後，内視鏡的粘膜下層剥離術（endoscopic submucosal dissection；ESD）が導入されるようになった．

　さらにその後，経口的内視鏡下手術というべきendoscopic laryngopharyngeal surgery（ELPS）が，佐藤・大森らにより開発され，より操作性の高い治療が可能となった．現在では，ELPSが主流になりつつあるが，ロボット（da Vinci®）を用いた経口的内視鏡下手術も開発されており，この領域の治療開発は大きな進歩を遂げようとしている．

## IV 中・下咽頭表在癌の病理診断

　中・下咽頭領域の表在癌の病理学的診断基準はまだ一定のコンセンサスがない．頭頸部癌学会に関連する「頭頸部表在癌研究会」では，食道表在癌にならい，癌巣が上皮下層にとどまる病変でリンパ節転移の有無は問わない場合を「表在癌」と定義した．しかし，上皮下浸潤の定義もまだないため，「頭頸部表在癌研究会」では，これまで治療がなされた頭頸部表在癌の全国集計を実施しており，そのなかの病理診断検討委員会で診断基準が検討されている．

## V 中・下咽頭表在癌の臨床経過

　中・下咽頭表在癌の発見が増加し，経口的内視鏡的切除がなされるようになってきた．これまでのところ，その生命予後は良好であるが，元来，この領域はfield cancerization現象により同時性または異時性の多発癌の発生があるため，注意が必要である．とくに，経口的内視鏡治療で完全切除されたとしても異時性の多発癌を早期発見することが重要になってくる．すなわち，臓器温存がされれば，必然的に癌の発生母地を残すことになるため，厳重なサーベイランスが必要になる．また，食道を含む多重癌の発生も多いため，全身検索を含めたサーベイランスプログラムの開発と異時性癌予防法の確立が望まれる．

## VI 今後の展開

本領域の内視鏡診断・治療は，わが国から発信した新しい医療である．また，病変を発見することが多い消化器内視鏡関連診療科と治療を実施する耳鼻咽喉科・頭頸部外科との連携がきわめて重要な領域でもある．これまで，臓器・機能障害を余儀なくされていた中・下咽頭領域の癌患者が，臓器温存，機能温存で根治が期待できるようになった今，診療科を越えた連携は社会的にもきわめて重要な意味をもつことは明らかである．

その意味でも，この10年間の拡大内視鏡研究会が中・下咽頭領域の内視鏡診断・治療に関する情報の提供の場になったことはきわめて意義が高いといえる．

### 文　献

1) Muto M, Nakane M, Katada C, et al：Squamous cell carcinoma in situ at oropharyngeal and hypopharyngeal mucosal sites. Cancer　2004；101：1375-1381
2) Muto M, Minashi K, Yano T, et al：Early detection of superficial squamous cell carcinoma in the head and neck region and esophagus by narrow band imaging：a multicenter randomized controlled trial. J Clin Oncol　2010；28：1566-1572

（武藤　学）

## I.「拡大内視鏡研究会」の10年の歩み

# 2 食 道

### Point

- 扁平上皮癌において，IPCLの形態変化を主体とした拡大内視鏡診断学が検討され続けている．癌の深達度診断には，異常血管の形態とAvascular area（AVA）の所見を組み合わせた食道学会分類が提案された．今後の評価が必要である．一方，癌，非癌の鑑別には，IPCLの形態変化とBackground coloration（BC sign）の有無が重要な指標となる．
- 咽頭の表在病変，肛門管癌においても，食道と同様に拡大内視鏡診断学が適応していった．扁平上皮領域では，NBIに代表されるIEE拡大内視鏡が標準検査法となった．
- Barrett食道およびBarrett食道癌の拡大内視鏡診断学が検討されている．腺上皮の診断は基本的には早期胃癌の診断に準じるが，食道扁平上皮下浸潤の拡大内視鏡所見も明らかにされつつある．

## はじめに

　拡大内視鏡研究会における食道領域のこの10年の歩みを振り返りたい（以下，すべて敬称を略）．

　咽頭・食道領域では，まずは扁平上皮癌の拡大内視鏡所見の検討から始まった．食道扁平上皮領域では，NBI観察でのBrownish area[1]の拾い上げ，そして異常血管の形態変化が癌の深達度診断の有用な指標となる[2)～4)]．実際に，T1-LPMまでの病巣と，T1-MM，SM1の病巣，そしてT1-SM2の病巣では治療方針が異なることから，厳密な術前深達度診断が必要になるわけである．そこで拡大内視鏡所見と病理との一対一対応に心血が注がれた．折しも，IEE（image-enhanced endoscopy）の代表格としてNBIが広まっており，NBI拡大内視鏡が拡大内視鏡と限りなく同義語になっていった．

　一方，いわゆる上皮内腫瘍（軽度，高度）の診断も拡大内視鏡的によく特徴を捉えることができるため，その病理診断基準との対比へと関心が広がった．そのあたりが，後に触れる渡邉らへの講演依頼へとつながっている．まず病巣の拾い上げはBrownish areaのチェックから始まる[1]．また病巣の癌・非癌の診断の大きな要素として，血管の背景粘膜の色調（Background coloration）[5]などが大きく絡むことも判明していった．そして，そのメカニズムの解明も進んだ．

　続いて扁平上皮の拡大内視鏡診断は，咽頭の表在病変の拾い上げ診断，性状診断へと

及んだ．基本的には，食道でも咽頭でも同様にIPCL（intra-epithelial papillary capillary loop）の変化をもって，病変を拾い上げ，性状診断，深達度診断を行えることが認識された．また肛門管癌でも同様の微小血管の変化が出ることが報告された．さらに肺の扁平上皮癌でも同様の微小血管の変化が捉えられることが明らかにされた．そもそも扁平上皮癌の診断を微小血管の変化の観点から見ていくところは，子宮頸癌に対するコルポスコピーの診断学に相通じている．そして扁平上皮癌の拡大内視鏡診断に関しては，日本食道学会分類が提唱されるに至った．扁平上皮癌における拡大内視鏡診断学が確立されていくにつれて，Barrett食道およびBarrett食道癌にも強い関心が向けられた．

一方，微小血管の構造異型を捉えるNBI拡大内視鏡から，細胞そのものを観察する超・拡大内視鏡観察に臨床研究は広がっていった．Optical biopsyといった考え方である．折しも抗凝固薬を内服している患者数の急増もあり，その臨床的意義は増している．以下に，過去のプログラムを示しながら，研究会の検討事項の経時的変遷をご覧いただきたい．

## I 拡大内視鏡研究会10年の歩み：食道

### 第1回（発起人代表：工藤進英，吉田茂昭，2004年）
本研究会最初の会では，咽頭・食道では3症例が検討された．
- I 咽頭・食道

司会：井上晴洋，武藤学　病理コメンテーター：八尾隆史，味岡洋一

基調講演として，「咽頭・食道領域における拡大内視鏡診断の現況」を大森泰（川崎市立川崎病院）が行った．

症例1．国立がんセンター東
症例2．埼玉がんセンター
症例3．新潟県立吉田病院

### 第2回（当番世話人：井上晴洋，2005年）
- ランチョンセミナー（司会：吉田茂昭）：渡邉英伸が，境界病変の病理診断基準をめぐって，「WHO分類か，Japan分類か—消化管腫瘍の組織診断の問題点と将来」と題して講演を行った．
- 咽頭食道のセッション：症例検討が行われた．

司会：大森泰，武藤学

症例1．鈴木晴久，他（国立がんセンター中央病院）
症例2．川久保博文，他（川崎市立川崎病院）
症例3．有馬美和子，他（埼玉県立がんセンター）
症例4．菅谷聡，他（昭和大学横浜市北部病院）
症例5．有馬秀明，他（有馬外科胃腸科）がそれぞれ興味深い症例を提示した．

### 第3回（当番世話人：武藤　学，2006年）
- シンポジウム「消化管表面型腫瘍における微小血管の形態観察—共通点と相違点」

司会：田尻久雄，井上晴洋，佐野寧
病理コメンテーター：渡辺英伸，藤盛孝博，八尾隆史
シンポジスト（咽頭・食道）：
1. 咽頭・食道・胃における癌・非癌の鑑別における血管パターン認識の重要性．加賀まこと（昭和大学横浜市北部病院消化器センター）
2. 表在性Barrett腺癌におけるNBI拡大内視鏡像の検討．郷田憲一（東京慈恵会医科大学内視鏡科）の2名が発表した．

- 主題演題「拡大内視鏡が有用であった症例」（咽頭，食道領域）
  司会：大森泰，有馬美和子
  1. 拡大内視鏡にて診断しえた微小喉頭癌の一例．米湊健，他（久留米大学医学部消化器内科）
  2. 口蓋垂の咽頭癌の1例．野中哲，他（国立がんセンター中央病院内視鏡部）
  3. IPCLパターン分類における鑑別の有用性．細谷寿久，他（昭和大学横浜市北部病院消化器センター）
  4. NBI拡大観察で範囲診断が可能であったバレット腺癌の1例．浅田由樹，他（国立がんセンター東病院内視鏡部）
  5. 共焦点内視鏡と拡大内視鏡を併用した食道癌の一例．北畠秀介，他（名古屋大学大学院医学系研究科消化器内科学）

**第4回**（当番世話人：大森 泰，2007年）
「拡大内視鏡と特殊光観察」を主題として行われた．

- 主題演題（1）咽喉頭・食道
  司会：小山恒男，渡辺英伸
  1. 食道癌術後，異時性に多発した中下咽頭癌の1例．川田研郎，他（東京医科歯科大学食道胃外科）
  2. 診断に苦慮した上咽頭腫瘍の1例．川久保博文，他（川崎市立川崎病院外科）
  3. NBI併用拡大観察が切除範囲決定に有用であった早期食道癌の一例．西脇裕高，他（名古屋第二赤十字病院）
  4. NBI拡大観察において，類似した血管像を呈したm3食道癌と顆粒細胞腫．菊池大輔，他（虎の門病院消化器科）
  5. NBI併用拡大観察が有用だった食道表在癌の一例．堀松高博，他（国立がんセンター東病院内視鏡部消化器内科）

- 主題演題（2）食道
  司会：井上晴洋，八尾隆史
  1. NBI拡大内視鏡が，側方伸展範囲診断に有用であったバレット食道腺癌の1例．北村陽子，他（佐久総合病院胃腸科）
  2. NBI併用拡大観察が範囲診断に有用であったBarrett食道癌の1例．吉井新二，他（札幌徳洲会病院消化器内科）
  3. NBI併用拡大内視鏡観察を施行した表在型Barrett食道癌の1切除例．吉田真誠，他（伊達赤十字病院消化器科）

4. 食道表在病変における拡大内視鏡 IPCL パターン分類―特に IPCL type Ⅲ, Ⅳ と食道上皮内腫瘍の関係について．南ひとみ，他（昭和大学横浜市北部病院消化器センター）
5. スリット孔付弾性フードを用いた拡大内視鏡観察の有用性．梅垣英次，他（大阪医科大学第二内科）

● ランチョンセミナーとして，「拡大内視鏡による食道病変の微細血管診断―内視鏡的組織診断を目指して」のタイトルで有馬美和子（埼玉県立がんセンター消化器科）が講演した（司会：大森泰）．

### 第5回（当番世話人：佐野 寧，2008年）

「拡大内視鏡観察の新知見に迫る」を主題として行われた．

● 主題演題（1）咽喉頭・食道・肛門管

司会：有馬美和子，井上晴洋　病理コメンテーター：浜谷茂治，渡辺英伸

1. 背景に多発ヨード不染帯を伴わない食道内微小癌多発症例の1例．高垣伸匡，他（日本バプテスト病院）
2. 食道内分泌細胞癌の1例．小澤俊文（坪井病院消化器科）
3. NBI 拡大観察が存在，深達度診断に有用であった食道微小病変の2例．斧山美恵子，他（広島市立安佐市民病院内科）
4. FICE 併用拡大内視鏡観察が有用であった m2 深部浸潤食道癌の1例．有馬美和子，他（埼玉県立がんセンター消化器内科）
5. 拡大内視鏡にて深達度診断が可能であった下咽頭癌の一例．天沼裕介，他（京都大学医学部消化器内科）
6. 特異な内視鏡所見を呈した喉頭病変の1例．本田通孝，他（川崎市立川崎病院外科）
7. NBI 拡大内視鏡観察が範囲診断に有用であった肛門管癌の2例．岸原輝仁，他（癌研有明病院内視鏡診療部）
8. Ⅱa＋Ⅱc 型肛門管扁平上皮癌の NBI 観察像～放射線化学治療後の経過観察も含めて．平賀裕子，他（呉共済病院消化器内科）

● ランチョンセミナーとして，「内視鏡的分子イメージング」（司会：佐野寧）で武藤学（京都大学大学院医学研究科消化器内科学）の講演が行われた．拡大内視鏡の将来像として，内視鏡的分子イメージングが示された．

### 第6回（当番世話人：山野泰穂，2009年）

「拡大内視鏡 原点に立ち戻って」を主題として開催された．

● 咽喉頭・食道・肛門管

司会：郷田憲一，大森泰　病理コメンテーター：海上雅光，八尾隆史

1. NBI 拡大観察を施行したバレット食道腺癌の1例．依田雄介，他（国立がんセンター東病院内視鏡部）
2. 5mm 大の主病変を正診したが 1mm 大の副病変診断が不可能であった同時多発性 Barrett 食道微小癌の1例．高橋亜紀子，他（佐久総合病院胃腸科）
3. FICE 併用拡大内視鏡による食道微小病変の検討．有馬美和子，他（埼玉県立が

んセンター消化器内科）
4. 拡大内視鏡・EUSで正診した，SMTに併存する表在食道癌の2例．菊池大輔，他（虎の門病院消化器科）
5. 食道扁平上皮内腫瘍の内視鏡的異型度診断—IPCL type ⅢとIPCL type Ⅳ．森川吉英，他（昭和大学横浜市北部病院消化器センター）
6. 領域性と血管の異型変化に乏しかった表在性下咽頭癌の1例．森田周子，他（京都大学附属病院消化器内科）
7. Narrow Band Imagingを用いた肺門部扁平上皮癌早期診断へのアプローチ．渋谷潔，他（千葉大学大学院医学研究院胸部外科学）
8. 早期肛門管扁平上皮癌の内視鏡像—血管パターンと生検組織との対比．平賀裕子，他（県立広島病院内視鏡科）

### 第7回（当番世話人：藤井隆広，2010年）

● 食道Ⅰ

司会：有馬美和子，武藤学　病理コメンテーター：渡辺英伸，大倉康男，九嶋亮治

1. ルーチン胃内視鏡検査で発見し，生検にて確認した中・下咽頭異型上皮4例の検討．三井貴博，他（山鹿中央病院）
2. NBI併用細径内視鏡によって発見された微小な0-Ⅱb型咽頭腫瘍の2病変．中村尚志，他（調布外科・消化器科内科クリニック）
3. NBI併用細径内視鏡によって発見された0-Ⅱa型下咽頭癌の1例．中村尚志，他（調布外科・消化器科内科クリニック）
4. NBIが存在・質的診断に有用であった食道表在癌の1例．田丸弓弦，他（広島市立安佐市民病院）
5. 食道高異型度上皮内腫瘍および表在癌に対する内視鏡診断に関する前向きランダム化比較試験（中間報告）—NBI拡大 vs. ヨード染色．土橋昭，他（東京慈恵会医科大学）

● 食道Ⅱ

司会：井上晴洋，大森泰　病理コメンテーター：渡辺英伸，大倉康男，九嶋亮治

6. 血管増生の乏しい下咽頭表在癌の3症例．上田康祐，他（京都大学）
7. 正常上皮下の粘膜固有層内浸潤を拡大内視鏡観察できた食道低分化型扁平上皮癌の1例．花房正雄，他（大阪府立成人病センター）
8. 食道扁平上皮癌の内視鏡的異型度診断—IPCL type ⅢとIPCL type Ⅳを中心に．細谷寿久，他（昭和大学横浜市北部病院）
9. 拡大内視鏡でtype 4M/4Rを示した表層拡大型pT1b-SM1食道癌の1例．有馬美和子，他（埼玉県立がんセンター）
10. 食道扁平上皮癌における異常血管領域背景の色調変化について．南ひとみ（昭和大学横浜市北部病院）

### 第8回（当番世話人：小山恒男，2011年）

● 主題演題1．咽頭・食道

## I.「拡大内視鏡研究会」の10年の歩み

　司会：武藤学, 郷田憲一　病理コメンテーター：藤盛孝博
　まずはレクチャーとして,「口腔・咽頭・食道扁平上皮癌の拡大内視鏡診断」を大森泰（慶応義塾大学医学部内視鏡センター）が行った.
　続いて演題発表として,
1. 当院における軟口蓋の上皮性腫瘍症例. 玉置将司, 他（京都大学附属病院）
2. ESD にて切除した咽頭微小癌の1例. 山里哲郎（有田共立病院内科）
3. 上皮性腫瘍との鑑別に苦慮した咽頭リンパ濾胞の1例. 船川慶太, 他（鹿児島大学消化器疾患・生活習慣病学）
4. 興味深い血管パターンを呈した0-Ⅱa下咽頭癌の1例. 池田晴夫, 他（昭和大学横浜市北部病院）
5. NBI 拡大内視鏡にて診断しえた1例. 山階武, 他（大阪府立成人病センター消化管内科）
6. 放射線治療後の再発病巣を ESD した pT1b-SM2 食道癌の1例. 有馬美和子, 他（埼玉県立がんセンター消化器内科）
7. 深達度診断に NBI 拡大観察が有用であった食道表在癌の1例. 橋本哲, 他（新潟大学医歯学総合病院光学医療診療部）
8. 0-Ⅱc 型食道表在癌内に存在した Ⅱa 部分の深達度診断. 若槻俊之, 他（佐久総合病院胃腸科）

● 主題演題2として, 超拡大内視鏡のセッションがもたれた.
　司会：吉田茂昭, 井上晴洋　病理コメンテーター：藤盛孝博
　レクチャーとして,「超拡大内視鏡による診断」を工藤進英（昭和大学横浜市北部病院消化器センター）が行った.
　引き続いて二つの興味深い演題が発表された.
1. 気管支領域における Endo-Cytoscopy System を用いた生体内顕微内視鏡診断. 渋谷潔（松戸市立病院呼吸器外科）
2. 超拡大内視鏡観察を施行したバレット食道腺癌の1例. 細谷寿久（昭和大学横浜市北部病院消化器センター）

● 主題演題3として, Barrett 食道腺癌, 食道胃接合部癌が取り上げられた.
　司会：遠藤高夫, 小林正明, 渡邉英伸
　レクチャーとして,「Barrett 食道腺癌, 食道胃接合部癌の拡大内視鏡診断」のタイトルで竹内学（新潟大学消化器内科学分野）が行った.
1. アカラシア術後に発生したバレット食道腺癌の1例. 石井英治, 他（亀田総合病院消化器内科）
2. 炎症性ポリープとの鑑別に苦慮したバレット食道腺癌の1例. 高橋亜紀子, 他（佐久総合病院胃腸科）
3. バレット食道癌の扁平上皮下伸展の NBI 拡大内視鏡所見. 大前雅実, 他（がん研有明病院消化器内科）
4. NBI でのみ描出可能な扁平上皮で完全被覆された食道胃接合部癌の1例. 郷田憲一, 他（東京慈恵会医科大学内視鏡科）
5. SSBE 由来の Barrett 腺癌における扁平上皮下進展診断の検討. 山形拓, 他（仙台

オープン病院）
6. 多彩な病理組織像と拡大内視鏡像を詳細に検討しえた食道胃接合部癌の1例．柴垣広太郎（鳥取市立病院消化器内科）

### 第9回（当番世話人：鶴田　修，2012年）

●セッション1：主題演題；組織異型の弱いBarrett食道腺癌の拡大内視鏡診断

司会：有馬美和子，大森泰　病理コメンテーター：渡辺英伸

ミニレクチャー1として，「食道・胃接合部腺癌（Barrett腺癌を含む）の病理学的特徴」を九嶋亮治（国立がん研究センター中央病院病理科）が行った．

一般演題として，
1. 炎症性polypとの鑑別が難しかったBarrett癌の1例．有馬美和子，他（埼玉県立がんセンター消化器内科）
2. 酢酸併用NBI拡大観察が診断に有用であった微小Barrett腺癌の1例．竹内学，他（新潟大学医歯学総合病院消化器内科）
3. 異型度の差を認めたバレット食道癌の1例．高橋亜紀子，他（佐久総合病院胃腸科）
4. NBI拡大内視鏡による範囲診断が困難であったバレット表在癌の1例．郷田憲一，他（東京慈恵会医科大学内視鏡科）

●セッション2：一般演題；咽頭・食道

司会：遠藤高夫，武藤学　病理コメンテーター：大倉康男
1. 若年発症下咽頭癌の一例．石井英治，他（亀田総合病院消化器内科）
2. 特異な内視鏡像を呈した下咽頭上皮内癌の1例．横山顕礼，他（京都大学医学部附属病院消化器内科）
3. 興味深い表面構造を呈した下咽頭表在癌の1例．中村理恵子，他（慶應義塾大学医学部内視鏡センター）
4. ESDで切除した食道胃接合部の0-Ⅱb型T1a-LPM扁平上皮癌の1例．有馬美和子，他（埼玉県立がんセンター消化器内科）
5. 表在型類基底細胞癌の1例．中村理恵子，他（慶應義塾大学）
6. 食道表在血管網の最新の知見　ループ状血管（IPCL）とネットワーク状血管（SECN）．池田晴夫，他（昭和大学横浜市北部病院消化器センター）

### 第10回（当番世話人：八木一芳，2013年）

●セッション1

司会：井上晴洋，大森泰　病理コメンテーター：渡辺英伸

ミニレクチャーとして「B2血管のvariationをいかに解決するか」石原立（大阪府立成人病センター消化管内科）が行った．

要望演題：新分類を用いた食道表在癌診断の「観察法と診断法のコツ―その問題点も含めて」
1. 食道学会分類によるMM-SM癌の深達度診断．久保俊之，他（佐久総合病院胃腸科）
2. 食道学会分類を用いた食道表在癌の拡大内視鏡診断と問題点．有馬美和子，他（埼玉県立がんセンター消化器内科）

一般演題：咽頭・食道
　3. 生検後，表在癌として再発した食道超微小癌の1例．小林寛子，他（東京慈恵会医科大学内視鏡科）
● セッション2
　司会：有馬美和子，遠藤高夫　病理コメンテーター：大倉康男
　一般演題：咽頭・食道
　1. 術前深達度診断を誤った中咽頭表在癌の1例．中村理恵子，他（慶應義塾大学医学部内視鏡センター）
　2. 特異な組織型を示した中咽頭隆起性病変の1例．田中求（川崎市立川崎病院外科，慶應義塾大学内視鏡センター）
　3. 食道扁平上皮腫瘍においてNBI拡大観察でみられる上皮茶色変化の組織学的解析．神崎洋光（岡山大学病院消化器内科）
　4. 深達度診断が難しかった食道MM癌の1例．石川英樹（埼玉県立がんセンター消化器内科）
● ランチョンセミナー（座長：小山恒男）として，「Barrett食道・表在癌の内視鏡診断―本邦の現状と世界の動向」を郷田憲一（東京慈恵会医科大学内視鏡科）が行った．

## おわりに

　このように，食道領域における拡大内視鏡研究会のトピックスの経時的変遷をご覧いただけたかと思う．拡大内視鏡から，NBI拡大内視鏡へ，さらに超・拡大内視鏡（エンドサイト）へと話題が広がりつつある．また疾患も扁平上皮癌のみならず，Barrett食道癌についても詳細な拡大内視鏡所見の検討が行われてきている．次の10年でのさらなる発展が期待される．

### 文　献

1) Muto M, Minashi K, Yano T, et al：Early detection of superficial squamous cell carcinoma in the head and neck region and esophagus by narrow band imaging：a multicenter randomized controlled trial. J Clin Oncol　2010；28：1566-1572
2) Inoue H, Honda T, Nagai K, et al：Ultra-high magnification endoscopic observation of carcinoma in situ of the esophagus. Dig Endosc　1997；9：16-18
3) Goda K, Dobashi A, Tajiri H：Perspectives on narrow-band imaging endoscopy for superficial squamous neoplasms of the orohypopharynx and esophagus. Dig Endosc　2014；26（Suppl 1）：1-11
4) Uedo N, Fujishiro M, Goda K, et al：Role of narrow band imaging for diagnosis of early-stage esophagogastric cancer：current consensus of experienced endoscopists in Asian-Pacific region. Dig Endosc　2011；23（Suppl 1）：58-71
5) Minami H, Isomoto H, Inoue H, et al：Significance of background coloration in endoscopic detection of early esophageal squamous cell carcinoma. Digestion　2014；89：6-11

〈井上晴洋〉

Ⅰ.「拡大内視鏡研究会」の10年の歩み

## 3 胃・十二指腸

### Point
- 胃・十二指腸に特化し，第1回から10回までの拡大内視鏡研究会の内容について要約した．
- 全10回の研究会で発表された内容のなかで，英文のpeer review journalに出版された論文を引用した．
- 本研究会の意義をもっともインパクトのあるエビデンス構築を例に挙げ考察した．

### はじめに

　本稿では，拡大内視鏡研究会10年の歩みのなかでも，胃・十二指腸に特化し，第1回から10回までの会の内容について要約する．そして，学術的成果を知る目的で，全10回の研究会で発表された内容のなかで研究会以降に英文のpeer review journalに出版された論文を，著者が調べうる範囲で検索し引用した．そして，10回を通じもっともインパクトのあるエビデンスについて，本研究会ならではのエピソードを交え紹介する．

### Ⅰ 拡大内視鏡研究会10年の歩み：胃・十二指腸

　**第1回**（当番世話人：昭和大学横浜市北部病院・工藤進英，2004年）：基調講演「新しい胃拡大内視鏡検査法：胃粘膜微小血管構築像の基礎と臨床応用」[1,2]について福岡大学筑紫病院・八尾建史が行い，症例検討3題が呈示され議論された．

　**第2回**（当番世話人：昭和大学横浜市北部病院・井上晴洋，2005年）：一般演題2題，症例報告3題が呈示され議論された．

　**第3回**（当番世話人：国立がんセンター東病院・武藤学，2006年）：初めて咽頭・食道・胃・十二指腸・大腸に共通したテーマを設定した．シンポジウム「消化管表面型腫瘍における微小血管の形態観察─共通点と相違点」が行われた．このシンポジウムのなかで胃については，「早期胃癌における微小血管構築像の臨床的有用性」[3]について福岡大学筑紫病院・八尾建史が演題を呈示した．また，第3回からランチョンセミナーも加わり福岡大学筑紫病院・八尾建史が「英国での拡大内視鏡の経験」[4,5]について講演した．さらに，主題演題として「拡大内視鏡が有用であった症例」が設けられ，隆起型早期胃癌，早期胃癌の存在診断・範囲診断に対する有用性，GroupⅢ病変に対する有用性など

が報告されている.

**第4回**（当番世話人：川崎市立川崎病院・大森泰, 2007年）：主題演題「拡大内視鏡と特殊光観察」が設けられ, 胃・十二指腸の分野では5題発表された. 早期胃癌の範囲診断について2題[6], 系統的な研究について2題発表され, 十二指腸については, はじめて本会で演題が提出され, 東京慈恵医科大学・吉村昇が「NBI拡大内視鏡で観察しえた表在性十二指腸腫瘍（腺腫・粘膜内癌の臨床病理学的検討）[7]」について報告している.

**第5回**（当番世話人：佐野病院・佐野寧, 2008年）：主題演題は「拡大内視鏡観察の新知見に迫る」であった. 胃に関しては, NBI併用拡大内視鏡の臨床的有用性のなかでも, 範囲診断に対する有用性, 未分化型早期胃癌に対する有用性, 粘液形質・組織学的分化度の診断などについておもに発表された.

**第6回**（当番世話人：秋田赤十字病院・山野泰穂, 2009年）：主題演題は「拡大内視鏡―原点に立ち戻って」であった. 胃の分野では, 背景粘膜と組織学的所見の対比[8], 陥凹型胃腺腫の拡大内視鏡像, 胃腺腫・胃癌の鑑別診断[9], 未分化型胃癌の診断, 早期胃癌深達度診断, LBC陽性であった早期胃癌の報告[10], 表面微細構造と微小血管構築像による胃癌の診断, 胃癌とMALTリンパ腫の鑑別などについて報告された.

**第7回**（当番世話人：藤井隆広クリニック・藤井隆広, 2010年）：胃・十二指腸については, 腺腫・分化型癌の鑑別診断, 胃炎様tub2癌の診断, 胃腺腫の診断, 多発早期胃癌, 画像解析, 共焦点内視鏡による胃癌の診断[11], 乳頭部以外に発生した表在性十二指腸腫瘍の診断について報告され, ランチョンセミナーにおいて小山恒男が「拡大内視鏡診断の基本 simple is best」というタイトルで講演した.

**第8回**（当番世話人：佐久総合病院・小山恒男, 2011年）：胃の分野では, 腺腫と低異型度癌の鑑別診断, 分化型・未分化型癌の背景粘膜を含めた検討[12], 胃型胃粘膜内癌の症例, 胃底腺型胃癌の症例について報告された.

**第9回**（当番世話人：久留米大学・鶴田修, 2012年）：胃上皮性腫瘍における白色不透明物質（white opaque substance；WOS）の正体[13]～[15], NBI併用拡大観察を用いた胃ポリープと周囲粘膜の粘膜構造の比較[16], 粘液癌成分を有する早期胃癌の術前診断, 境界診断についての症例, 随伴Ⅱbの境界診断についての症例, plasmacytosisについての症例が報告された. また,「表層異型の弱い胃癌や表層が非癌上皮で覆われた胃癌の拡大内視鏡診断」の主題セッションが設けられた. ランチョンセミナーで,「表層組織異型の弱い胃癌や表層が非腫瘍上皮で覆われた胃癌の拡大内視鏡診断」について新潟県立吉田病院内科・八木一芳が講演した. さらに福岡大学筑紫病院病理部・田邊寛が, ミニレクチャー「表層異型の弱い胃癌や表層が非癌上皮で覆われた胃癌とその特徴」について講演した. そのセッションで, 術前生検で低異型度腺腫と診断された病変に対するNBI併用拡大観察の有用性[17], 扁平隆起性病変における腺腫と早期胃癌の鑑別診断[18], 低異型度分化型胃癌の症例, 拡大観察診断が困難であった表層組織異型の弱い胃癌の1症例と非癌上皮に覆われた胃癌の2症例, *Helicobacter pylori* 除菌後に発見された早期胃癌におけるNBI併用拡大内視鏡像[19], 腫瘍径10 mm以下の非露出型未分化型癌の4症例, 胎児腸管型腺癌成分を伴う陥凹型早期胃癌の症例について報告された.

**第10回**（当番世話人：新潟県立吉田病院・八木一芳, 2013年）：ミニレクチャーで, 順天堂大学大学院医学研究科人体病理学・八尾隆史が,「胃底腺型胃癌の病理学的視点か

らの診断のポイント」について講演した．胃については，要望演題として「胃炎と鑑別診断が困難な胃癌の診断の観察法と診断法のコツ」が設定され，NBI併用胃拡大内視鏡のルーチン検査における診断能と限界：多施設共同前向き研究[20]，微小胃癌の症例，胃炎と鑑別困難な胃癌の範囲診断，胃におけるフルズームを用いた拡大内視鏡観察の有用性，胃炎と鑑別を要する *H. pylori* 除菌後胃癌の特徴—表層非腫瘍粘膜の混在について[19]，*H. pylori* 陰性胃癌の症例，手つなぎ型胃癌の症例，同時性多発性胃癌の症例，非腫瘍性病変として3年間経過観察されたSM浸潤胃癌の症例，随伴Ⅱbを有する胃型早期胃癌の症例，境界不明瞭なⅡb型胃癌の症例が報告された．一般演題で，NBI併用胃拡大内視鏡による vessels within epithelial circle (VEC) pattern の意義[21]，微小な幽門型腺腫の症例，胃底腺型胃癌12病変のNBI併用拡大内視鏡像，十二指腸幽門型腺腫の症例，WOS陽性の胃過形成性ポリープ[22]の症例が報告された．

## Ⅱ Single center uncontrolled study から multicenter randomized controlled study へ

　著者は，第1回から本研究会の世話人を務めているため，当然のことながら胃・十二指腸領域の発表，講演，座長などに積極的に携わってきた．しかし，本拡大内視鏡研究会の意義は，中下咽頭，食道，胃，十二指腸，大腸とほぼすべての消化管を網羅し，それぞれの領域または共通の領域に興味をもった臨床家や病理医を含む研究者が一堂に会することにある．第1回（2004年）で，咽頭・食道領域について大森泰先生が，胃領域において著者が，そして大腸において田村智先生が基調講演をし，会終了後の懇親会で代表世話人工藤進英先生が，すべての消化管において拡大内視鏡について議論できる場ができたことを感慨深くコメントされていたことを覚えている．

　第3回（2006年）の研究会で，「消化管表面型腫瘍における微小血管の形態観察—共通点と相違点」というシンポジウムにおいて，著者は，「早期胃癌における微小血管構築像の臨床的有用性」というタイトルで発表した．簡単に説明すると，単施設の前向き試験を行い，白色光拡大観察で微小血管構築像を指標にすれば，高い診断能で胃癌と胃炎の鑑別診断が可能であったという研究成果を報告した[3]．その時に（当時は国立がんセンター東病院の）当番世話人である武藤学先生が，彼の師匠である代表世話人の吉田茂昭先生に，「胃炎と胃癌の鑑別診断は吉田先生のライフワークと思いますが，吉田先生はこの研究成果についてどう思いますか？」と質問をした．吉田先生は，率直に「感銘しています」とコメントされたのを明確に覚えている．また，吉田茂昭先生に座長を賜り，ランチョンセミナーで「英国における拡大内視鏡の経験」について講演させていただき，大変光栄であった．武藤学先生はどちらかというと中下咽頭・食道領域のエキスパートで，吉田茂昭先生とともに当時は国立がんセンター東病院に所属されていた．この会を通じて，臓器を越え，施設を越え，ディスカッションできるよい研究会になったという実感を得た．

　その後，著者の研究成果は，アメリカ消化器病学会誌「Clin Gastroenterol Hepatol」に原著論文として掲載された[3]．いままでの日本の内視鏡医であればそこまでであるが，著者は，NBI併用拡大内視鏡を用い，再現性を検討するために多施設共同研究を行う

ことを厚生労働省の班会議（佐野寧班）において提案した．しかしながらその会議で，武藤学先生が，「自分たちにやらせてもらえないか」と提案した．少し考えた．「再現性を検討するのであれば，別の研究者が行うのが理にかなっている」と思った．彼らに主任研究者と事務局を担当していただき，著者は共同研究者となることが決定した．それからプロトコール立案まで他の参加施設と何回もミーティングを重ね，技術が未熟な施設には直接技術指導に行き quality control を行い，診断の quality control のために参加医師を対象に東京と大阪で「目あわせの会」を開催し講演した．やっとキックオフしたのは，2008 年 6 月であった．

　全国の若者中心の多施設共同研究のメンバーが熱心に症例を組み入れ，研究事務局の江副康正先生の尽力もあり，2 年間で 1,365 例と目標症例数を超えた症例を集積することができた．実に時間と労力を要したが，キーオープンしデータを集計すると，NBI 併用拡大内視鏡観察の診断能は 90% であり，白色光通常内視鏡観察の 65% を凌駕していたという結果を得ることができた．感度は有意差がなかったものの，特異度はそれぞれ 94% と 68% と，NBI 併用拡大内視鏡観察は従来の白色光通常内視鏡観察よりも優れていた．それに加え，白色光通常観察に引き続き NBI 併用拡大観察を行うと，正診率は 65% から 97% に，感度は 40% から 95% に，特異度は 68% から 97% に上昇した．95% を超える診断能を有する臨床検査法というのは，なかなか他分野を含めてお目にかかれない驚くべき診断能を有していたことが判明した．

　本試験の結果を報告した論文を「Gastroentelogy」誌に投稿し，minor revision の結果，受理され 2011 年に出版された[23]．本書のタイトルである"極限に挑む"とは，ある意味ではこのようなエピソードであろう．「胃癌」「内視鏡」「診断」というキーワードでこのようなトップジャーナルに掲載されることはまれと思っていたが，決して不可能ではないということを実感した．それは，国立がんセンター東病院が培った臨床試験のノウハウと臨床試験を何が何でも貫くという武藤学先生の執念，事務局としての江副康正先生の労力と全国の若い先生達の情熱が実を結んだ，まさに「極限に挑んだ結果である」と考える．

　翻って，本研究が single center uncontrolled study から multicenter randomized controlled study まで発展したのは，臓器を越えた拡大内視鏡研究会がきっかけであったことはすでに述べたとおりである．そして，後で聞いたが，拡大内視鏡研究会で著者が発表した「拡大内視鏡による微小血管構築像が胃炎と胃癌の鑑別診断に有用であるという方法」を聴講した後に，武藤学先生達が国立がんセンター東病院で実際に試してみたところ，彼ら自身がこれは確かに有用だと実感したことによることがはじまりのようである．

## おわりに

　本稿は，胃・十二指腸の拡大内視鏡研究会におけるレビューを行うために設けられたが，本書のテーマである"極限に挑む"とはどのようなことかを振り返ると，これはという本研究会ならではのエピソードをフラッシュバックできたので紹介した．われわれに続く若い先生も目先のこまごまとした知見も重要であるが，大規模な臨床試験を行い

長年にわたり人類の福祉健康に寄与する研究を行うという「極限」に挑んでいただきたい．

## 文　献

1) Yao K, Iwashita A, Yao T：Early gastric cancer：proposal for a new diagnostic system based on microvascular architecture as visualized by magnifying endoscopy. Dig Endosc　2004；16：S110-S117
2) Yao K, Iwashita A, Kikuchi Y, et al：Novel zoom endoscopy technique for visualizing the microvascular architecture in gastric mucosa. Clin Gastroenterol Hepatol　2005；3：S23-S26
3) Yao K, Iwashita A, Tanabe H, at al：Novel zoom endoscopy technique for diagnosis of small flat gastric cancer, a prospective, blind study. Clin Gastroenterol Hepatol　2007；7：869-878
4) Anagnostopoulos GK, Yao K, Kaye P, et al：Novel endoscopic observation in Barrett's oesophagus using high resolution magnification endoscopy and Narrow Band Imaging. Aliment Pharmacol Ther　2007；26：501-507
5) Yao K, Anagnostopoulos GK, Ragunath K：Magnifying endoscopy for diagnosing and delineating early gastric cancer. Endoscopy　2009；41：462-468
6) Nagahama T, Yao K, Maki S, et al：Usefulness of magnifying endoscopy with narrow-band imaging for determining the horizontal extent of early gastric cancer when there is an unclear margin by chromoendoscopy. Gastrointest Endosc　2011；74：1259-1267
7) Yoshimura N, Goda K, Tajiri H, et al：Endoscopic features of nonampullary duodenal tumors with narrow-band imaging. Hepatogastroenterology　2010；57：462-467
8) Kobayashi M, Takeuchi M, Ajioka Y, et al：Mucin phenotype and narrow-band imaging with magnifying endoscopy for differentiated-type mucosal gastric cancer. J Gastroenterol　2011；46：1064-1070
9) Nonaka K, Arai S, Ban S, at al：Prospective study of the evaluation of the usefulness of tumor typing by narrow band imaging for the differential diagnosis of gastric adenoma and well-differentiated adenocarcinoma. Dig Endosc　2011；23：146-152
10) Yao K, Naghama T, Iwashita A, et al："White opaque substance" and "light blue crest" within gastric flat tumors or intestinal metaplasia：same or different signs? Gastrointest Endosc　2009；70：402-403
11) Kitabatake S, Niwa Y, Miyahara R, et al：Confocal endomicroscopy for the diagnosis of gastric cancer in vivo. Endoscopy　2006；38：1110-1114
12) Kawamura M, Abe S, Oikawa K, et al：Magnifying endoscopic findings of the surface structure of non-cancerous mucosa surrounding differentiated and undifferentiated gastric carcinoma. Dig Endosc　2011；23：37-42
13) Yao K, Iwashita A, Tanabe H, et al：White opaque substance within superficial elevated gastric neoplasia as visualized by magnification endoscopy with narrow-band imaging：a new optical sign for differentiating between adenoma and carcinoma. Gastrointest Endosc　2008；68：574-580
14) Yao K, Iwashita A, Nambu M, et al：The nature of white opaque substance in the gastric epithelial neoplasia as visualized by magnifying endoscopy with narrow-band imaging. Dig Endosc　2012；24：419-425
15) Ueo T, Yonemasu H, Yada N, et al：White opaque substance represents an intracytoplasmic accumulation of lipid droplets：immunohistochemical and immunoelectron microscopic investigation of 26 cases. Dig Endosc　2013；25：147-155

16) Kanzaki H, Uedo N, Ishihara R, et al : Comprehensive investigation of areae gastricae pattern in gastric corpus using magnifying narrow band imaging endoscopy in patients with chronic atrophic fundic gastritis. Helicobacter 2012 ; 17 : 224-231
17) Miwa K, Doyama H, Ito R, et al : Can magnifying endoscopy with narrow band imaging be useful for low grade adenomas in preoperative biopsy specimens? Gastric Cancer 2012 ; 15 : 170-178
18) Maki S, Yao K, Nagahama T, et al : Magnifying endoscopy with narrow-band imaging is useful in the differential diagnosis between low-grade adenoma and early cancer of superficial elevated gastric lesions. Gastric Cancer 2013 ; 16 : 140-146
19) Kobayashi M, Hashimoto S, Nishikura K, et al : Magnifying narrow-band imaging of surface maturation in early differentiated-type gastric cancers after Helicobacter pylori eradication. J Gastroenterol 2013 ; 48 : 1332-1342
20) Yao K, Doyama H, Gotoda T, et al : Diagnostic performance and limitations of magnifying narrow-band imaging in screening endoscopy of early gastric cancer : a prospective multicenter feasibility study. Gastric Cancer 2014 ; 17 : 669-679
21) Kanemitsu T, Yao K, Nagahama T, et al : The vessels within epithelial circle (VEC) pattern as visualized by magnifying endoscopy with narrow-band imaging (ME-NBI) is a useful marker for the diagnosis of papillary adenocarcinoma : a case-controlled study. Gastric Cancer 2014 ; 17 : 469-477
22) Ueyama H, Matsumoto K, Nagahara A, et al : A white opaque substance-positive gastric hyperplastic polyp with dysplasia. World J Gastroenterol 2013 ; 19 : 4262-4266
23) Ezoe Y, Muto M, Uedo N, et al : Magnifying narrowband imaging is more accurate than conventional white-light imaging in diagnosis of gastric mucosal cancer. Gastroenterology 2011 ; 141 : 2017-2025

〔八尾建史〕

I．「拡大内視鏡研究会」の10年の歩み

# 4 大　腸

**Point**
- 大腸Ⅱc研究会を抜きに拡大内視鏡研究会は語れない．
- 拡大内視鏡診断は大腸内視鏡医の専売特許であった．
- 箱根コンセンサスにてpit診断の統一がなされた．今後はNBI拡大診断において日本発の，当研究会に集結するエキスパート集団におけるコンセンサスを形成していく必要がある．
- 今後，本研究会を通して，さらに多くの内視鏡医に拡大観察の重要性が理解され，拡大内視鏡が通常内視鏡に位置づけられるそのときまで，この研究会が継続されていくことを願う．

## I はじまりは1991年の第1回大腸Ⅱc研究会

　「拡大内視鏡研究会」10年の歩みというテーマは私ごとき若輩者には壮大すぎて，肩の荷が重すぎるというのが正直な感想である．ここはわれわれの師匠である藤井隆広先生にお知恵を拝借するしかないと，早速共著に藤井先生の名前を列記してみたが，そうはいっても，他力本願は禁物である．

　拡大内視鏡研究会を語るうえで，大腸Ⅱc研究会（代表世話人：工藤進英教授）を抜きには語れない．Ⅱc研究会は，1991年に秋田の田沢湖畔で第1回が開催されてから今年で24回目となる，伝統のある，かつ白熱した会としても有名な研究会である．私も国立がんセンターレジデントのときにⅡc研究会に初めて参加し，傍目には罵り合い（？）のように聞こえるほどの熱いDiscussionに大きなカルチャーショックを受けたことを今でも鮮明に覚えている．

　また当時は夜中までDiscussionが延長し，お酒も入っているためか，後ろから"ヤジ将軍"まで現れた．

　それでも海外のみならず日本においても幻の癌，あるいは風土病（秋田病）といわれ，その存在が疑問視されていた陥凹型早期癌（Ⅱc）にフォーカスを絞ったこの研究会が，現在世界へ日本の内視鏡診断学を広く知らしめる一翼を担っていることは周知の事実であろう．

　そして，大腸Ⅱc研究会と同時開催されるようになった全消化管を対象とした拡大内視鏡研究会においても大腸領域は，メインイベントであることは間違いない．

## Ⅱ 拡大内視鏡の歴史は大腸から始まり，食道・胃へ広がった

　最近は，咽頭・食道のNBI拡大のみならず，早期胃癌の診断にも拡大NBI診断が必須となりつつあり，隔世の感があるが，私が国立がんセンター中央病院（当時）でレジデントをスタートした1996年頃は，大腸においても拡大内視鏡はルーチンでは使用されていなかった．私がレジデント3年目になったときに藤井隆広先生が国立がんセンター東病院から中央病院に移られ，そこから本格的にCF-200Z（オリンパス）のスコープをルーチンに使用するよう，厳しくも愛のある指導があり，全例，200Zで大腸内視鏡検査を行うようになった．

　上部消化管担当の先輩レジデントである後藤田卓志先生（現 東京医大）からは，胃は切開剥離法（当時）があって花形だけれど，大腸でpitばかりやっていても駄目だぞ，などと叱咤激励（？）されていた．

　話が脱線したが，要は拡大内視鏡診断は大腸内視鏡医の専売特許であった．もともとは胃カメラで拡大観察が研究された背景があるが，実臨床においては上部消化管では，ほとんど臨床では使用されていなかった時代が14年前である．

　その後，当時の斉藤大三内視鏡部長（現 日本橋大三クリニック院長）が班長を務める第3次対癌10カ年計画の研究の一環として，後に，「Journal of Clinical Oncology」誌に論文化された咽頭食道癌の早期発見に対するNBIの有用性を検討する多施設ランダム化試験[1]が開始された．

　当時，がんセンター中央病院で誰が，このStudyに参加するかという話になったとき，本来なら上部消化管のスタッフが中心となるはずだが，上部消化管グループでは拡大内視鏡をルーチンで使用していないため，いつも拡大ばかりやっている大腸グループなら適任であろうと，やや強引な理由で私がこの研究に参加することとなった．今思えば，この研究に参加できたおかげで私のその後の内視鏡診療に幅ができたと思う．

　実際，大腸でルーチンに拡大内視鏡をやっていた私にとって，それまで発見・診断できなかった咽頭・食道の表在癌がNBIを使用することで容易に発見でき，また，拡大診断を付加することで，食道の専門家でもない内視鏡医でも，ヨード染色をせずに扁平上皮癌と診断できることは大変な驚きであった．大腸拡大診断学を応用することで，すんなりとその診断学のなかに入っていくことができたように思う．

　そして機が熟して開催された拡大内視鏡研究会では，EMRで治癒切除可能であった微小咽頭癌の症例を当時レジデントであった鈴木晴久医師（現スタッフ）が発表した．

## Ⅲ pit pattern診断の統一からNBI診断の議論へ

　大腸に関して，第1回から10回までの拡大内視鏡研究会を振り返ってみると，Ⅱc研究会との棲み分けもあり，拡大内視鏡研究会においては，pit診断の問題や，最近はむしろNBI診断に議論の中心が移ってきている．

　箱根コンセンサスミーティングで$V_N$は明らかな無構造領域を呈するpitと定義され，$V_I$型pitを軽度不整と高度不整に再分類することで，拡大内視鏡による腺口形態分類のコンセンサスは得られた[2]．

そのため，現在NBI診断におけるDiscussionが主となり，pit診断で議論が白熱することは少なくなってきた印象がある．箱根コンセンサスでInvasive patternはいったん封印されたが，T1bの基準が1,000μm以深となり，最近はpitの不整だけでなく，その領域性の重要性が再認識されている[3]．深達度診断のGold standardはいまだpit pattern診断であり，今後もpit診断がなくなることはないであろう．

NBI分類に関しては佐野分類[4]に始まり，その後，広島分類[5]，昭和分類[6]，慈恵分類[7]などが提案され，GlobalにはNICE分類が「Gastroenterology」誌に報告された[8]．今後は，NBI拡大診断において日本発の，当研究会に集結するエキスパート集団におけるコンセンサスを形成していくことが使命であろう[9]．

## IV SSA/Pの病態解明へ

またSSA/P関連の病変も世界的に注目されている．われわれが大腸早期癌で行ってきたpit pattern診断と組織診断との1：1のマクロとミクロの詳細な対比で培った診断学を，SSA/Pにも適用し，それに秋田日赤の山野ら[10]が行っている分子病理診断学も加味して，病態の解明を行っていくこともまた重要である．

## V 今後の大腸拡大内視鏡

拡大内視鏡の診断学は，本研究会10年の歩みのなかで大きく変化・進歩してきている．それは，病変の細部にわたる拡大観察，そして鮮明かつ美しい拡大内視鏡写真など，この10年間で，隔世の感がある．そのようなアートの感覚とともに，観察できる多くの情報から治療方針を最終決定するという重要な診断学としても，拡大内視鏡は大腸癌治療に大きく貢献していることは間違いない．一方で，大腸拡大内視鏡の普及率に目を向けると，10年前には数％にすぎなかったが，現時点では2割近くまで向上してきている．NBIの開発，本研究会などを通した啓蒙活動がこの普及率向上につながったものと考える．今後，本研究会を通して，さらに多くの内視鏡医に拡大観察の重要性が理解され，次の10年後には拡大内視鏡が通常内視鏡に位置づけられる．そのときまで，この研究会が継続されていくことを願っている．

## 文献

1) Muto M, Minashi K, Yano T, et al：Early detection of superficial squamous cell carcinoma in the head and neck region and esophagus by narrow band imaging：a multicenter randomized controlled trial. J Clin Oncol 2010；28：1566-1572
2) 工藤進英，小林泰俊，樫田博史，他：箱根コンセンサス・工藤班会議の総括—VI pit patternの分析および診断に関するコンセンサス．胃と腸 2007；42：898-904
3) Matsuda T, Fujii T, Saito Y, et al：Efficacy of the invasive/non-invasive pattern by magnifying chromoendoscopy to estimate the depth of invasion of early colorectal neoplasms. Am J Gastroenterol 2008；103：2700-2706
4) Sano Y, Ikematsu H, Fu KI, et al：Meshed capillary vessels by use of narrow-band imaging for differential diagnosis of small colorectal polyps. Gastrointest Endosc 2009；69：

278-283
5) Oka S, Tanaka S, Takata S, et al：Clinical usefulness of narrow band imaging magnifying classification for colorectal tumors based on both surface pattern and microvessel features. Dig Endosc 2011；23（Suppl 1）：101-105
6) Wada Y, Kudo SE, Kashida H, et al：Diagnosis of colorectal lesions with the magnifying narrow-band imaging system. Gastrointest Endosc 2009；70：522-531
7) Saito S, Tajiri H, Ohya T, et al：Imaging by Magnifying Endoscopy with NBI Implicates the Remnant Capillary Network As an Indication for Endoscopic Resection in Early Colon Cancer. Int J Surg Oncol 2011；2011：242608
8) Hewett DG, Kaltenbach T, Sano Y, et al：Validation of a simple classification system for endoscopic diagnosis of small colorectal polyps using narrow-band imaging. Gastroenterology 2012；143：599-607
9) 斎藤 豊，和田祥城，池松弘朗，他：大腸病変に対するNBI分類とその診断における有用性―大腸NBI分類国内統一への取り組みと経過．INTESTINE 2013；17：223-231
10) Kimura T, Yamamoto E, Yamano HO, et al：A novel pit pattern identifies the precursor of colorectal cancer derived from sessile serrated adenoma. Am J Gastroenterol 2012；107：460-469

〔斎藤　豊，松田尚久，藤井隆広〕

# Ⅱ．研究会の主題から

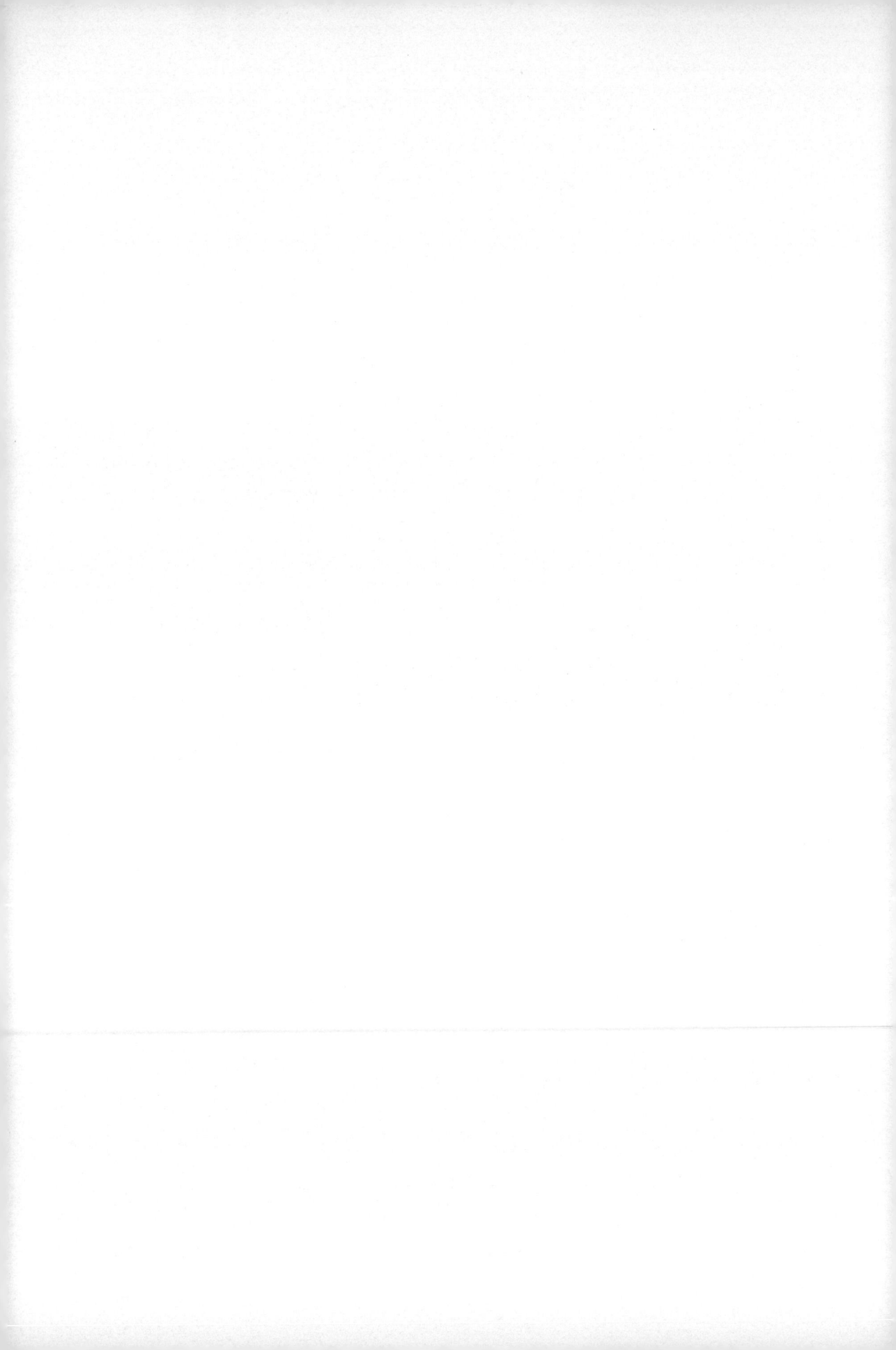

1. 咽頭・食道

# 1 異常血管の診断学的意義と限界

## はじめに

　内視鏡技術の進歩により，咽頭・食道領域における血管の詳細な観察が行えるようになってきた．血管構築の変化は癌の発育進展と密接に関連し，その変化を観察することは癌の拾い上げや深達度診断に広く用いられてきた．そこで本稿では，これまでの知見をもとに，咽頭・食道にみられる異常血管の臨床的意義や限界について述べる．

## I 咽頭・食道の正常構造と癌の特徴

　咽頭と食道は隣り合う臓器であり，ともに扁平上皮で被われている．食道は上皮の深層に粘膜固有層，粘膜筋板，粘膜下層，固有筋層を有する．一方，咽頭粘膜には粘膜筋板がみられないため，上皮の深層に上皮下層および固有筋層が存在する．また食道では粘膜下層から表面に向かう血管が粘膜筋板の上下で樹枝状血管網を形成し，斜走血管を経て上皮乳頭内血管ループ(intra-epithelial papillary capillary loop；IPCL)へと至るが，この構造は咽頭でもほぼ同様に観察される．咽頭から食道に発生する癌のほとんどは扁平上皮癌で，癌は上皮の基底層付近で増殖を始め，上皮全層性に拡がるとともに上皮下へと浸潤する[1]．

## II 食道・咽頭における拡大観察

　食道の拡大内視鏡観察は神津らによって始められ[2]，1991年に幕内らが食道表在癌の表層の微細血管網の拡大観察を報告した[3]．1996年にはInoueらが内視鏡で初めてIPCLを同定し[4]，続いてIPCLにみられる形態変化やIPCLにかわる異常血管の出現により癌と非癌の鑑別[5]や深達度診断が行えること[6]を報告し，一気に臨床的に有用なツールとして認識されるようになった．さらにKumagaiらは切除標本の固有食道動脈よりMICROFIL®(Flow Tech, Inc.)を注入することで，食道癌における血管構造の実体顕微鏡観察を可能にし，この所見が拡大内視鏡所見とよく合致することを明らかにした[7]．一方，有馬らは癌浸潤部にみられる血管に乏しい領域をAvascular area(AVA)と呼び，AVAの大きさが癌深達度と密接に関連することを報告している[8]．2000年代には，これらの知見をもとに食道癌の診断が行われてきたが，2012年9月にはいわゆ

る井上分類と有馬分類を組み合わせ，かつ単純化した日本食道学会分類[9]が作成されて現在に至っている．一方咽頭での拡大観察は，NBI の開発や普及とともに行われるようになってきた[10]．食道と咽頭は，組織所見や内視鏡で観察される血管所見が類似しており，癌でみられる IPCL の変化もほぼ同様である．そのため，咽頭領域における癌の診断は，食道癌における知見を参考にして進歩してきている．

## III 拡大観察における各種所見とその意義

### 1. loop 構造を有する異常血管（Loop 血管）

樹枝状血管から分岐する斜走血管は上皮内で loop 構造（IPCL）を形成する．上皮基底層付近で腫瘍が発生すると，IPCL の拡張や蛇行，口径不同，形状不均一といった4徴がみられる Loop 血管となる．この Loop 血管を弱拡大で観察すると，ドット状に見える．さらに上皮内癌が蹄脚を伸ばすように，粘膜固有層に浸潤すると IPCL 様 loop 血管の延長がみられる．また基底層細胞類似の腫瘍細胞が上皮のほぼ全層を置換すると，血管と血管の間の上皮が茶色に変化する．この茶色変化を Muto ら[11]は Brownish area として報告し，食道学会分類では Background coloration と定義された．すなわち弱拡大でのドット状血管や強拡大で4徴のすべてを示す loop 様異常血管（食道学会分類：Type B1 血管）がみられれば食道癌と診断できる．さらに NBI で上皮が茶色に見えれば，診断はより確実になる（図1）．一方，4徴のすべてはそろわない血管（食道学会分類：Type A 血管）（図2）であれば非癌（low grade intraepithelial neoplasia や炎症性変化）と診断する．

### 2. loop 構造が壊れた異常血管（Non-loop 血管）

癌が粘膜筋板から粘膜下層に浸潤するようになると，通常上皮の乳頭構造は消失する．乳頭構造の消失とともに異常血管の loop 構造が壊れ，直線化し一方向に走行する

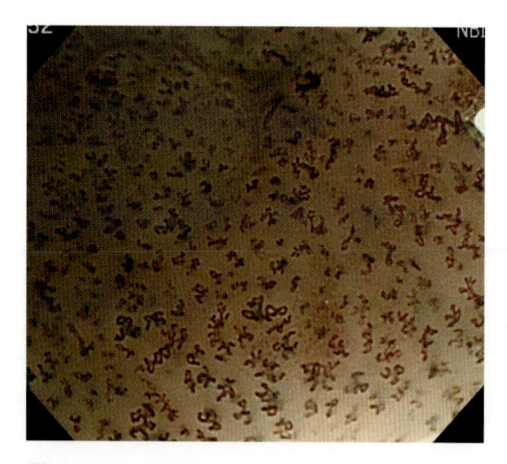

図1
食道学会分類の Type B1 血管および上皮が茶色に見える変化（Background coloration）を認める．

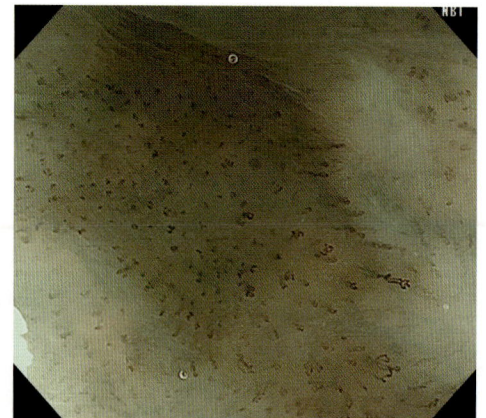

図2
IPCL の拡張・蛇行・口径不同・形状不均一（4徴）のすべてはそろわない食道学会分類 Type A 血管

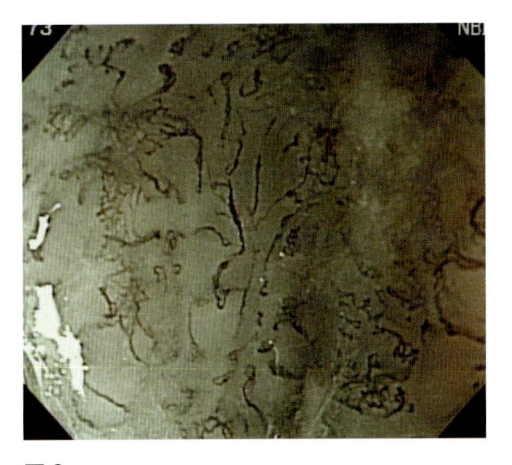

図3
loop 構造をもたない，食道学会分類の Type B2 血管を認める．

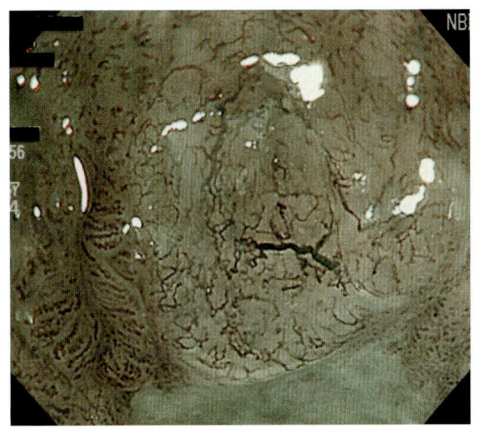

図4
食道学会分類の Type B2 血管の中にシアン調の色調を示す Type B3 血管を認める．

Non-loop 血管となる（図3）．さらに癌が深部に浸潤し volume が大きくなると，より太い Non-loop 血管がみられるようになる．NBI で観察すると，細い血管は赤茶色に描出されるが，太い血管はシアン調に描出されることが多い．Non-loop 血管がみられれば，粘膜筋板以深への浸潤癌が示唆され，平均的な Non-loop 血管の3倍以上（60μm 以上）の太さをもつ血管（図4）（食道学会分類の B3 血管）がみられれば，SM2 への浸潤癌と診断する．

Non-loop 血管の中には不規則でこまかい網状（reticular；R）血管を認めることがあり，これを認めた場合には低分化型扁平上皮癌や内分泌細胞癌，類基底細胞癌などの特殊な組織型や INFc の浸潤形式を示すことが多い．Type R がみられる部位は褪色調の領域を作って血管密度が低いことが多く，Type R の血管はきわめて細いチリチリした網状の形態を示し，口径不同が著しく，loop 構造の名残りがないことが特徴である[12]．有馬らによると，低分化型扁平上皮癌や内分泌細胞癌，類基底細胞癌などの特殊な組織型や INFc などの組織型を示した病変の 1/3 に Type R 血管を認めたことが報告されている[12]．

## 3. Avascular area（AVA）

癌が粘膜固有層以深へと浸潤する際に，血管新生が乏しい場合は，病変内に血管が粗な領域 AVA を形成する．AVA は浸潤部における腫瘍塊を反映する所見とされ，AVA の大きさは腫瘍塊の大きさや浸潤度と関連している．AVA は大きさと取り囲む血管により細分類され，AVA の大きさが 0.5 mm 未満は AVA-small，0.5 mm 以上 3 mm 未満は AVA-middle，3 mm 以上は AVA-large と定義されている．AVA のうち，Loop 血管で囲まれた AVA（図5）は，たまたま血管が粗な部分や生検後変化を反映していることが多く，その大きさにかかわらず，深達度は EP/LPM 癌であることが多い．一方，Non-loop 血管，すなわち B2，B3 血管で囲まれた AVA（図6）では，AVA-small が EP/LPM 癌，AVA-middle が MM/SM1 癌，AVA-large が SM2 癌を示唆すると考えられる．

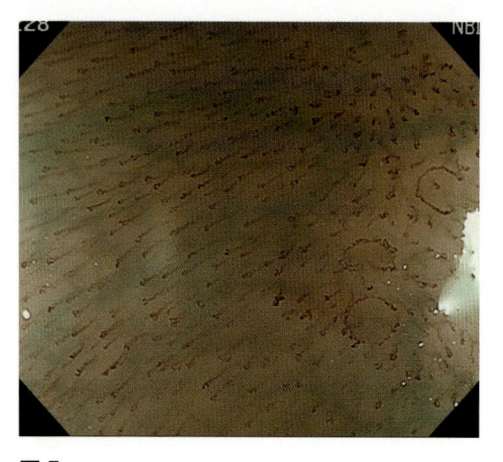

図5
　Loop血管で囲まれたAvascular area（AVA）を認める．

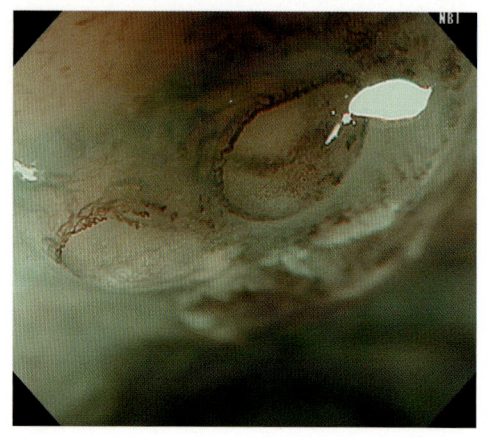

図6
　Non-loop血管で囲まれたAvascular area（AVA）を認める．

### ■ 4. 咽頭癌への応用

　食道と咽頭では壁構造が異なるため，食道癌の診断学をそのまま咽頭癌に当てはめることはできないが応用することはできる．IPCLに拡張や蛇行，口径不同，形状不均一といった4徴がみられれば癌と診断できる．またloop構造が消失したNon-loop血管がみられると上皮下層への浸潤を，さらに太いNon-loop血管が出現すると上皮下層深部への浸潤を疑う必要がある．またAVAがみられた場合も，AVAのサイズが大きくなれば深部に浸潤している可能性が高いのは食道とほぼ同じである．

### ■ 5. 血管の色調と血管径

　NBIでシアン調に見える血管は粘膜深部を走行する血管とされてきたが，実際には粘膜表層を走行している血管もシアン調に見えることがある．NBIで血管がシアン調に見えるのは，415 nm付近の光の反射が増すか，540 nm付近の光の吸収が増す場合である．415 nm付近の光は組織深達性が低く，粘膜深部にある血管よりも表層で反射されるため，粘膜深部の血管はシアン調を呈する．一方540 nm付近の光は415 nm付近の光と比べてヘモグロビンに吸収されにくいが，血管径が十分に太ければ540 nm付近の光が強く吸収されシアン調を呈する．つまりシアン調の血管="粘膜深部を走る血管"ではなく，シアン調の血管="粘膜深部を走る血管"，もしくは"血管径が十分に太い血管"と考えたほうがよい．ちなみに食道癌の内視鏡切除後に粘膜下層の血管を観察し血管径と血管色調の関連をみたところ，30 μm未満の血管がシアン調に見えることはまれであるが，30 μmから60 μmの血管の半分以上はシアン調にみえ，60 μm以上の血管の大半はシアン調に見える（図7）．

## IV 血管診断の限界と今後の展望

　血管所見をもとに癌の深達度を診断する際に，もっともポイントになるのはNon-loop血管で，この血管は粘膜筋板以深への浸潤癌でみられる所見とされている．しか

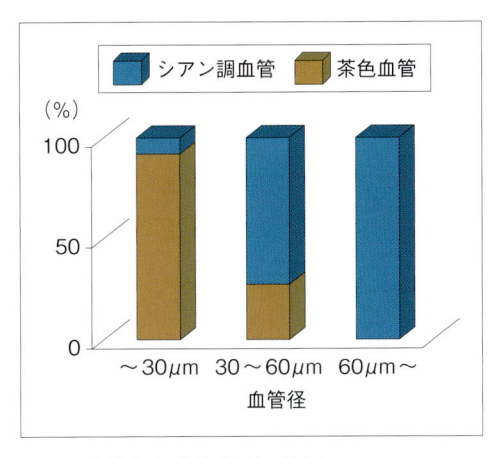

**図7 血管径と血管色調の関連**
内視鏡切除後の粘膜下層血管を観察し検討した．

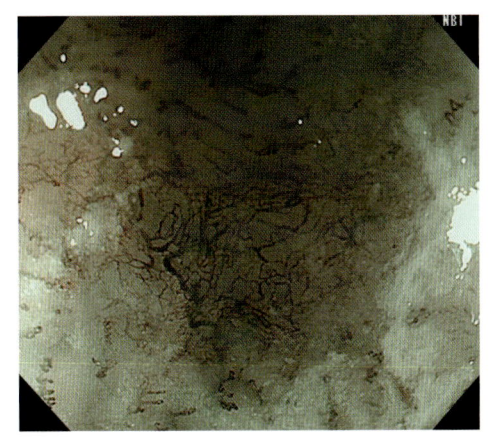

**図8 びらん部や炎症の強い部分でみられるNon-loop血管**
血管同士が錯綜し，深部の血管が透見されるのが特徴である．EP/LPM癌でみられることがある．

し血管変化をもとにした診断は，癌浸潤部を直接観察するわけではないので自ずと限界がある．たとえば，小範囲の癌浸潤は血管に反映されず診断が困難なことがしばしばある．またNon-loop血管は癌浸潤以外にもびらんや炎症の強い部分にみられることがあり（図8），特異性は高くない．

また拡大内視鏡では深部の血管は観察できず，食道表層の血管にみられる変化から浸潤程度を推測する必要がある．癌巣が薄い0-Ⅱcや0-Ⅱb食道癌では，表層の血管所見と深達度がよく相関する．一方，0-Ⅰや0-Ⅱa食道癌では癌巣が厚いため，表層の血管所見から深達度の診断が困難となる．通常観察で癌巣の厚みが感じられる病変では，拡大内視鏡による血管所見のみでなく，通常観察の所見なども加味して総合的に深達度を診断する必要がある．とくに拡大内視鏡所見と通常観察所見の間に明らかな乖離がある場合には，EUSも併用し評価する必要がある．

血管の形態変化に基づく食道癌の診断は，簡便で客観性もある優れた方法である．しかし本法による癌の診断精度が生検やEndocytoscopeなどの超拡大内視鏡に匹敵するのか，あるいは本法による深達度診断が通常観察や超音波内視鏡による深達度診断と比べて優れているのかどうかは，十分に検討されていない．今後われわれの診療をより効率的なものとしていくためには，各モダリティーを比較し，その有用性を明らかにしていく必要がある．

## 文献

1) 落合淳志：中・下咽頭癌の病理—食道癌の病理と比較して．胃と腸 2005；40：1221-1228
2) 神津照雄，高橋英世，久賀克也，他：拡大食道鏡による食道粘膜微細観察．Gastroenterol Endosc 1975；17：810-817
3) 幕内博康，町村貴郎，宋 吉男，他：食道表在癌の拡大内視鏡観察．消化器内視鏡 1991；3：412-421
4) Inoue H, Honda T, Yoshida T, et al：Ultra-high magnification endoscopy of the normal

esophageal mucosa. Dig Endosc　1996；8：134-138
5) Inoue H, Honda T, Nagai K, et al：Ultra-high magnification endoscopic observation of carcinoma in situ of the esophagus. Dig Endosc　1997；9：16-18
6) Inoue H：Magnification endoscopy in the esophagus and stomach. Dig Endosc　2001；13（Suppl 1）：S40-S41
7) Kumagai Y, Inoue H, Nagai K, et al：Magnifying endoscopy, stereoscopic microscopy and the microvascular architecture superficial esophageal carcinoma. Endoscopy　2002；34：369-375
8) 有馬美和子：拡大内視鏡は表在食道癌の内視鏡診断をどう変えたか．Mod Physician　2004；24：98-99
9) 小山恒男：日本食道学会拡大内視鏡分類．胃と腸　2014；49：148-152
10) 鵜久森徹，武藤　学，海老原敏，他：頭頸部がんにおけるNarrow band imaging（NBI）システムを用いた視認性の検討．頭頸部腫瘍　2002；28：358
11) Muto M, Minashi K, Yano T, et al：Early detection of superficial squamous cell carcinoma in the head and neck region and esophagus by narrow band imaging：a multicenter randomized controlled trial. J Clin Oncol　2010；28：1566-1572
12) 有馬美和子，都宮美華，吉井貴子，他：日本食道学会拡大内視鏡分類と深達度—Type R血管と組織像．胃と腸　2014；49：213-221

（石原　立）

## 1. 咽頭・食道

## 2 Barrett食道・Barrett食道腺癌
### ❶ NBI拡大内視鏡を用いたBarrett食道腺癌の診断―超微小・扁平上皮下病変

### はじめに

　全食道癌におけるBarrett腺癌の占める割合において，過半数を超えたとする欧米の報告に比し，本邦では3％程度で依然まれとされている[1]．しかし，最近，わが国において高齢化社会の進展や*Helicobacter pylori*（*H. pylori*）感染率の低下などを背景に逆流性食道炎の罹患率の増加が報告されており，今後，欧米諸国の軌跡をたどるごとく，本邦でもBarrett食道・腺癌が増加するのではないかと懸念されている．

　欧米では通常の内視鏡観察で検出が困難である平坦なdysplasia/腺癌が多発性あるいはびまん性に発生するlong segment Barrett esophagus（LSBE）が30％前後を占めるため[2]，Barrett食道のサーベイランス法として，1〜2cmおきに4点生検するランダム生検法が推奨されてきた．しかし，ランダム生検法はサンプリング・エラー，高コスト，検査時間の延長などさまざまな問題をはらんでおり，近年，欧米でも種々の画像強調技術・手技を用いた狙撃生検の可能性が追求されるようになった[3〜5]．

　一方，本邦ではdysplasia/腺癌が単発性に発生することの多いshort segment Barrett esophagus（SSBE）が大多数を占め，かつSSBEは全体を詳細に観察しやすいことより，従来からランダム生検法は行われず，内視鏡所見に基づいた狙撃生検がなされてきた[6,7]．

　狙撃生検には詳細な通常内視鏡での慎重な観察はもちろんのこと，色素や酢酸などを用いた拡大内視鏡診断も積極的に応用されてきた．その後，染色液などを用いることなく，粘膜表層を強調できる光学・デジタル画像技術が開発された．その一つであるNarrow-band Imaging（NBI）は，拡大内視鏡との併用により微細粘膜・血管構造を精細に描出でき，Barrett食道・腺癌領域の内視鏡診断において，国内外を問わずもっとも頻用されている画像技術である[8〜10]．

　われわれはNBI拡大内視鏡を用いて，Barrett食道腺癌に対する診断・治療を積極的に行ってきた[11]．本稿では通常または色素内視鏡での診断がきわめて困難であったBarrett食道腺癌（表在癌）をNBI拡大内視鏡を用いて検出し，質的および範囲診断しえた症例を提示する．

## I 症例提示

### ❖ 症例 1 ❖

**患　者**：80 歳代，男性

**現病歴**：40 歳代より胸焼け，上腹部痛などの症状を間欠的に繰り返すため，近医にてプロトンポンプ阻害薬（PPI）など制酸剤の処方を受けていた．数年前，近医にて上部消化管内視鏡検査を受けた際，Barrett 食道を初めて指摘された．その後，近医で定期的に内視鏡検査を受けていたが，外来主治医から NBI 拡大内視鏡検査を勧められ，当科を紹介され受診した．

**既往歴**：急性腎炎（7 歳），虫垂炎（17 歳）

**嗜好歴**：喫煙歴なし，飲酒歴：ビール 500 ml＋日本酒 1 合/毎日 60 年

**家族歴**：特記すべきことなし

**内視鏡検査所見**：通常内視鏡検査において，下部食道から食道胃接合部にかけて全周性 1.2 cm，最大長 4.0 cm の SSBE を認めた（**図 1a**）．まず，通常内視鏡に加えインジゴカルミン撒布による色素内視鏡も施行したが，SSBE 内に限局性病変は指摘できなかった（**図 1a，b**，視認できなかった病変 A，B を○破線で示す）．

引き続き NBI 拡大内視鏡を用いて，中拡大で Barrett 食道全体を観察した．葉巻様の扁平上皮島（図 1a，b，黄色矢印）の約 1 cm 口側（図 1b，病変 A）に，粘膜模様の微小化・不明瞭化を伴う，3 mm ほどのきわめて微小な領域を認めた（**図 1c**）．近接し拡大率を上げると，その領域周囲にはコイル様〜DNA らせん構造様の微小血管を伴う脳回様の粘膜微細構造を認め，異常な微小領域とは明らかに異なっていた（**図 1d**）．強拡大観察では，口径不同を示しつつ不規則に蛇行・分岐する異型血管が密に増生する像を認めた（**図 1e**）．きわめて微小な（超微小）ものの，腫瘍性病変を疑い生検を施行した結果，組織学的に high grade dysplasia 〜高分化型腺癌と診断された（**図 1f，g**）．（※病変 A は生検後，消失．その後，5 年以上，遺残・再発なく経過している．）

その後，病変 A の胃側に向かって，中拡大での NBI 拡大観察を行ったところ，食道胃接合部近傍の前述した葉巻様の扁平上皮島（図 1a，b，**h**，黄矢印）に接して，粘膜模様がやや不明瞭化〜消失した領域を認めた．周囲の白く縁取られた（明瞭な white zone を有する）粘膜模様とは明らかに異なる表面構造を呈し，その境界は比較的明瞭であった（図 1h）．その領域内には口径不同を伴う拡張した微小血管が，粘膜模様の不明瞭化した領域を無秩序に蛇行・分岐する不整所見を認めた．不整な微小血管は網目状を呈し，その領域内の血管密度は明らかに高まっていた（**図 1i**）．その領域の胃側にはきわめて微小なクレーター様の陥凹部を認め，粘膜模様の消失と不整な微小血管の高度増生を認めた（**図 1j**）．

強拡大観察では，陥凹辺縁から陥凹部にかけて，口径不同と不規則な蛇行・分岐を伴う拡張した不整血管の増生を認めた（網目様構造は呈していない．**図 1k**）．

以上の内視鏡所見より癌病変を強く疑い，ESD を施行した．ヘマトキシリン・エオジン染色を施した固定後切除標本の実体顕微鏡像である．葉巻様の扁平上皮島に接する染色不良域を認めた（**図 1l**）．白破線の割線に相当する内視鏡像を**図 1m** に示す．陥凹部を主体とした染色不良域とその辺縁に一致して，腫瘍腺管の増殖を認めた（**図 1n**）．

**図1 症例1**

a：通常内視鏡検査. 下部食道から食道胃接合部にかけて全周性1.2 cm, 最大長4.0 cmのshort segment Barrett esophagus (SSBE) を認めた.

b：インジゴカルミン撒布による色素内視鏡. SSBE内に限局性病変は指摘できなかった(視認できなかった病変A, Bを◯破線で示す).

c：NBI拡大内視鏡（中拡大）. 葉巻様の扁平上皮島（a, b, 黄色矢印）の約1 cm口側（病変A）に, 粘膜模様の微小化・不明瞭化を伴う微小な領域を認めた（青矢印）.

d：NBI拡大内視鏡（近接拡大）. 微小領域周囲にコイル様〜DNAらせん構造様を呈する微小血管を伴う脳回様の粘膜微細構造を認め, 微小領域とは明らかに異なっていた.

e：NBI拡大内視鏡（強拡大）. 口径不同を示しつつ不規則に蛇行・分岐する異型血管が密に増生する像を認めた.

f, g：生検組織像. 0-IIb, 超微小病変, high grade dysplasia (HGD) 〜高分化型腺癌, 3×2 mm

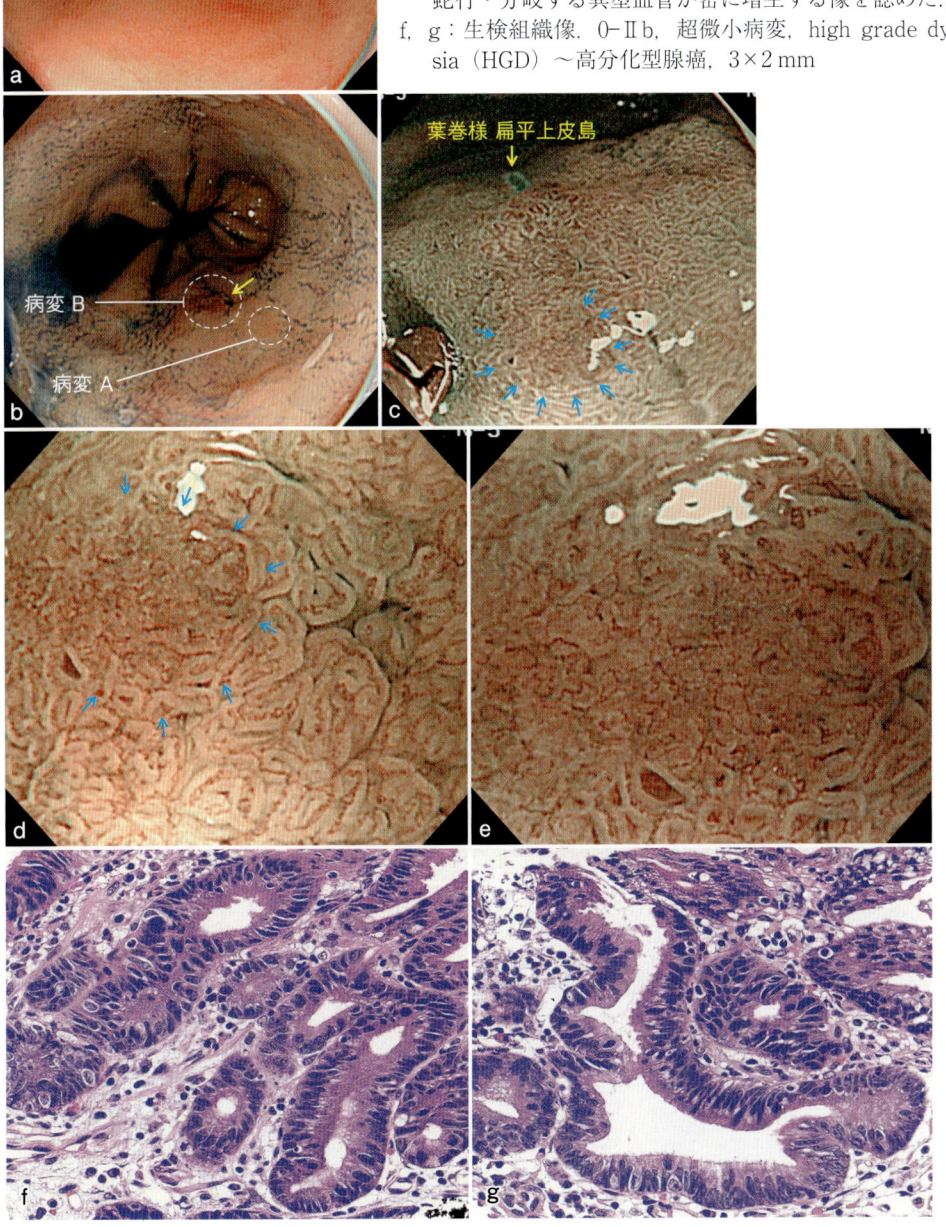

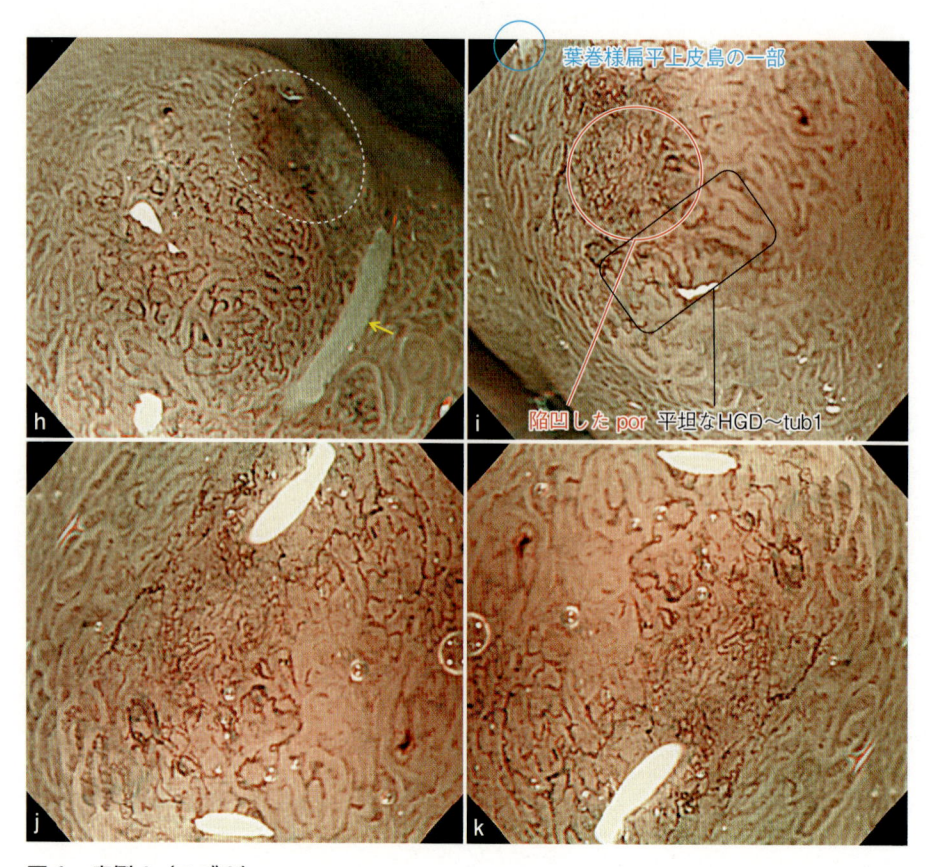

**図 1 症例 1（つづき）**

h：病変 A の胃側に向かっての中拡大での NBI 拡大観察．食道胃接合部近傍の葉巻様の扁平上皮島（黄矢印）に接して，粘膜模様がやや不明瞭化〜消失した領域を認めた．
i：h の○破線領域内に認められた微小血管．
j：i の領域の胃側．きわめて微小なクレーター様の陥凹部を認め，粘膜模様の消失と不整な微小血管の高度増生を認めた．
k：同強拡大観察．陥凹辺縁から陥凹部にかけて，口径不同と不規則な蛇行・分岐を伴う拡張した不整血管の増生を認めた．

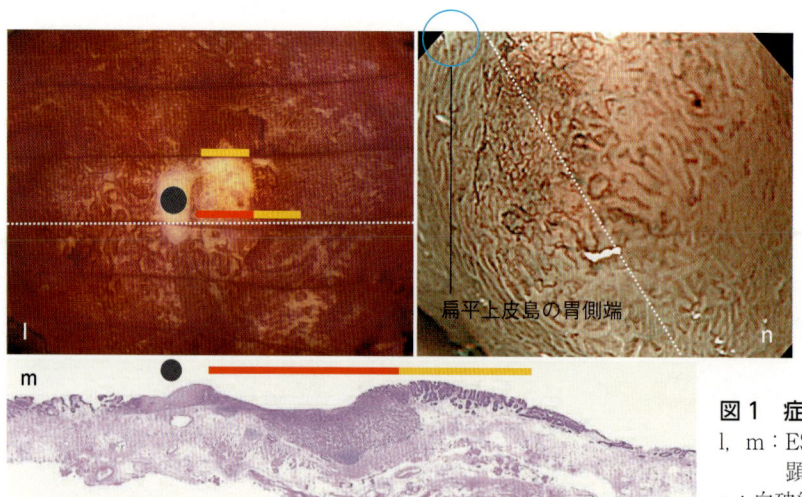

**図 1 症例 1（つづき）**

l, m：ESD 切除標本の実体顕微鏡像と組織像．
n：白破線の割線に相当する内視鏡像．

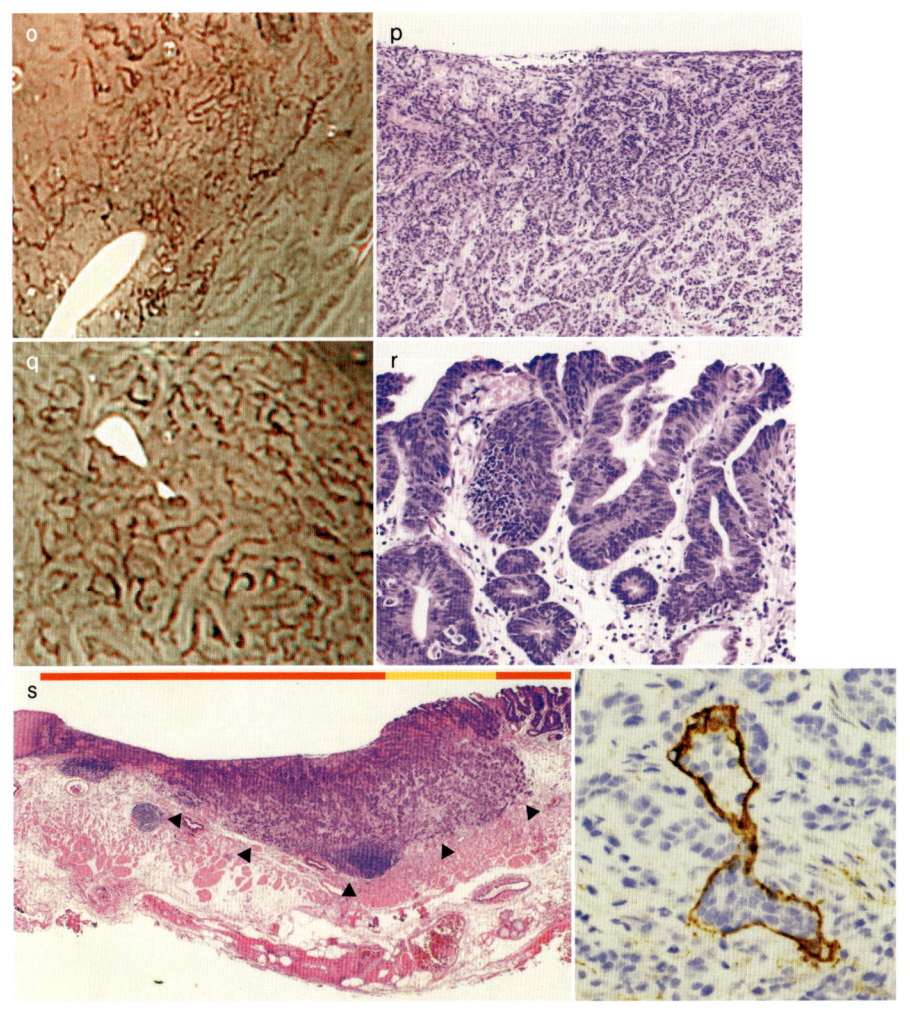

**図1 症例1（つづき）**
o, p：陥凹部のNBI拡大内視鏡像とそれに相当する組織像
q, r：陥凹部周囲のNBI拡大内視鏡像とそれに相当する組織像
s：ごく軽度のリンパ管侵襲像も認められた.
　最終組織診断：5×5mm, 0-Ⅱc+Ⅱb, 低分化型腺癌, pT1a [DMM], ly1, v0, HM0, VM0

　扁平上皮島と接するわずかに陥凹した部位に，表層から深層粘膜筋板の直上にかけて，密に浸潤増殖する腫瘍腺管を認めた．腫瘍腺管は腺腔形成に乏しく，索状〜小胞巣状を呈しつつ浸潤増殖する低分化型腺癌であった（**図1o, p**，NBI拡大内視鏡像とそれに相当する組織像）．陥凹部周囲には明瞭な腺腔を有する異型腺管（high grade dysplasia〜高分化型腺癌に相当）を伴っていた（**図1q, r**，NBI拡大内視鏡像とそれに相当する組織像）．軽度のリンパ管侵襲像も認められた（**図1s**）.
　最終組織診断：5×5mm, 0-Ⅱc+Ⅱb, 低分化型腺癌, pT1a [DMM], ly1, v0, HM0, VM0
　以上の組織学的所見より，外科切除をはじめとする追加治療を勧めたが，本人・家族ともに希望されなかった．約7年が経過した現在，患者は無再発生存中である．

❖ 症例 2 ❖

患　者：70 歳代，男性
現病歴：20 年前より高血圧のため内服治療中であった．胸焼けが出現したため，前医にて上部消化管内視鏡検査を受けた．その際，食道胃接合部に縦ひだの腫脹とごく軽度の発赤所見を認めた．同部位に対して生検を施行したところ，組織学的に腺癌と診断された．
既往歴：高血圧・糖尿病（60 歳，内服加療中），脳梗塞（75 歳）
嗜好歴：喫煙歴なし，飲酒歴；焼酎 1 合/毎日 42 年
家族歴：特記すべきことなし
内視鏡検査所見：前医で施行された通常内視鏡所見において，12 時方向の軽度腫大した縦ひだの左右（おもに右側）に下部食道柵状血管の透見像と微小な扁平上皮島を伴う円柱上皮領域を認め Barrett 食道と考えられる．12 時方向の腫大したひだ上の胃粘膜ひだの口側端より連続して，わずかに発赤調を呈し，扁平上皮が入り組んだ粗糙な領域を認める（図 2a，○破線内）．前医所見用紙に，この部位からの生検で腺癌が検出されたと記載されていたが，明らかな限局性病変は指摘できない．

当科で施行された通常内視鏡およびインジゴカルミン色素内視鏡においても，腫瘍性病変を疑う限局性病変は指摘できなかった（図 2b, c）．後日，NBI 拡大内視鏡検査を施行した際，平滑な扁平上皮部にきわめて微小な白色隆起（図 2d，青矢印）が出現していたが，通常内視鏡観察において，やはり限局性病変は指摘できなかった．しかし，NBI による非拡大観察では，微小白色隆起と接して，10 mm 前後の長さと 3 mm ほどの幅を有する淡い茶褐色領域を認めた（図 2e）．表面はきわめて平滑で，粗糙・凹凸不整の所見はなかった．

胃内からの反転観察像において，通常内視鏡で扁平上皮粘膜の胃側に下部食道柵状血管の透見像および円柱上皮の角状突出（図 2f，緑矢印），微小な白色隆起を認めるものの，順視での観察同様に限局性病変は指摘できない（図 2f）．NBI 非拡大観察では，円柱上皮

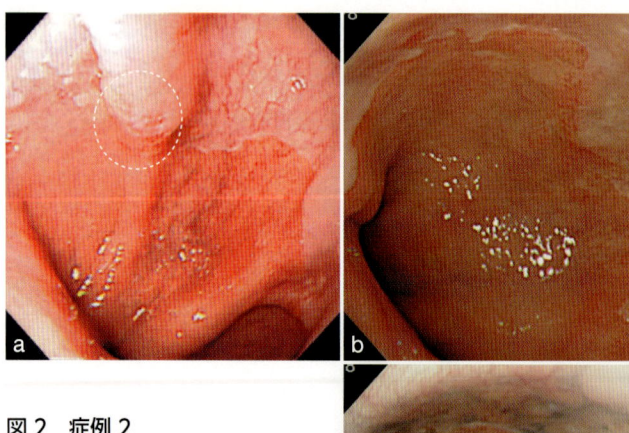

図 2　症例 2
a：通常内視鏡所見（前医施行）．12 時方向の軽度腫大した縦ひだには，わずかに発赤調を呈し，やや粗糙な領域を認める．
b, c：通常内視鏡，インジゴカルミン色素内視鏡（当科施行）．腫瘍性病変を疑う限局性病変は指摘できなかった．

咽頭・食道

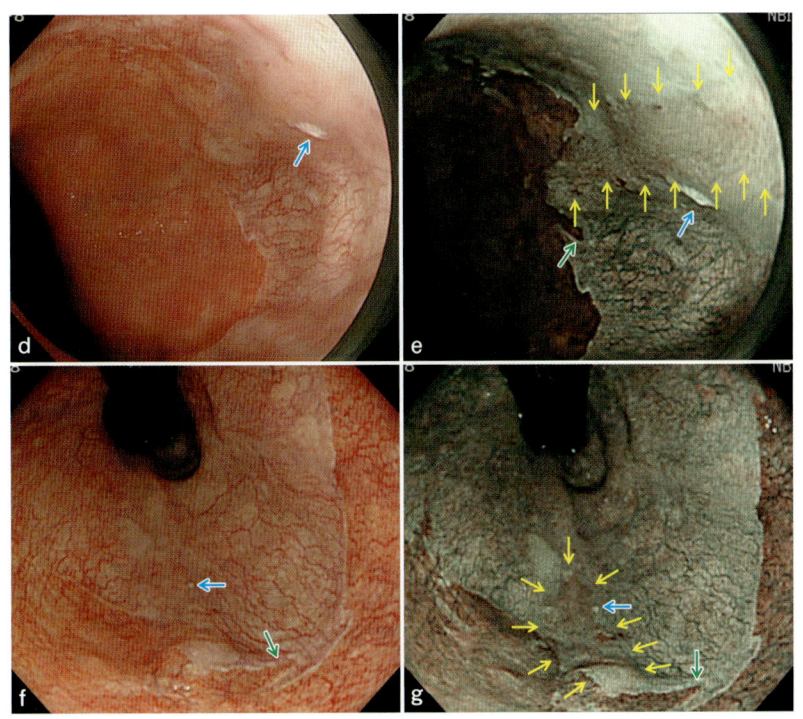

**図2　症例2（つづき）**

d：後日施行の通常内視鏡検査．平滑な扁平上皮部にきわめて微小な白色隆起（青矢印）が出現していた．病変は指摘できない．

e：NBI非拡大観察．微小白色隆起と接して淡い茶褐色領域を認めた．

f：胃内からの反転観察像（通常内視鏡）．円柱上皮の角状突出（緑矢印）．

g：同NBI非拡大観察．円柱上皮の角状突出部（緑矢印）のやや左側から，細長く口側に伸びる平坦な淡い茶褐色調領域を認めた．

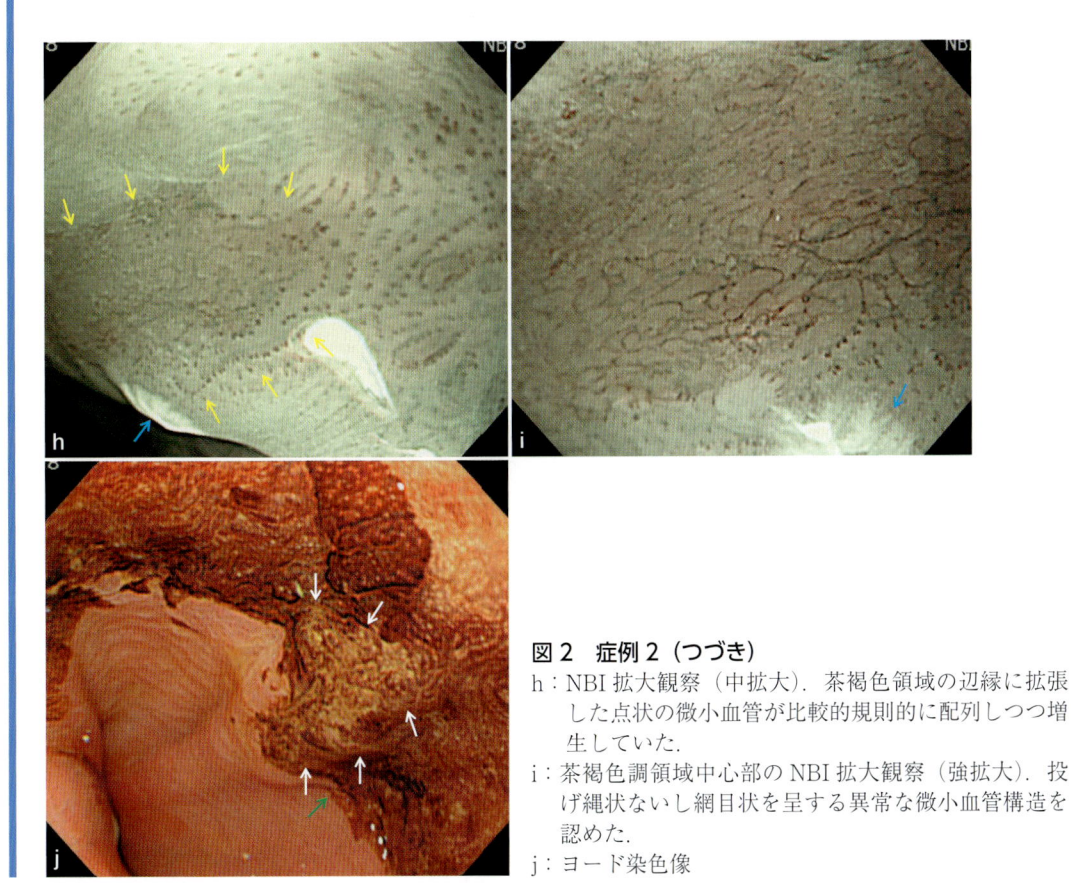

**図2　症例2（つづき）**

h：NBI拡大観察（中拡大）．茶褐色領域の辺縁に拡張した点状の微小血管が比較的規則的に配列しつつ増生していた．

i：茶褐色調領域中心部のNBI拡大観察（強拡大）．投げ縄状ないし網目状を呈する異常な微小血管構造を認めた．

j：ヨード染色像

51

Ⅱ．研究会の主題から　1-❷ Barrett 食道・Barrett 食道腺癌　❶ NBI 拡大内視鏡を用いた Barrett 食道腺癌の診断

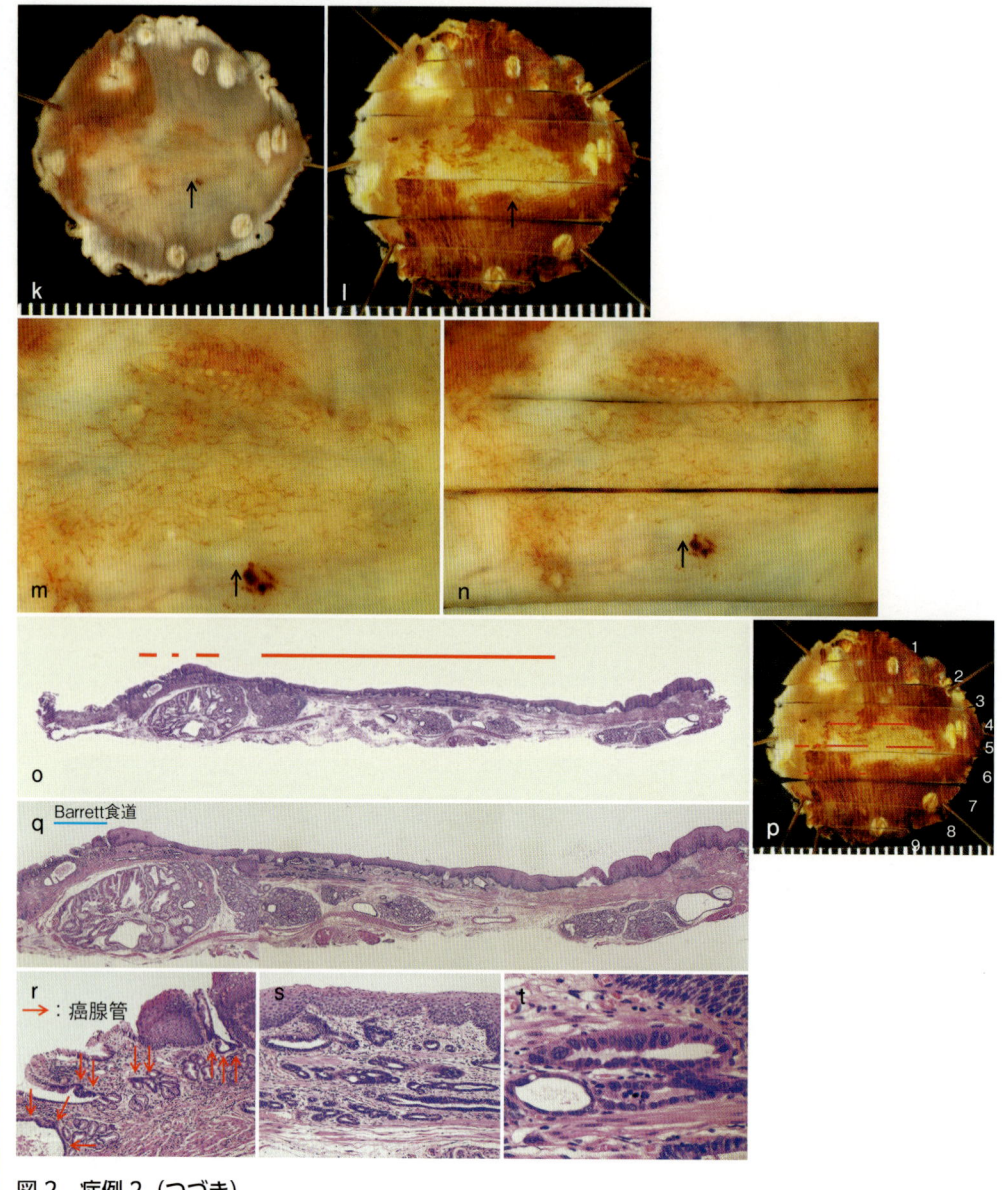

**図2　症例2（つづき）**
k, l：ESD 切除固定標本の実体顕微鏡像とヨード染色像．
m, n：実体顕微鏡による拡大観察．
o〜t：#5 の割面のルーペ像および組織像．
　最終組織診断：12×5 mm，0-Ⅱc＋Ⅱb，高分化型腺癌，pT1a［MM］，ly0，v0，HM0，VM0

　の角状突出部（**図 2g**，緑矢印）のやや左側から，細長く口側に伸びる平坦な淡い茶褐色調領域を認めた（**図 2h**）．
　NBI 拡大観察（中拡大）において，淡い茶褐色領域内の口側において，上皮色調が領域性をもって，淡い茶褐色に変化していた（図 2h）．上皮が茶褐色を呈する領域の辺縁には，拡張した点状の微小血管が比較的規則的に配列しつつ増生していた（図 2h）．茶褐色調領域の表面は平滑で周囲の扁平上皮と連続していることより，扁平上皮で被覆されていると考えられた．茶褐色調領域中心部の NBI 拡大観察（強拡大）では，平滑な表面から透見さ

れる．投げ縄状ないし（それらが連結した）網目状を呈する異常な微小血管構造を認めた（**図 2i**）．ヨード染色像では，NBI 非拡大観察で観察された淡い茶褐色調領域にほぼ一致して，淡染～不染を呈した（**図 2j**）．

以上の所見より，前医生検で組織学的に腺癌が検出された部位に，非腫瘍性の重層扁平上皮で被覆された腫瘍腺管が浸潤・増殖しているものと推測した．NBI 観察下に淡い茶褐色調領域に加え，周囲粘膜マージンを 5～10 mm ほど確保し，ESD を施行した．

ESD 切除固定標本の実体顕微鏡像である．切除固定標本上，極小の白色隆起は点状の濃い茶色変化に隣接して認められた（**図 2k**）．また，実体顕微鏡による拡大観察においても，病変部はヨード淡～不染を呈し（**図 2l**），NBI 拡大観察時に認められた投げ縄状ないし網目状を呈する異常な微小血管構造も観察可能であった（**図 2m**）．極小の白色隆起および異常血管構造をメルクマールに，切除標本に割を入れた（**図 2n**）．

#5 の割面のルーペ像および組織像を示す．ルーペ像と実体顕微鏡像に赤線で示した範囲に一致して，腫瘍腺管の浸潤・増殖を認め，大部分は非腫瘍性の扁平上皮で被覆されていた（**図 2o，p**）．もっとも胃側の固有食道腺の直上は，部分的に円柱上皮で被覆され，ごく限られた範囲ではあるが，Barrett 食道粘膜が含まれていた（**図 2q**，青線部）．青線部の粘膜固有層には異型腺管を認め（**図 2r**，赤矢印），口側方向に扁平上皮下に沿って，腫大した核と好酸性胞体を有する異型腺管の浸潤・増殖する像を認めた（**図 2s，t**）．明瞭な管腔形成がみられ，高分化型腺癌と診断された（図 2t）．切除標本上，粘膜筋板の二重化は認められず，腫瘍腺管の浸潤・増殖は粘膜筋板に達しているものの（図 2t），粘膜下層への浸潤はなかった．脈管侵襲像はなく，水平・垂直切除断端はともに陰性で完全治癒切除と考えられた．

最終組織診断：12×5 mm，0-Ⅱc+Ⅱb，高分化型腺癌，pT1a [MM]，ly0，v0，HM0，VM0．

術後 5 年余りが経過した現在，再発なく外来にて厳重に経過観察中である．

## Ⅱ 考　察

### 1. 症例 1

症例 1 は SSBE に多発したきわめて微小な Barrett 腺癌であり，通常および色素内視鏡観察では検出しえなかった．われわれは従来から，通常・色素内視鏡で視認困難な Barrett 食道表在癌の検出法として，NBI を併用した中拡大観察で Barrett 食道全体の粘膜模様を観察し，領域性のある粘膜模様の異常を認めた場合は，NBI 強拡大で微小血管の形態学的変化を観察することを提唱してきた[12]．とくに病変 A は，この診断手順により検出しえたきわめて微小な（超微小）腫瘍と考えられた．よって，NBI 中拡大観察で領域性（demarcation line）に粘膜模様の異常（不明瞭～微小化・消失）を認めた場合，強拡大し血管構造異常の有無を確認する内視鏡診断手順によって，超微小な表在癌をも検出できる可能性が示唆された．

また，病変 B も A 同様に NBI 中拡大観察で発見されるも，組織型・深達度はまったく異なり，粘膜筋板まで浸潤する低分化型腺癌であった．クレーター様の円形陥凹が特徴的であるが，陥凹部が 3 mm 大ときわめて微小なため，通常・色素内視鏡での視認が困難であったと考えられた．陥凹部には NBI 強拡大観察では著しい口径不同を伴いつつ，高密度に増生する異常血管網を認め，その周囲には NBI 拡大時のみ視認可能な異

常粘膜模様を伴っていた（high grade dysplasia～高分化型腺癌部）．5 mmと微小な病変なうえに（浸潤部でなく）表層から全層性に低分化型を示すBarrett表在癌はまれである．しかし，今後，このような病変（クレーター様陥凹・高密度異常血管網）に遭遇した際には，低分化型腺癌である可能性も考慮しつつ，慎重に内視鏡診断を行うべきと考えられた．

## 2. 症例2

　症例2は病変全体が非腫瘍性の扁平上皮で被覆されていたが，非拡大のNBI観察で視認可能であった．本症例もまれな病変と思われるが，本病変をNBIで描出できたことの臨床的意義は小さくない．なぜなら，われわれが報告した国内10施設から168例175病変のBarrett食道表在癌（SM層までに留まる）の解析結果において，扁平円柱上皮境界に接するBarrett表在癌145病変の約半数（75病変，52％）は，扁平上皮下浸潤を伴っていた．そのうち，29％および39％はそれぞれ，通常内視鏡で扁平上皮下浸潤の検出および範囲同定が困難であった．それら検出・範囲診断同定が困難であった病変の44％および40％は，NBI拡大観察または酢酸併用拡大内視鏡観察が有用であった[13]．本病変は通常内視鏡では，しばしば検出・範囲同定ともに困難な扁平上皮下に浸潤増殖する腫瘍腺管をNBI拡大内視鏡が描出できることを示す1例であると考えられた．

　このようにSCJ（squamocolumnar junction）にあるBarrett食道癌を観察する際には，SCJ口側にも細心の注意を払うべきである．癌の扁平上皮下浸潤は通常内視鏡でも，扁平上皮側の白濁した肥厚や粘膜下腫瘍様隆起として認識可能な場合もあるが，本症例のごとく，腫瘍腺管量が少ない場合は通常内視鏡だけでは視認困難な場合が少なくないことに留意しておく必要がある．Yamagataらは酢酸を撒布し拡大観察すれば，扁平上皮下浸潤部には白色の小孔や溝状構造などの特徴的内視鏡像が認められることを報告している[14]．また，本病変のNBI拡大内視鏡で観察された投げ縄状～網目状の微小血管構造は，Omaeらも報告している菲薄した上皮下の腫瘍腺管を取り囲む異常血管であると推測された[15]．よって，SCJにあるBarrett食道癌に遭遇した場合は，NBIや酢酸などあらゆるモダリティを駆使して，扁平上皮下浸潤の有無を探索すべきと考えられた．

　本病変においても扁平上皮下に腫瘍腺管を認める部位に一致して，ヨード淡染を示した．これは癌浸潤により，グリコーゲン顆粒が豊富な有棘細胞層が減少ないし消失していることに起因しているものと考えられた．よって，ヨード染色も扁平上皮下浸潤診断の一助になるとわれわれは考えており，SCJにあるBarrett食道癌に対する内視鏡的切除前にはヨード染色を行い，切除範囲を決定するようにしている．さらにわれわれの行った国内多施設検討では，SCJにあるBarrett食道癌の扁平上皮下浸潤の長さは中央値4 mmで，43/48病変（90％）は10 mm以下であった[13]．したがって，SCJにあるBarrett食道癌を内視鏡的に切除する際，内視鏡的に扁平上皮下浸潤が視認できない場合，口側のマージンを少なくとも10 mm確保して切除すべきと思われる．

　慢性炎症・化生性変化を背景に発癌するBarrett食道癌は，胃癌の発生過程と類似しており，早期胃癌の内視鏡診断学はBarrett表在癌診断に応用可能と考える．わが国の早期胃癌診断レベルは，その罹患率の高さ，長年の通常・拡大内視鏡診断学の蓄積により，欧米を圧倒している．よって，わが国独自のBarrett表在癌診断体系を確立し，高

精度のスクリーニング・サーベイランス・プログラムを作成していくべきと考える.

## 文　献

1) Ozawa S, Tachimori Y, Baba H, et al：Comprehensive registry of esophageal cancer in Japan 2004. Esophagus　2012；9：75-98
2) Ronkainen J, Aro P, Storskrubb T, et al：Prevalence of Barrett's esophagus in the general population：an endoscopic study. Gastroenterology　2005；129：1825-1831
3) Sharma P, Weston AP, Topalovski M, et al：Magnification chromoendoscopy for the detection of intestinal metaplasia and dysplasia in Barrett's oesophagus. Gut　2003；52：24-27
4) Canto MI, Kalloo A：Chromoendoscopy for Barrett's esophagus in the twenty first century：to stain or not to stain? Gastrointest Endosc　2006；64：200-205
5) Guelrud M, Herrera I, Essenfeld H, et al：Enhanced magnification endoscopy：a new technique to identify specialized intestinal metaplasia in Barrett's esophagus. Gastrointest Endosc　2001；53：559-565
6) Endo T, Awakawa T, Takahashi H, et al：Classification of Barrett's epithelium by magnifying endoscopy. Gastrointest Endosc　2002；55：641-647
7) Amano Y, Kushiyama Y, Ishihara S, et al：Crystal violet chromoendoscopy with mucosal pit pattern diagnosis is useful for surveillance of short-segment Barrett's esophagus. Am J Gastroenterol　2005；100：21-26
8) Kara MA, Peters FP, Fockens P, et al：Endoscopic videoautofluorescence imaging followed by narrow band imaging for detecting early neoplasia in Barrett's esophagus. Gastrointest Endosc　2006；64：176-185
9) Anagnostopoulos GK, Yao K, Kaye P, et al：Novel endoscopic observation in Barrett's oesophagus using high resolution magnification endoscopy and narrow band imaging. Aliment Pharmacol Ther　2007；26：501-507
10) Sharma P, Hawes RH, Bansal A, et al：Standard endoscopy with random biopsies versus narrow band imaging targeted biopsies in Barrett's oesophagus：a prospective, international, randomized controlled trial. Gut　2013；62：15-21
11) Goda K, Tajiri H, Ikegami M, et al：Usefulness of magnifying endoscopy with narrow band imaging for the detection of specialized intestinal metaplasia in columnar-lined esophagus and Barrett's adenocarcinoma. Gastrointest Endosc　2007；65：36-46
12) 郷田憲一, 土橋　昭, 吉村　昇, 他：Barrett 食道癌の内視鏡診断―IEE を用いた拾い上げ診断のポイント. 胃と腸　2011；46：1826-1834
13) Goda K, Singh R, Oda I, et al：Current status of endoscopic diagnosis and treatment of superficial Barrett's adenocarcinoma in Asia-Pacific region. Dig Endosc　2013；25（Suppl 2）：146-150
14) Yamagata T, Hirasawa D, Fujita N, et al：Efficacy of acetic acid-spraying method in diagnosing extension of Barrett's cancer under the squamous epithelium. Dig Endosc　2012；24：309-314
15) Omae M, Fujisaki J, Shimizu T, et al：Magnifying endoscopy with narrow-band imaging findings in the diagnosis of Barrett's esophageal adenocarcinoma spreading below squamous epithelium. Dig Endosc　2013；25（Suppl 2）：162-167

（郷田憲一, 土橋　昭, 田尻久雄）

# 1. 咽頭・食道

## ② Barrett 食道・Barrett 食道腺癌
### ❷ Barrett 粘膜・癌の拡大内視鏡所見

## はじめに

　Barrett 食道とは化生（metaplasia）である．化生した粘膜の遺伝子は非常に不安定でしばしば癌が発生する．Barrett 食道も好発癌状態で，前癌病変とされ，癌のサーベイランスが推奨されている．その際の内視鏡検査に拡大内視鏡が強力な武器となる．

## I Barrett 食道の定義と内視鏡所見

　Barrett 粘膜は食道胃接合部から口側に存在する円柱上皮であるが，この接合部の定義が本邦では柵状血管下端，欧米では胃粘膜ひだ上端とされ，不一致であるが，ここでは本邦の基準で述べたい．Barrett 粘膜の組織学的な判定基準は，①円柱上皮内遺残扁平上皮島，②円柱上皮内導管，③粘膜下層の固有食道腺，④二重粘膜筋板，⑤粘膜深層の柵状血管である（図1）．このなかで内視鏡で確認できるのは①と⑤であり，この2点について述べる．

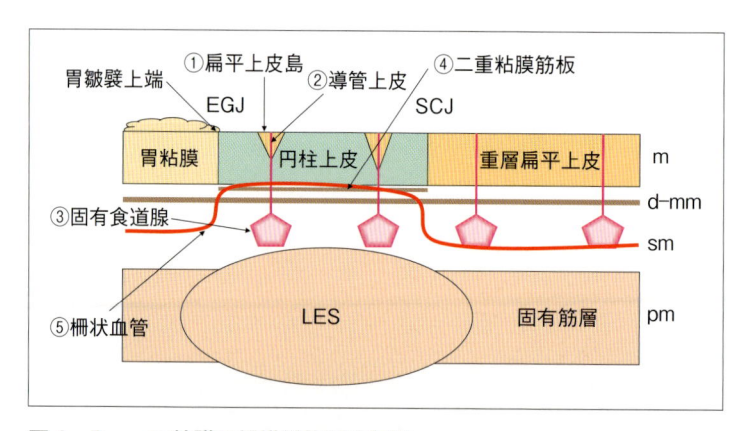

**図1　Barrett 粘膜の組織学的判定基準**
　①円柱上皮内遺残扁平上皮島，②円柱上皮内導管，③粘膜下層の固有食道腺，④二重粘膜筋板，⑤DMM 上の柵状血管が特徴である．このなかで内視鏡により観察可能なものは①と⑤である．
EGJ：esophagogastric junction
SCJ：squamocolumnar junction
LES：lower esophageal sphincter

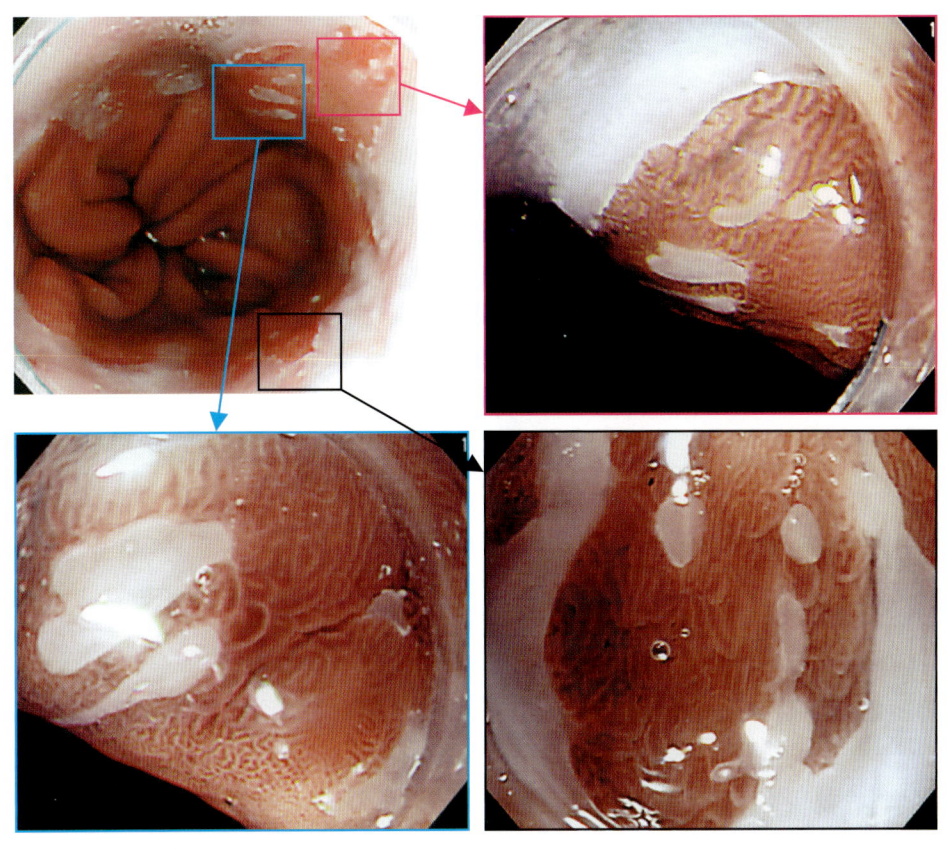

**図2 SSBEの扁平上皮島**
胃粘膜ひだの口側に舌状に伸びる円柱上皮内に多数の扁平上皮島を確認できる．これはNBI弱拡大で明瞭となる．NBI光は扁平上皮でほぼ全反射され，円柱上皮とのコントラストがつく．

　扁平上皮島には食道固有腺の導管が開孔していることが多く，その下には固有腺が存在し，間接的に②と③を見ていることになる[1]．図2は柵状血管が不明瞭であるが，舌状に伸びた円柱上皮内に多数の扁平上皮島が確認され，通常観察よりNBI（Narrow Band Imaging）にて明瞭となる[2]．柵状血管は粘膜深層の二重粘膜筋板の間にあるためにNBIではややシアン調に観察される（図3）．long segment Barrett esophagus；LSBE（3 cm以上全周性のBarrett粘膜）では柵状血管が見えにくいという指摘もされるが，十分な送気のもとNBIで観察すると全周ではないが，結構みえるものである．（図4）．

## II Barrett粘膜の拡大内視鏡所見

　Barrett粘膜は組織学的にheterogeneousであるが，本邦と英国を除き，欧州・米国では「特殊円柱上皮（specialized columnar epithelium；SCE）＝腸上皮化生」の証明が必須である．拡大内視鏡も当初，この腸上皮の診断に主眼がおかれた．われわれは色素拡大内視鏡でBarrett粘膜を5型に分類し，tubular, villous型にSCEが認められることを腸型ムチンの発現から初めて報告した（図5）[3,4]．その後も多くの分類が提唱され

Ⅱ．研究会の主題から　1-2 Barrett 食道・Barrett 食道腺癌　❷ Barrett 粘膜・癌の拡大内視鏡所見

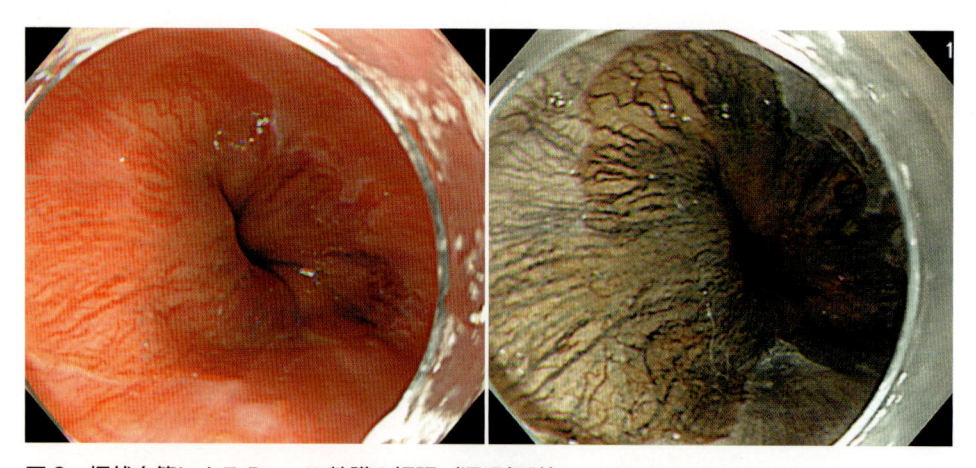

**図 3　柵状血管による Barrett 粘膜の視認（深吸気時）**
NBI で squamocolumnar junction（SCJ）の胃側に伸びる柵状血管を明瞭に視認できる．

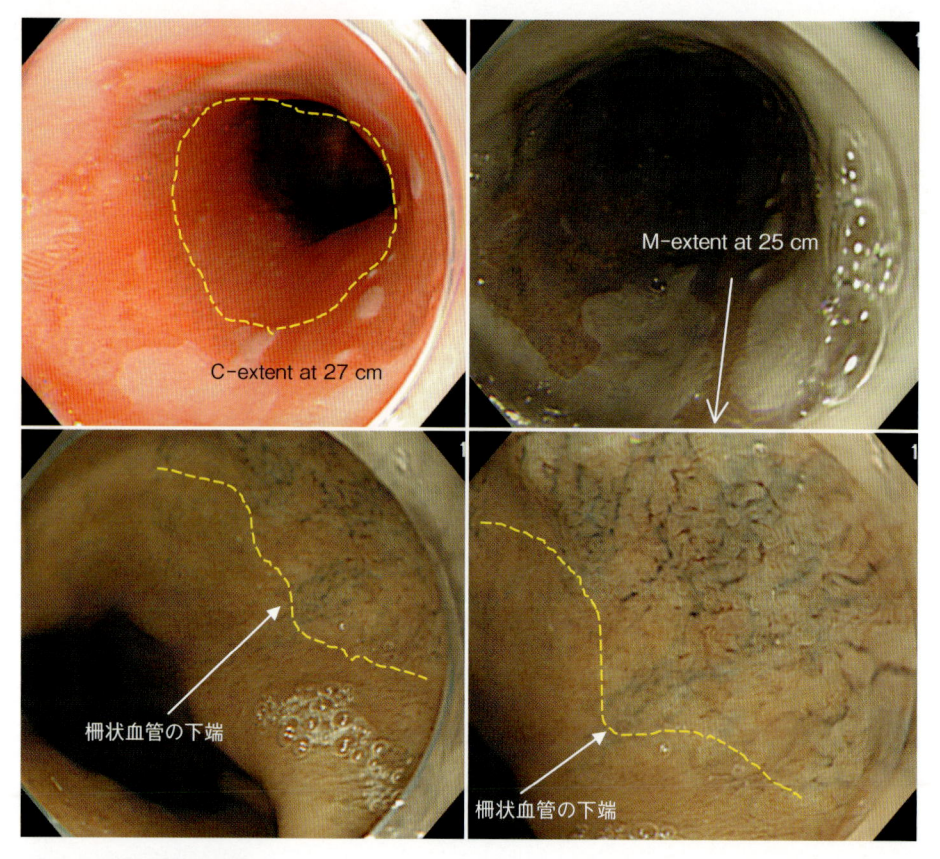

**図 4　LSBE の柵状血管**
　門歯から 27 cm に全周性（C-extent）の Barrett 粘膜を認め，最長部分（M-extent）は 25 cm に存在する．シアン調に見える柵状血管の下端は門歯から 35 cm に認識できる．したがって Prague 分類では C8 M10 の LSBE となる．

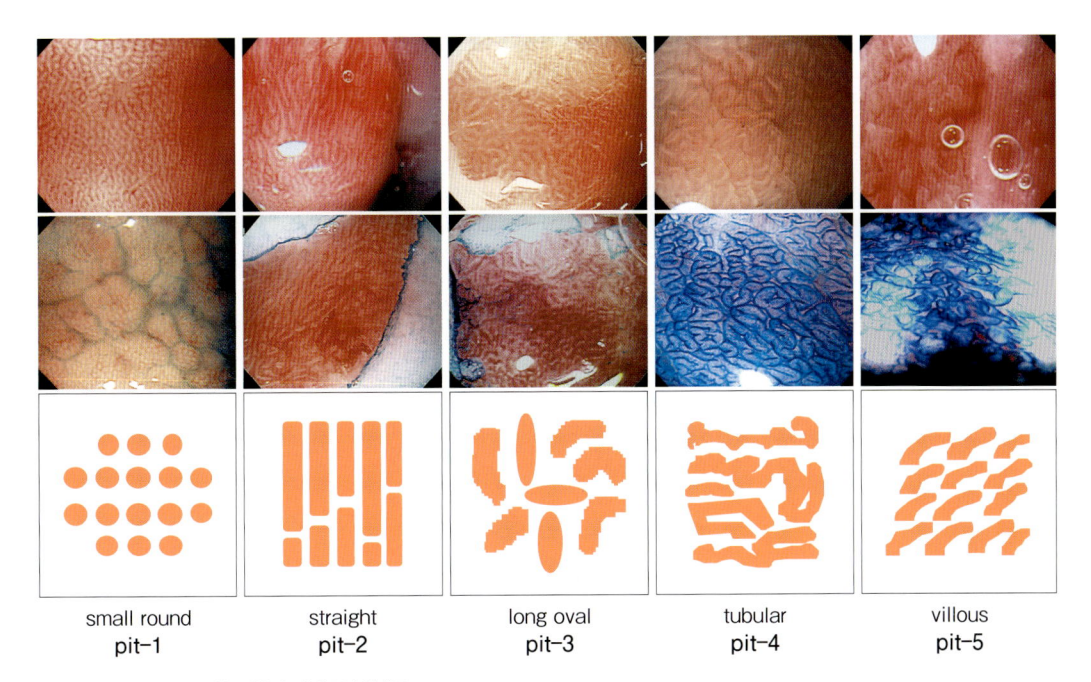

| small round | straight | long oval | tubular | villous |
| pit-1 | pit-2 | pit-3 | pit-4 | pit-5 |

**図5 Barrett粘膜の拡大内視鏡分類**
tubular, villous pit で methylenblue の吸収能があり, 腸型ムチンの発現と高い Ki-labeling index が認められる.

ているが, 基本的にはこの分類が基礎となっている. Amano らはこれを closed type, open type の2種類に分類し, 後者が SCE に特徴的として分類の簡便化をはかり, 実臨床に役立つ提案をしている[5]. 腸上皮化生が発癌母地か否かは, 今後も検討の余地があるが, 不完全型の腸上皮化生の細胞回転が速いことは事実であり, これを発生させる胆汁酸逆流と Cdx-2 の関連の解明が待たれる[6].

## III Barrett 食道腺癌の拡大内視鏡診断

### 1. SSBE 癌の診断

本邦で多数を占めるのは short segment Barrett esophagus；SSBE（3 cm 未満の Barrett 粘膜）由来の腺癌である. SSBE 観察のポイントは挿入時・深吸気時に送気により食道胃接合部を十分伸展させることである. この部に発生する腺癌は, 図6に示すように neo-squamocolumnar junction（SCJ）に接して存在することが多く, さらに右方向すなわち胃の小彎に相当する側に多いという特徴がある. 小彎方向に病変が多い理由は不明であるが, 従来から難治性の gastroesophageal reflux disease（GERD）は小彎にできやすく, これには酸逆流が小彎を中心に発生するためと理解されており, 同様の機序が SSBE 癌発生に関連しているのかもしれない[7].

表在型 Barrett 癌のほとんどは分化型であるので胃の分化型早期癌の診断が応用でき, 発赤・わずかな隆起・わずかな陥凹が発見のキーポイントである. 発赤はとくに重要であり, metaplasia → dysplasia → carcinoma の sequence で COX2（cyclooxygenase-2）の発現が上昇し, これによる血管新生のためと推定される[8]. したがって右壁前壁

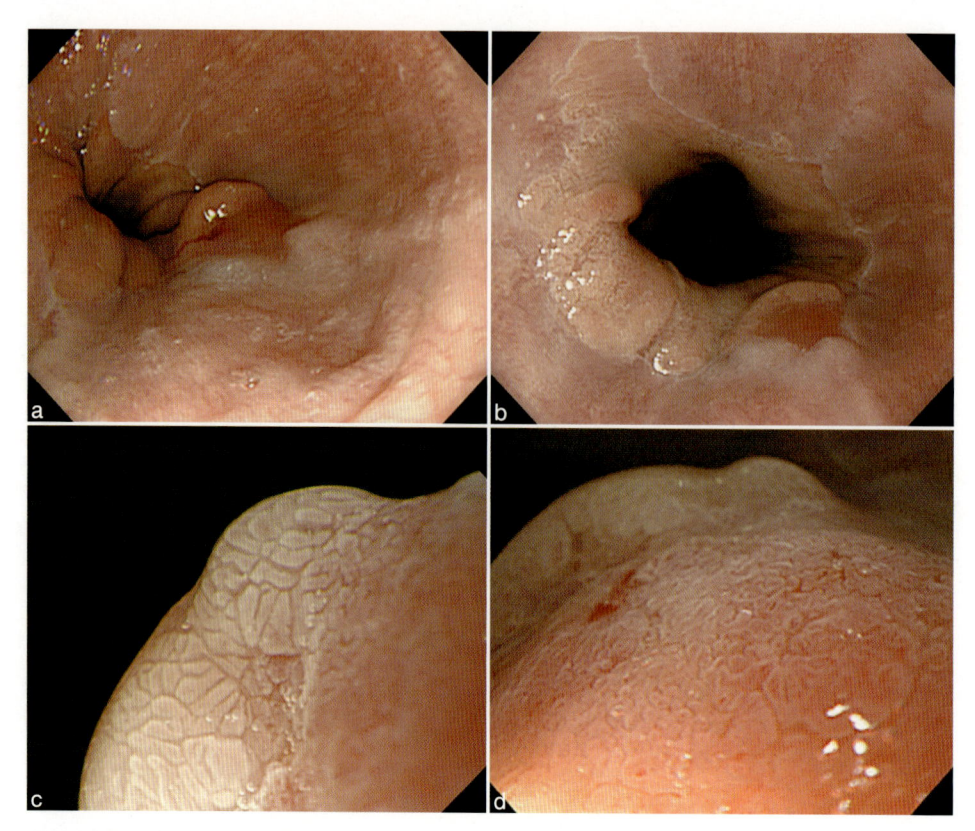

**図6　SSBE由来Barrett癌**
a：右壁側，SCJ直下に自然出血を伴う，くすんだ発赤領域.
b：酢酸散布により発赤は明瞭化.
c：辺縁は整のtubular～ovalパターン.
d：発赤部分は不整・不揃い・高密度のpit．深達度mの高分化型腺癌であった.

　側の発赤・隆起・陥凹に注目する（図6）．次いで異常所見を認めたならば，色素を散布する．メチレンブルーやクリスタルバイオレット法は染色法であり，それぞれ腸上皮化生巣を特定したり，円柱上皮を染色したり有用性は大きいが，一定の時間がかかり，また洗浄が必要など多忙な臨床現場では煩雑である．これに対し，胃で汎用されるインジゴカルミンによるコントラスト法は，どこの検査室にもあり，簡便である．最近注目されている方法に酢酸による粘膜上皮の加工がある．産婦人科領域で使用されていた方法であるが，1.5％酢酸の散布により細胞内サイトケラチンの可逆性の重合変化が起こり，円柱上皮が白色化する．白色化した粘膜を拡大観察すると粘膜模様が立体的に詳細に観察可能である．最初の報告はGuelrudら[9]によりなされ，enhanced magnifying endoscopyと呼ばれている．一般に癌部の発赤調は強調される傾向がある[10]（図6b，図8c）．この現象は，癌部は血管新生により血流が豊富なため早期に酢酸の効果が薄れるためと理解される．したがって腫瘍血管の増生が少ない低分化癌ではこの効果が期待できないであろう．

　次に拡大観察に移るが，拡大視野の被写界深度が浅いため軟性の先端フードを装着した状態での観察が至適距離を保つために必要である．酢酸を散布した場合は毛細血管像の情報が失われるため，表面微細構造（pit pattern）の拡大観察が診断のキーとなる．

Barrett粘膜は組織学的に不均一であり，pit patternは複雑である．しかし基本的には円〜楕円・線・管・絨毛状などの整った配列が観察されれば，非癌のBarrett粘膜であり（図6c），癌部のパターンは非癌部のpitと異なり，異常な分枝，大小不同，高密度，pitの破壊（無構造）など，不整なパターン（図6d，図9c）が特徴的である．

SSBE癌で注意すべきは，扁平上皮下進展である．neo-SCJに接するSSBE癌はほとんどが扁平上皮下進展を伴っており，これを内視鏡で診断するのはやや難しい．幸いに伸展距離は5mm〜1cm以内であるので，切除の際はこの点を考慮し，マーキングすべきであろう．病変の明らかな隆起（図9a）や病変内の陥凹は粘膜下層浸潤を示すものであり，注意が必要である．

## 2. LSBE癌の診断

LSBEは腺癌の高危険群とされ，米国ガイドラインでは，2cmごとに4方向を生検することが推奨されている．しかし，Barrett食道からの発癌率が0.12％と当初懸念されていたよりも低い確率であることが最近明らかとなり[11]，サーベイランスの方法に疑問がもたれ始めている．狙撃生検適中率が高ければ，盲目的な生検に頼る必要もないが，現時点では決して容易なものではない．Barrett粘膜，とくにLSBEにおける粘膜上皮は萎縮性変化を伴うことが多く，癌との段差がつきにくい．また炎症性変化を伴うため発赤が散在し，SSBE由来の癌と比べ発赤所見が発見契機となりづらい例もある．胃癌で培った慢性炎症を背景とした腺癌の診断能力を十二分に発揮する必要がある．

幸いに本邦のLSBEは一般上部内視鏡検査の0.2％[12]と少ない．しかし，LSBEでは癌が多発することが多く，注意すべきである（**図7**）．LSBE癌の好発部位はとくにないので，いったいどこを拡大すればよいのか悩むが，SSBE癌で述べたように発赤・隆

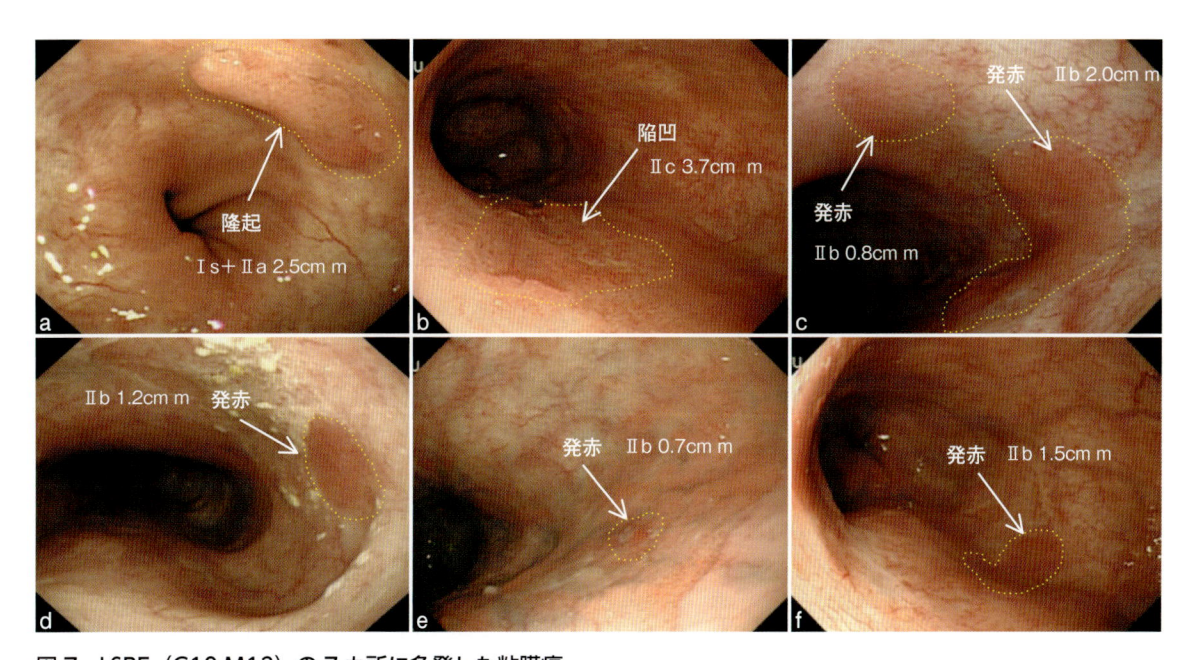

**図7** LSBE（C10 M12）の7カ所に多発した粘膜癌
　低い隆起（a），わずかな陥凹（b），これら以外の4病変（c〜f）はすべて平坦な発赤で発見されている．発赤部では既存の樹枝状血管が透見されない．

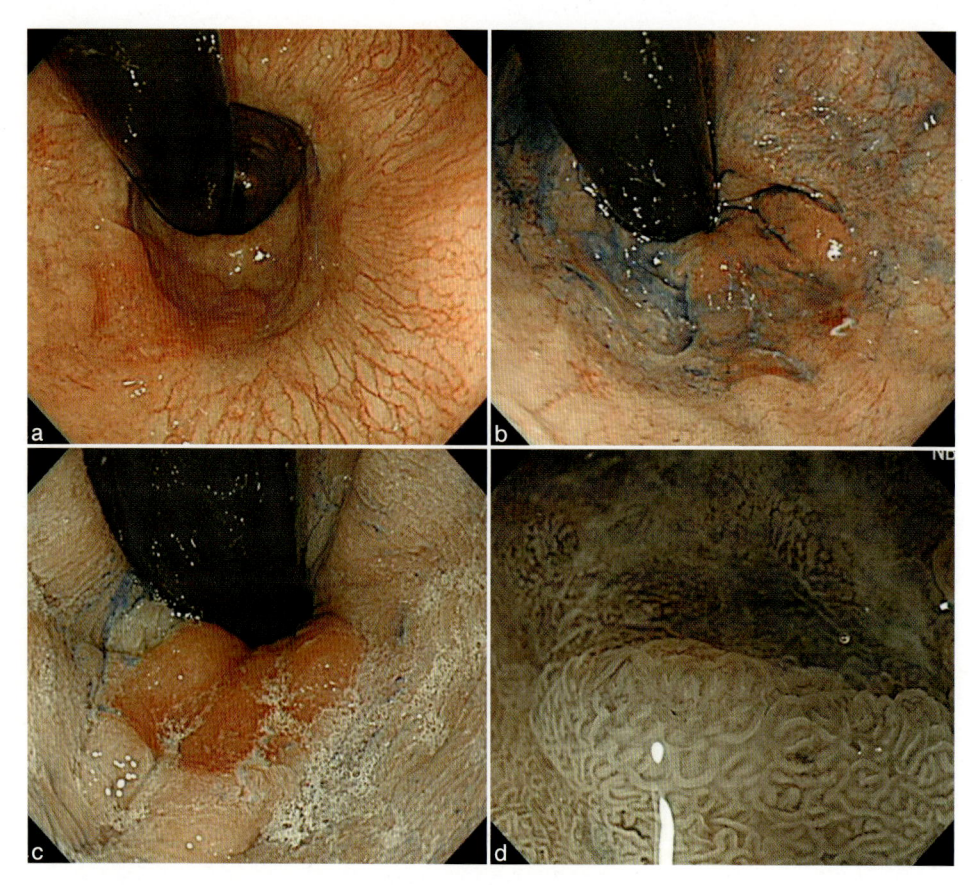

**図8　LSBE（C3 M6）に発生した0-Ⅱa型食道表在型腺癌**
a：反転観察．発赤した低い隆起に注目
b：インジゴカルミン散布像
c：酢酸散布で発赤は強調される．
d：NBI併用拡大観察で不整pitとdemarcation lineを確認．

起・陥凹をチェックする（図7）．またこれらの病変では既存の樹枝状の粘膜内血管が透見できないことも特徴である．とくに発赤はmicrovascular densityが高いことを意味し，インジゴカルミン散布や酢酸散布を積極的に用い，診断の補助とすべきである．さらにNBIやBLI（Blue Laser Imaging）など画像強調観察（image-enhanced endoscopy；IEE）にて，demarcation lineの同定や表面・血管構造などにより，癌・非癌の診断や癌の側方範囲診断を行う[13),14)]（図8，9）．最近はBarrett食道癌に対しても内視鏡的切除術（ESD/EMR）が盛んに行われ，良好な成績が報告されている[15)]が，範囲診断を周囲生検に頼らざるをえない症例も多く存在し，いっそうの診断学の向上が期待されている．

### 3. 深達度診断

　Barrett癌の深達度診断は，癌・非癌の診断や癌の範囲診断と同様に胃癌の診断学を用いて行うことが多い．しかし，Barrett食道の特徴の一つとして，粘膜筋板の二重化があり，この点は胃とは異なるため，素直に胃癌の診断学でよいかどうかはまだ議論の余地が残るところである．よって，進行癌であれば迷うことも多くないと思われるが，

咽頭・食道

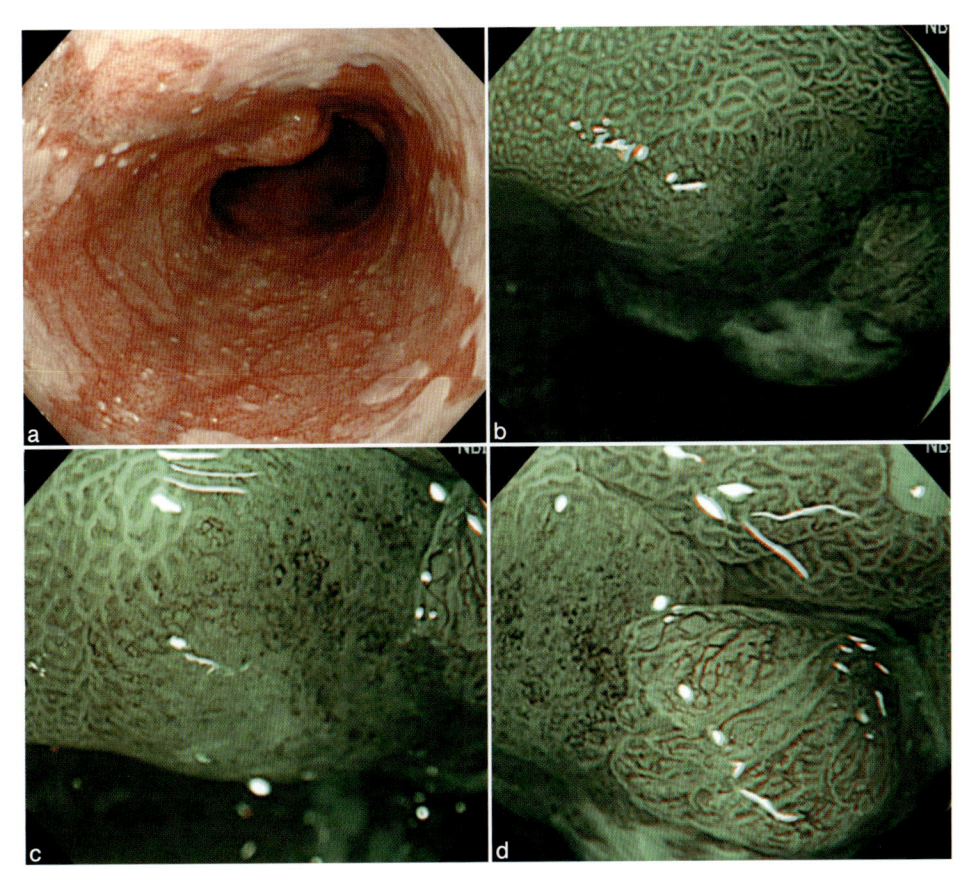

**図9　LSBE（C7 M10）に発生した腺癌**
a：1時方向にⅠ型隆起．
b：NBIで口側境界（demarcation line）が明瞭，非癌粘膜はdot～tubularである．
c：癌部はpit構造が破壊されている．
d：隆起部分は拡張した不整血管を認める．深達度smであった．

　表在癌の場合，Barrett食道の病理学的特徴も加味しながら診断を進める必要がある．さらに局在による診断の難しさも考慮しなくてはいけない．腹部食道は十分に伸展した状態で観察が困難な症例も存在し，超音波内視鏡検査も含めて診断に苦慮することが少なくない．深吸気をさせたうえで観察するなどの工夫が必要である．通常観察像では基部のしっかりした高い隆起（図9a）や伸展不良のある陥凹性病変，陥凹内に隆起を伴う病変などがsm浸潤を疑う代表的所見であるが，食道胃接合部癌では，隆起型がsm浸潤の頻度が高いとの報告[16]があり，隆起型癌はとくに慎重な診断が必要であろう．最近では，IEE拡大観察において，通常の毛細血管より2倍以上太い不整な血管（caliber variation；CV）の存在がsm癌において高率に出現するとの報告[17]があり，深達度診断においてもIEE併用拡大観察の進歩が期待されている（図9d）．

## おわりに

　Barrett食道・腺癌は人種的な差異はあるものの，本邦でも確実に増加している．GERD・肥満・男性・大腸癌などのハイリスク患者におけるBarrett食道の発見と表在

癌の発見に拡大内視鏡は大きな武器となる．また正確な内視鏡診断とともにサーベイランス方法の確立が急務であろう．

**文　献**

1) Takubo K：Barrett's esophagus and Barrett's adenocarcinoma of the esophagus. in Pathology of the Esophagus：An Atlas and Textbook, 2 nd ed. 2007, 191-211, Springer, Tokyo, Berlin, Heiderberg, New York
2) Hamamoto Y, Endo T, Nosho K, et al：Usefulness of narrow-band imaging endoscopy for diagnosis of Barrett's esophagus. J Gastroenterol　2004；39：14-20
3) Endo T, Awakawa T, Takahashi H, et al：Classification of Barrett's epithelium by magnifying endoscopy. Gastrointest Endosc　2002；55：641-647
4) Tytgat GN：Columnar Metaplasia：Classification of Barrett's Epithelium by Magnifying Endoscopy According to Endo. Tytgat GN, Tytgat SH（eds）：Grading and Staging in Gastroenterology. 2009, 114, Georg Thieme Verlag, Thieme New York, Stuttgart, New York
5) Yuki T, Amano Y, Kushiyama Y, et al：Evaluation of modified crystal violet chromoendoscopy procedure using new mucosal pit pattern classification for detection of Barrett's dysplastic lesions. Dig Liver Dis　2006；38：296-300
6) Amano Y, Kushiyama Y, Yuki T, et al：Prevalence of and risk factors for Barrett's esophagus with intestinal predominant mucin phenotype. Scand J Gastroenterol　2006；4：873-879
7) Moriyama N, Amano Y, Okita K, et al：Localization of early-stage dysplastic Barrett's lesions in patients with short-segment Barrett's esophagus. Am J Gastroenterol　2006；101：2666-2667
8) Konda VJ, Hart J, Lin S, et al：Evaluation of microvascular density in Barrett's associated neoplasia. Mod Pathol　2013；26：125-130
9) Guelrud M, Herrera I, Essenfeld H, et al：Enhanced magnification endoscopy：a new technique to identify specialized intestinal metaplasia in Barrett's esophagus. Gastrointest Endosc　2001；53：559-565
10) Yagi K, Aruga Y, Nakamura A, et al：The study of dynamic chemical magnifying endoscopy in gastric neoplasia. Gastrointest Endosc　2005；62：963-969
11) Hvid-Jensen F, Pedersen L, Drewes AM, et al：Incidence of adenocarcinoma among patients with Barrett's esophagus. N Engl J Med　2011；365：1375-1383
12) 河野辰幸，神津照雄，他：日本人のBarrett粘膜の頻度．Gastroenterol Endosc　2005；47：951-961
13) Oyama T：Diagnostic strategies of superficial Barrett's esophageal cancer for endoscopic submucosal dissection. Dig Endosc　2013；25（Suppl 1）：7-12
14) 小山恒男，友利彰寿，高橋亜紀子，他：Barrett食道癌の内視鏡診断—拡大内視鏡を併用した側方範囲診断．胃と腸　2011；46：1836-1842
15) Nakagawa K, Koike T, Iijima K, et al：Comparison of the long-term outcomes of endoscopic resection for superficial squamous cell carcinoma and adenocarcinoma of the esophagus in Japan. Am J Gastroenterol　2014；109：348-356
16) Oda I, Abe S, Kusano C, et al：Correlation between endoscopic macroscopic type and invasion depth for early esophagogastric junction adenocarcinomas. Gastric Cancer　2011；14：22-27
17) 藤崎順子，大前雅実，岡田和久，他：Barrett食道癌の内視鏡診断—拡大内視鏡を併用した深達度診断．胃と腸　2011；46：1843-1851

（遠藤高夫，有村佳昭，高橋宏明）

1. 咽頭・食道

# 3 Endocytoscopyによる食道における生体内細胞観察

## はじめに

　1990年頃より，先達の努力により80〜160倍の拡大能を有する拡大内視鏡が登場し，それは大腸におけるpit pattern診断の業績へとつながる[1]．一方，重層扁平上皮に覆われている食道では，腺管開口部（pit）にあたるものは観察されず，扁平上皮乳頭内における毛細血管（IPCL；intra-epithelial papillary capillary loop）のパターン診断が病変の性状診断に重要であることが判明した[2,3]．さらに胃でもdemarcation lineの認識および異常微小血管の出現が分化型癌の視認に有用であることが報告[4]されている．一般的に，拡大内視鏡は80倍前後の拡大能を有しており，粘膜表面模様や表層の微小血管[2〜4]の変化を鮮明にとらえることができ早期癌の診断に有用である．そこで，さらに倍率を上げて，生きた癌細胞そのものを観察できないかと考えた．そこでオリンパス社との産学共同研究として約340〜1,100倍の超・拡大内視鏡の開発に至った．

## I Endocytoscopy開発までの経緯

　拡大内視鏡観察は，先人らによりこれまでも試みられてきた．今をさかのぼること40年以上前に，山形，丹羽ら[5,6]は直腸において，細胞観察を試みた．その後，生体内細胞観察の夢は以下のような研究に引き継がれる．

　超・拡大内視鏡観察は大きく分けて，「共焦点レーザー顕微鏡を用いる手法」と，「光学式のContact endoscopyの手法」がある．著者らは当初，共焦点レーザー顕微鏡を用いて細胞観察を行おうとするプロジェクトを1996年より産学共同研究としてオリンパス社と開始した．その際，生体染色は薬剤性ショックなどの報告[7]があることから，無染色での描出を目指した．レーザー光の反射光を計測する方法で，無染色での画像の獲得に成功した[8]．マイクロマシーンの技術を適応することで[9]，カテーテル型のプローブの作製が行われ，口腔内，食道，胃，大腸の生きた細胞を無染色で観察することに成功している．食道扁平上皮癌や胃の未分化型癌では，細胞質と核の輝度の逆転現象が起こることが判明した．すなわち正常細胞では細胞質は低輝度，核は高輝度に描出されるのに対して，癌細胞では腫大した核は低輝度に，細胞質は高輝度に描出されており，両者間で輝度の逆転現象がみられた．また大腸では，非腫瘍組織では核は基底側に偏在しており認識されないことが多いが，腺腫では核が細胞質の中央にみられることが多く，

さらに癌においては，細胞内において核の極性が乱れていく様子が観察された[10),11)]．一方，Opti-scan社はフルオレセインの静注による高コントラストの画像の獲得に成功した[12),13)]．しかしながらフルオレセイン静注によるOpti-scanでは異型度診断の重要な指標となる核の描出は不能であった．アクリフラビンの局所散布により核を観察することは可能であるが，毒性の問題から，一般には認可されていない．

一方，「光学式のContact endoscopy」においては，1980年にHamouらにより，婦人科領域で，硬性鏡（Karl Storz社）を用いて細胞を直接見ようとする試みがあり，Contact endoscopy（接触型内視鏡）として報告されている[14)]．このContact endoscopyを背景として，1982年にTadaらはオリンパス社と共同で，レンズの切り替え式（ターレットを回転させる）で光学レンズ系の倍率をおよそ170倍まで上げた拡大内視鏡（接触型のファイバースコープ）を開発して大腸粘膜の観察を試みた[15)]．メチレンブルー染色により，細胞およびpitの超・拡大観察が可能であることが報告されている．Andreaらは，耳鼻咽頭喉頭領域で，細胞観察の報告を行っている[16)]．近年，大植らが，Karl Storz社製の硬性鏡を用いて，大腸癌の観察を行い，Contact endoscopyを再評価した[17)]．さらに熊谷らも，同じKarl Storz社製の硬性鏡を用いて，食道扁平上皮細胞におけるin vitroでの細胞観察を報告している[18)]．そこで消化管上皮の生体内での観察を目的として，カテーテル型の超・拡大内視鏡（Endocytoscopy，プロトタイプ，オリンパス社）の開発が，大植，熊谷，井上（著者ら）の共同提案のもと進められた[19)]．

Endocytoscopyは，光学レンズ系による接触型拡大内視鏡であり，画質および画像獲得の再現性の高さは優れており，現在の病理診断学のgold standardの一つである生検材料の組織診あるいは細胞診の画像に匹敵するものと期待される[20),21)]．二つのシステムの比較は文献22)に詳述したので参照されたい．Endocytoscopyでは，細胞および細胞核の観察が可能であり，異型度の評価が可能である[23)]．Endocytoscopyはさらなる進化を遂げて一体型となり，二眼タイプを経て一眼タイプとなった．一眼タイプでは，通常拡大から超・拡大（340倍）が連続で可能となった[24)]．

## II CM染色の開発とECA分類

これまでEndocytoscopyでは，「メチレンブルー単染色」による細胞観察が行われてきた．確かに食道扁平上皮では「メチレンブルー単染色」でも細胞および細胞核の描出が可能であり，ECA（endoscopic diagnosis of tissue atypia）分類を用いた内視鏡的組織異型度診断も可能であった[23)]（表1，図1）．しかしながら，胃粘膜ではメチレンブルー単染色では良好な画像は得られなかった．そこで3年をかけた各種の染色法の検討により，「クリスタルバイオレット・メチレンブルー染色（CM染色）」により，擬似ヘマトキシリン・エオジン染色ともいえる良好な画像の獲得が可能となった[25)]．CM液の組成はクリスタルバイオレット0.025%とメチレンブルー0.05%である．そもそもEndocytoscopyは上皮の性状診断に優れており，癌の"深達度"診断などには向かない．理由は接触型であるために，堅い病巣（深部浸潤癌）ではEndocytoscopeの対物レンズを病巣に固定することが難しくなる（柔らかい病巣のほうがスコープの固定が良好である）．また深部浸潤癌が表層に露出している場合，癌層表面の浸出液や壊死物質との

咽頭・食道

表1 Endocytoscopy による内視鏡的異型度診断
（ECA；Endocytoscopic atypism）

| ECA-1 | 内視鏡所見として，健常部．健康な扁平上皮で観察される所見． |
|---|---|
| ECA-2 | 内視鏡所見として，非腫瘍性の異型にとどまる．食道炎，慢性の炎症，再生上皮でしばしば観察される． |
| ECA-3 | 内視鏡所見として，癌，非癌の判定に迷うもの．low-grade intraepithelial neoplasia の際にしばしば認められる． |
| ECA-4 | 内視鏡所見として，癌を強く疑う．high-grade intraepithelial neoplasia の際にしばしば認められる． |
| ECA-5 | 内視鏡所見として，癌を確信する．high-grade intraepithelial neoplasia, carcinoma in situ, 浸潤癌などにしばしば認められる． |

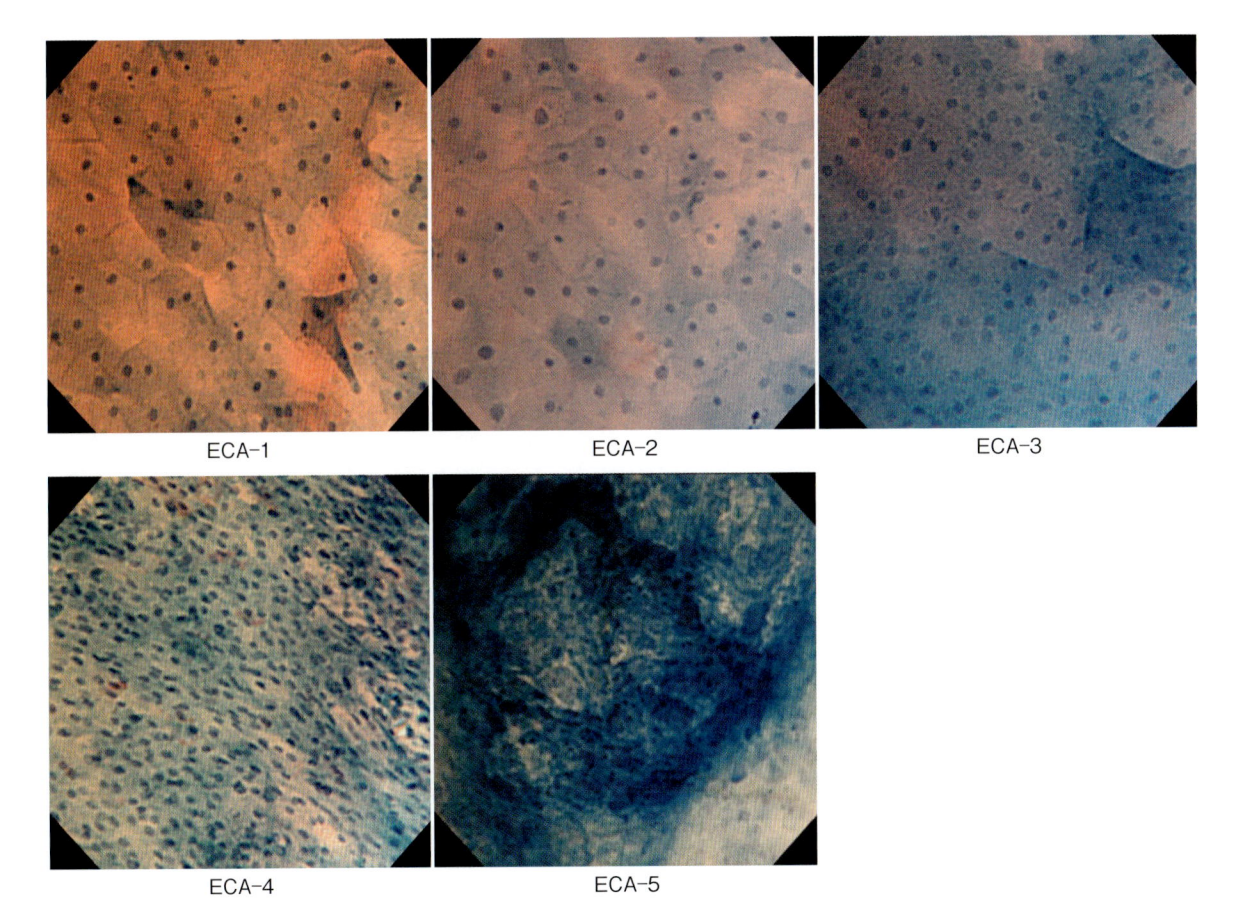

ECA-1　　　　　　　ECA-2　　　　　　　ECA-3

ECA-4　　　　　　　ECA-5

図1　ECA 分類，食道
ECA-1：健常な扁平上皮．細胞は菱形を呈する．
ECA-2：細胞辺縁の鈍化や，核周囲にハローを認めるものの，細胞数の増加はないかあっても軽度にとどまり，核の腫大はない．
ECA-3：細胞密度の増加を認めるものの，核の腫大はない．
ECA-4：細胞密度の増加，核の軽度腫大を認める．
ECA-5：細胞密度の増加，核の腫大，N/C 比の上昇を認める．扁平上皮癌に相当．

鑑別がしばしば困難となる．Endocytoscopy による観察で，癌組織と壊死物質の単純な鑑別法は，観察している組織内に血流があれば，それは血の通った生きた組織ということになる．

## III 一眼式の Endocytoscope の特長

　　一眼式の Endocytoscope では，通常観察から超・拡大観察（～340倍）までを1本のスコープで連続的に行うことができる．Endocytoscopy は，上皮最表層の細胞を観察することができ，その組織の表層の異型度を描出できる．一方，これまでの NBI 拡大内視鏡では，IPCL の変化に基づく上皮深層の組織構造異型を評価することができる．この両者を組み合わせることにより，食道扁平上皮の深部の構造異型と最表層の細胞異型を評価することになる．たとえば，IPCL type IV で高度上皮内腫瘍（HGIN）を疑う病巣があった場合，ECA-3 であれば，病巣内での上皮の層状分化が比較的良好であるということになる（図2）．また，同じ IPCL type IV，V でも ECA-5 であれば，病巣内の上皮が表層まで異型が強いことになる（図3）．

## IV Endocytoscopy の限界

　　Endocytoscopy では確かに細胞と細胞核を観察することができる．しかしその情報は，扁平上皮の最表層にとどまる．したがって上皮の深部の情報がとれないことから，たとえば基底層型の癌で表層への癌の露出がない場合は，Endocytoscopy による異型度の評価は低異型度となる．そのような場合は，深部の情報がとれる NBI 拡大内視鏡による IPCL の評価と総合して，実際の組織像を推定していくのがよい．

## V Endocytoscopy の将来展望

　　冠動脈硬化に伴う心臓ステントの普及をはじめとして，抗凝固薬を内服している患者が増加している．そのような患者に生検を行うことは，抗凝固薬の中止あるいは，抗凝固薬を内服のまま行うにしても，一定のリスクを背負う．そのような患者背景において，実際の組織を切除せずに，顕微鏡的な観察を行うことは，診断学の理想である．Kumagai らの検討でも，93.5％の症例では Endocytoscopy により通常の生検が回避できると考えられた[26]．また，1切片でなく，病巣の表面を全体にわたって，スキャンすることもできる．そのように内視鏡による直接の細胞観察は，今後，内視鏡診断学の大きな一領域となると考えられる．また，扁平上皮だけではなく，Barrett 上皮においても，今後重要な役割を果たしていくと期待される[27],[28]．

咽頭・食道

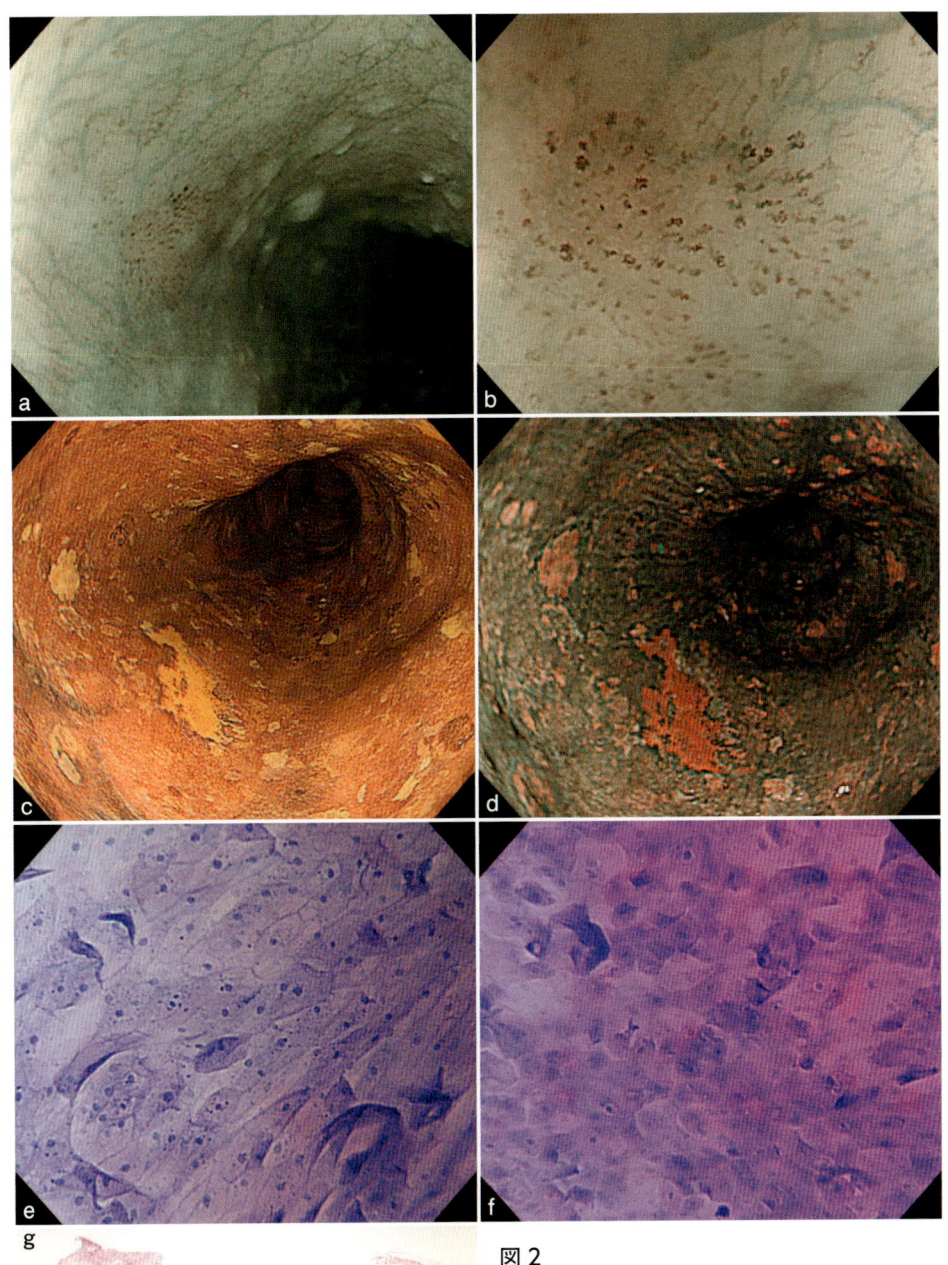

図2
a：中部食道に brownish area が観察される．
b：NBI 併用拡大内視鏡像．拡張を伴う軽度～中等度の IPCL の変化を認める．IPCL type IV と診断した．
c：ヨード染色では不染帯が認められる．
d：ヨード染色＋NBI 観察．メタリックシルバーサインは認められない．癌ではないことが示唆される．
e：背景粘膜の Endocytoscopy．細胞辺縁は菱形を保つ．
f：病変部の Endocytoscopy．細胞密度の増加を認める．細胞辺縁の鈍化を認めるが，核の腫大はない．ECA-3 と診断した．
g：生検組織像．炎症性変化を伴う非腫瘍性病変であった．

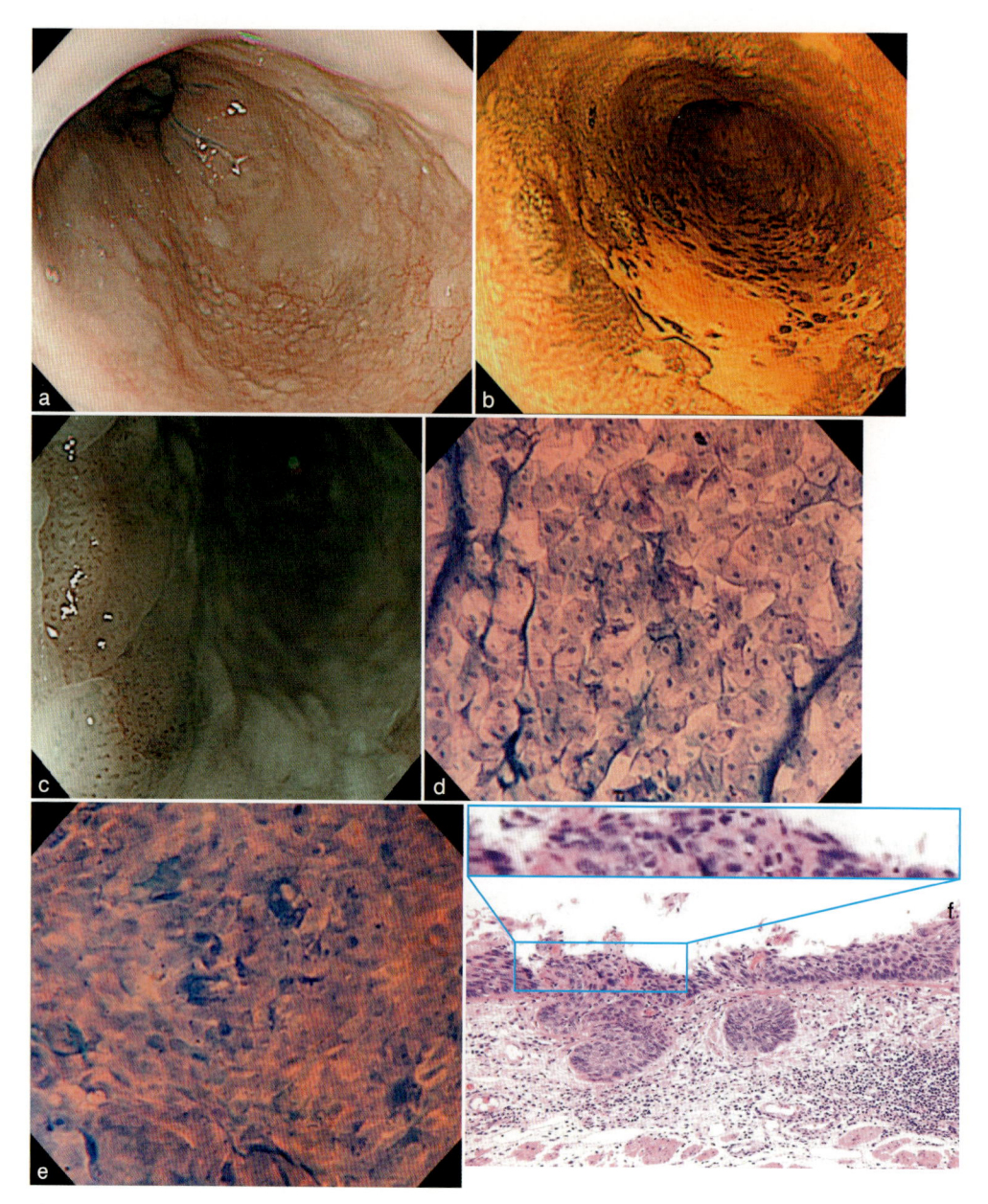

Ⅱ．研究会の主題から　1-**3** Endocytoscopy による食道における生体内細胞観察

図 3
a：下部食道，6 時方向にびらん面を認める．
b：ヨード染色では明瞭な不染域となる．
c：NBI 拡大で IPCL type V-1 の血管（食道学会分類 B）を認める．
d：背景粘膜の Endocytoscopy．ECA-2．細胞は辺縁が鈍化して，類円型になっている．核は小さい．
e：病変部の Endocytoscopy．ECA-5．細胞密度の上昇および N/C 比の増大，核の大小不同を認める．
f：病理組織検査では，扁平上皮癌を認めた．

## おわりに

　超・拡大内視鏡 Endocytoscopy の開発により，生体内での上皮最表層の細胞および核の観察が可能となった．Endocytoscopy では，上部消化管においては内視鏡的異型度診断が可能である．

### 文　献

1) Kudo S, Tamura S, Nakajima T, et al：Depressed type of colorectal cancer. Endoscopy 1995；27：54-57
2) Inoue H, Honda T, Yoshida T, et al：Ultra-high magnification endoscopy of the normal esophageal mucosa. Dig Endosc　1996；8：134-138
3) Inoue H, Honda T, Nagai K, et al：Ultra-high magnification endoscopic observation of carcinoma in situ of the esophagus. Dig Endosc　1997；9：16-18
4) Yao K, Oishi T, Matsui T, et al：Novel magnified endocopic findings of microvascular architecture in intramucosal gastric cancer. Gastrointest Endosc　2002；56：279-284
5) 山形敏一, 三浦清美：内視鏡検査に対するテレビジョンならびに体腔顕微鏡の応用について．日本消化機病學會雜誌　1963；60：893-902
6) 丹羽寛文：直腸立体拡大観察と色素法―炎症性腸疾患について．臨牀消化器内科　1992；7：275-282
7) Lawrence AY：Fluorescein angiography complication survey. Ophthalmology　1986；93：611-617
8) Inoue H, Igari T, Nishikage T, et al：A novel method of virtual histopathology using laser-scanning confocal microscopy in vitro untreated fresh specimens from the gastrointestinal mucosa. Endoscopy　2000；32：439-443
9) Dickensheets DL, Kino GS：Micromachined scanning confocal optical microscope. Opt Lett　1996；21：764-767
10) Inoue H, Cho Y, Satodate H, et al：Development of virtual histology and virtual biopsy using laser scanning confocal microscopy. Scand J Gastroenterol　2003；38：37-39
11) Sakashita M, Inoue H, Kashida H, et al：Virtual histology of colorectal lesions using laser-scanning confocal microscopy. Endoscopy　2003；35：1033-1038
12) Delaney PM, Harris MR, King RG：Fibre-optic laser scanning confocal microscope suitable for fluorescence imaging. Applied Optics　1994；33：573-577
13) Kiesslich R, Burg J, Vieth M, et al：Confocal laser endoscopy for diagnosing intraepithelial neoplasia and colorectal cancer in vivo. Gastroenterology　2004；127：706-713
14) Hamou J：Microhysteroscopy. Acta Endoscopica　1980；10：415-422
15) Tada M, Watanabe S, Uozumi Y, et al：A new method for the ultra-magnifying observation of the colon mucosa. Kyoto Pref Univ Med　1982；91：349-354
16) Andrea M, Dias O, Santos A：Contact endoscopy of the vocal cord：Normal and pathological patterns. Acta Otolaryngol　1995；115：314-316
17) 大植雅之：Contact Endoscopy を用いた大腸癌の術中リアルタイム診断．第 37 回日本癌治療学会総会，岐阜，1999 年 10 月 12-14 日
18) 熊谷洋一：Contact Endoscopy を用いた食道表在癌の観察，色素法併用による基礎検討．第 57 回日本食道学会学術集会，2003 年 6 月 27～28 日
19) 井上晴洋, 加澤玉恵, 工藤進英：生体内での生きた癌細胞の観察．Endo-Cytoscopy system．医学のあゆみ　2003；207：942-943
20) Kumagai Y, Monma K, Kawada K：Magnifying chromoendoscopy of the esophagus：in vivo pathological diagnosis using an endocytoscopy system. Endoscopy　2004；36：590-

594

21) Inoue H, Kazawa T, Sato Y, et al : In vivo observation of living cancer cells in the esophaugs, stomach, and colon using catheter-type contact endoscpe, "Endo-Cytoscopy system". Gastrointest Endosc Clin N Am 2004 ; 14 : 589-594

22) Inoue H, Kudo S, Shiokawa A : Technology insight : laser-scanning confocal microscopy and endocytoscopy for cellular observation of the gastrointestinal tract. Nat Clin Pract Gastroenterol Hepatol 2005 ; 2 : 31-37

23) Inoue H, Sasajima K, Kaga M, et al : Endoscopic in vivo evaluation of tissue atypia in the esophagus using a newly designed integrated endocytoscope : a pilot trial. Endoscopy 2006 ; 38 : 891-895

24) 井上晴洋, 加賀まこと, 南ひとみ, 他:Endocytoscopy:技術概説. 消化器内視鏡 2009 ; 21 : 251-256

25) Minami H, Inoue H, Yokoyama A, et al : Recent advancement of observing living cells in the esophagus using CM double staining : endocytoscopic atypia classification. Dis Esophagus 2012 ; 25 : 235-241

26) Kumagai Y, Kawada K, Yamzaki S, et al : Endocytoscopic observation for esophageal squamous cell carcinoma : can biopsy histology be omitted? Dis Esophagus 2009 ; 22 : 505-512

27) Eleftheriadis N, Inoue H, Ikeda H, et al : Endocytoscopic visualization of squamous cell islands within Barrett's epithelium. World J Gastrointest Endosc 2013 ; 16 : 174-179

28) Tomizawa Y, Iyer PG, Wongkeesong LM, et al : Assessment of the diagnostic performance and interobserver variability of endocytoscopy in Barrett's esophagus : a pilot ex-vivo study. World J Gastroenterol 2013 ; 19 : 8652-8656

(井上晴洋, 工藤進英)

## 2. 胃・十二指腸

# 1 胃炎と鑑別困難な胃癌
## ❶胃底腺型胃癌（内視鏡と病理）

## はじめに

　胃底腺への分化を示す胃癌は2007年にTsukamotoら[1]が最初に報告し，2010年に著者ら[2]が胃底腺への分化を示す腺癌を胃底腺型胃癌（gastric adenocarcinoma of the fundic gland type）という名称で新しい概念として提唱した．胃底腺に類似した細胞から構成され，胃底腺に特異的であるpepsinogen-Ⅰ（主細胞のマーカー）またはH$^+$/K$^+$-ATPase（壁細胞のマーカー）が陽性であるものを胃底腺型胃癌と定義したが，報告例ではすべてpepsinogen-Ⅰ陽性細胞を主体に構成されるものばかりであったので，主細胞優位型（chief cell predominant type）という亜分類を付記した．

## Ⅰ 胃底腺型胃癌の臨床的特徴

　胃底腺型胃癌は高齢者の胃上部（U領域）に好発するが，胃中部〜下部も少数であるが認められる．胃炎・萎縮性変化・腸上皮化生のない胃底腺粘膜が発生母地と考えられている．Helicobacter pylori（H. pylori）感染は陰性であることが多く，H. pylori陰性胃癌の一つと考えられる．肉眼型は粘膜下腫瘍様病変，0-Ⅰ型，0-Ⅱa型，0-Ⅱb型，0-Ⅱc型などさまざまな形態を呈するが，粘膜下腫瘍様の形態を呈する病変が多い．

## Ⅱ 胃底腺型胃癌の組織学的特徴

　腫瘍細胞は胃底腺細胞のなかでも，とくに主細胞に類似し，細胞質が好塩基性であることが多いが，幽門腺細胞や壁細胞，Paneth細胞に類似したものも認められ，これらがさまざまな割合で混在している．
　基本像は正常胃底腺細胞の核よりもわずかに大きい核を有し，N/C比が低い低異型度の腫瘍である[2,3]（図1）．そしてこれらの腫瘍細胞が非腫瘍性粘膜と明瞭な境界を有し，腺管や腺房構造をとり不規則に分枝しながら増殖する．「胃癌取扱い規約」[4]の組織分類では，高分化〜中分化型腺癌（tub1〜tub2）に相当する．脈管侵襲は認めない．
　腫瘍径の小さい病変では粘膜深層主体に増殖するが，症例によっては小さくても粘膜下層へ浸潤していた．大きくなると辺縁部では粘膜深層主体であるが，中央部では粘膜下層に浸潤しながら全層性に発育する粘膜下腫瘍様形態を呈することが多い．そのため

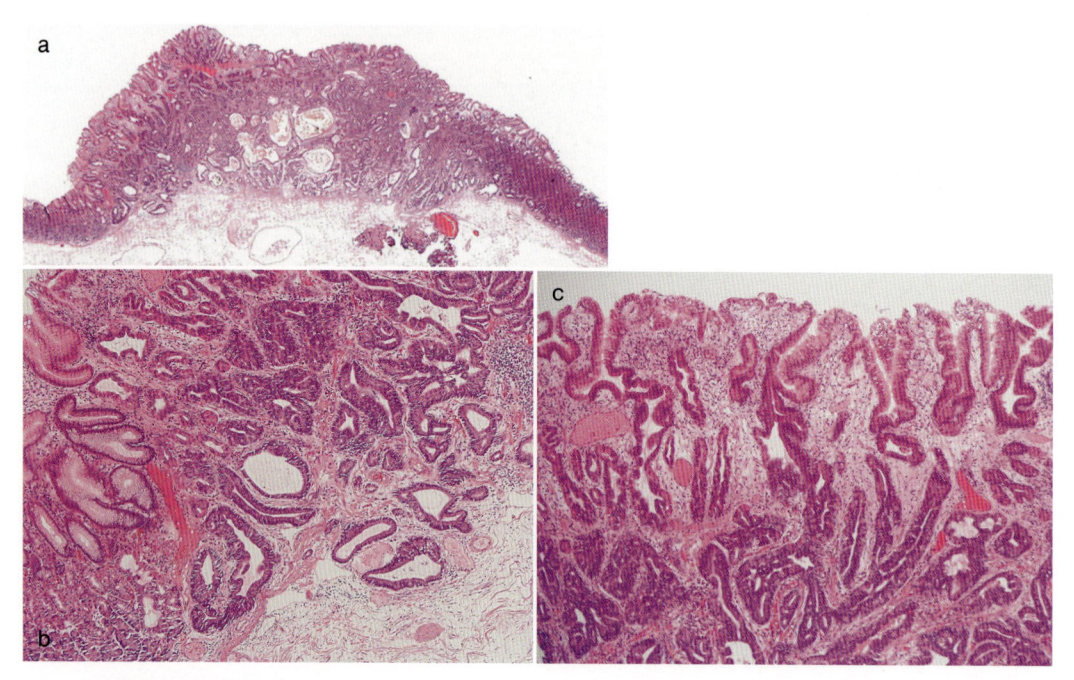

**図1　胃底腺型胃癌の病理組織像（HE染色）**
a：表面は非腫瘍性粘膜に覆われ，粘膜深層主体に増殖する．中心部では癌腺管が拡張している所見を認める．
b, c：主細胞に類似した細胞質が好塩基性で，N/C比が低い腫瘍細胞により構成され，非腫瘍性粘膜と明瞭な境界を有し，腺管や腺房構造をとり不規則に分枝しながら増殖する．

典型的な病変では表層は非腫瘍性粘膜に覆われていることが多いが，一部の表層に腺窩上皮型へ分化した腫瘍が露出することもある．陥凹型の比較的大きな病変では陥凹性発育が主体なものも存在する．また，粘膜下層浸潤部では癌腺管が拡張している所見も高頻度にみられる．

粘膜下層へ高度浸潤した症例や高異型度へ進展したものでは，低分化成分の出現やリンパ管侵襲がしばしばみられ[2,3]，胃壁内転移した症例も報告されている[5]．リンパ節転移は今まで報告はされていないが，当院では1例のみ認めた．

病理組織学的に鑑別診断として挙がるものは，カルチノイド腫瘍，胃底腺ポリープ，Paneth細胞癌などがあるが，HE染色の組織像と免疫染色を組み合わせることにより鑑別は可能であると考えられる．

## III　胃底腺型胃癌の免疫組織学的特徴

胃底腺細胞の一つである主細胞に特異的なマーカー pepsinogen-I または壁細胞に特異的なマーカー $H^+/K^+$-ATPase が陽性であるものを胃底腺型胃癌と定義したが，pepsinogen-I はびまん性に陽性であり，$H^+/K^+$-ATPase は散在性に陽性であるため，ほとんどが主細胞優位型と判定される．MUC6 もびまん性に陽性となり，主細胞と同系列にある頸部粘液細胞への分化も示している．腺窩上皮のマーカーである MUC5AC はしばしば陽性となるが，散在性でかつ軽度である．腸型マーカー（MUC2：杯細胞のマー

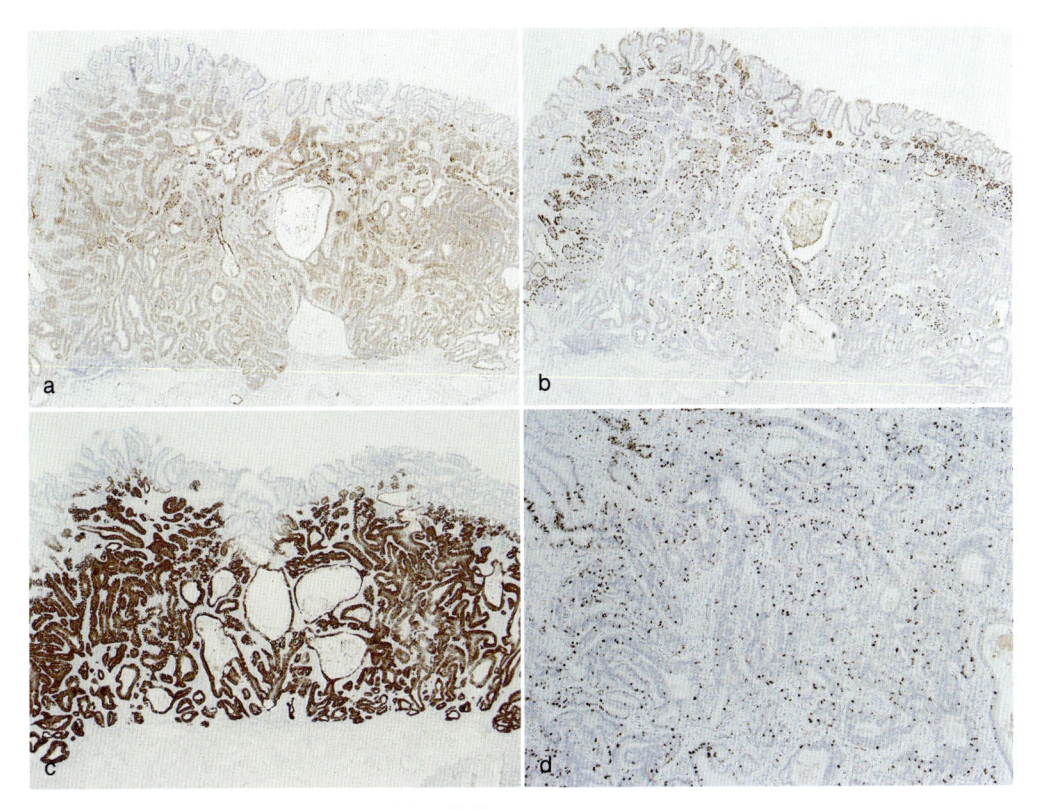

**図2 胃底腺型胃癌の免疫組織化学染色の特徴**
a：pepsinogen-Ⅰ（主細胞のマーカー）はびまん性に陽性．
b：H$^+$/K$^+$-ATPase（壁細胞に特異的なマーカー）は散在性に陽性．
c：MUC6（頸部粘液細胞に特異的なマーカー）はびまん性に陽性．
d：Ki-67標識率はやや低いが，陽性細胞は不規則な分布を示す．

カー，CD10：小腸刷子縁のマーカー）は陰性であり，粘液形質は胃型形質を示すが，進行した症例では腸型形質を伴い胃腸混合型を示すこともある．また最近，壁細胞が優位な症例や腺窩上皮〜頸部粘液細胞〜胃底腺のすべてに分化を示す症例なども発見され，今後は異型度を含めた免疫染色による胃底腺型胃癌の細胞分化による分類の必要性が議論されている．p53蛋白過剰発現はまれであり，Ki-67標識率は低いが陽性細胞の分布が不規則であることが特徴である[2),3)]（図2）．

## Ⅳ 胃底腺型胃癌の内視鏡的特徴

著者ら[6)]が2014年に報告をした胃底腺型胃癌の通常観察での内視鏡的特徴として，背景粘膜は萎縮性変化のない胃底腺粘膜を呈し，褪色調の粘膜下腫瘍様隆起性病変で，表面にはやや拡張した樹枝状の血管を認める症例が多かった（図3）．ただし，発赤調，平坦・陥凹型などの非典型的な所見を示す症例も散見され，注意が必要である．

胃底腺型胃癌は表層が非腫瘍性粘膜で覆われている可能性が高いため，八尾らが提唱するVS classification[7)]は本腫瘍の内視鏡診断においては限界があるとも考えられ，実際にVS classificationを用いたNBI併用拡大内視鏡では上皮性腫瘍性病変と診断する

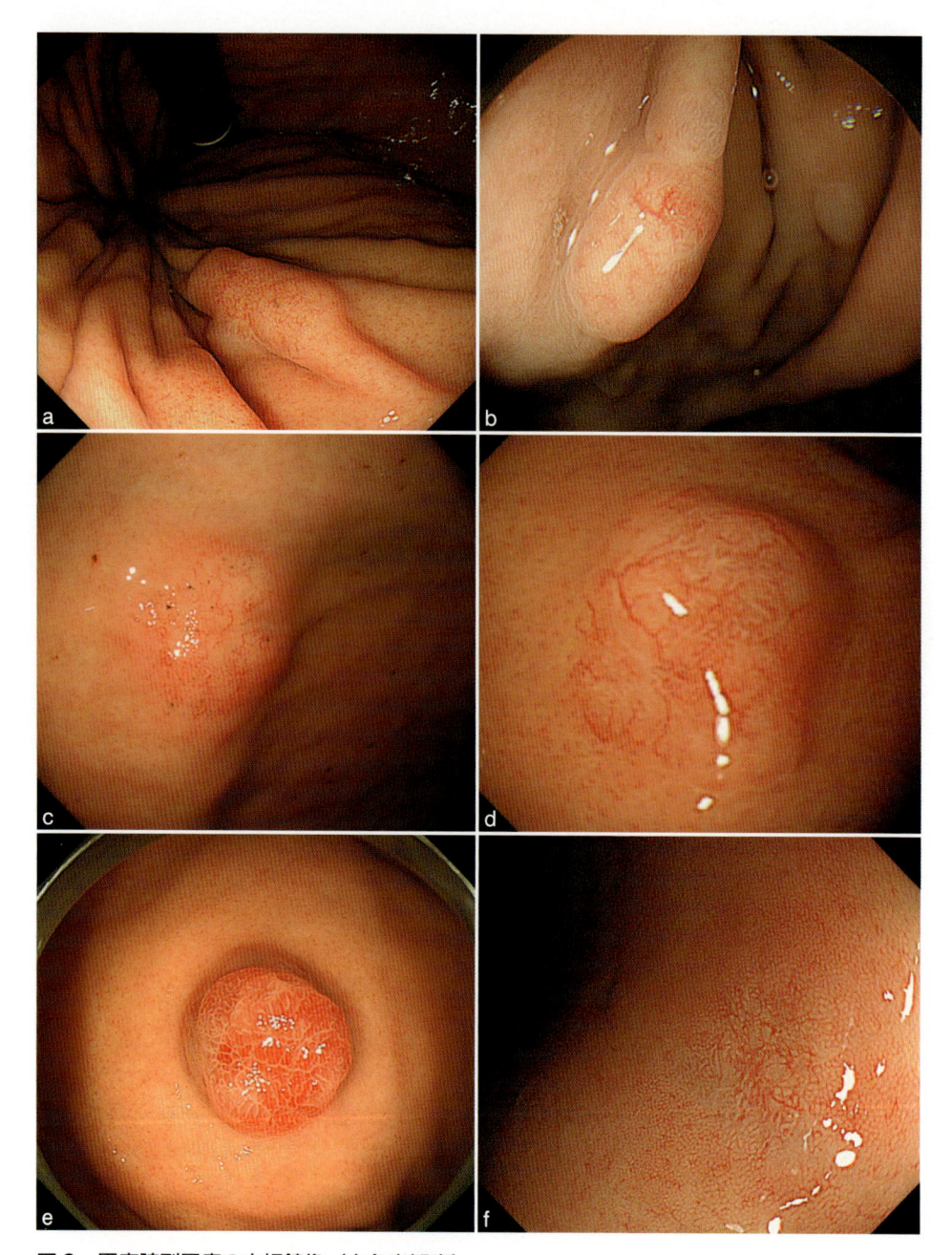

Ⅱ. 研究会の主題から　2-1 胃炎と鑑別困難な胃癌　❶ 胃底腺型胃癌（内視鏡と病理）

**図3　胃底腺型胃癌の内視鏡像（白色光観察）**
a〜d：典型的な症例は，背景粘膜は萎縮性変化のない胃底腺粘膜を呈し，褪色調の粘膜下腫瘍様隆起性病変で，表面にはやや拡張した樹枝状の血管を認める．
e：色調が発赤調である非典型的な症例．
f：陥凹型の非典型的な症例．

　　ことは困難であった．しかし，本腫瘍のNBI併用拡大内視鏡では，① 明瞭なDL（demarcation line）なし，② 腺開口部の開大，③ 窩間部の開大，④ 不整（irregularity）に乏しい微小血管といった所見を認める症例が多い（**図4**）[8]．胃底腺型胃癌は表層を保ちながら粘膜深部で増殖するため境界部は非腫瘍性粘膜で覆われ，なだらかに移行して

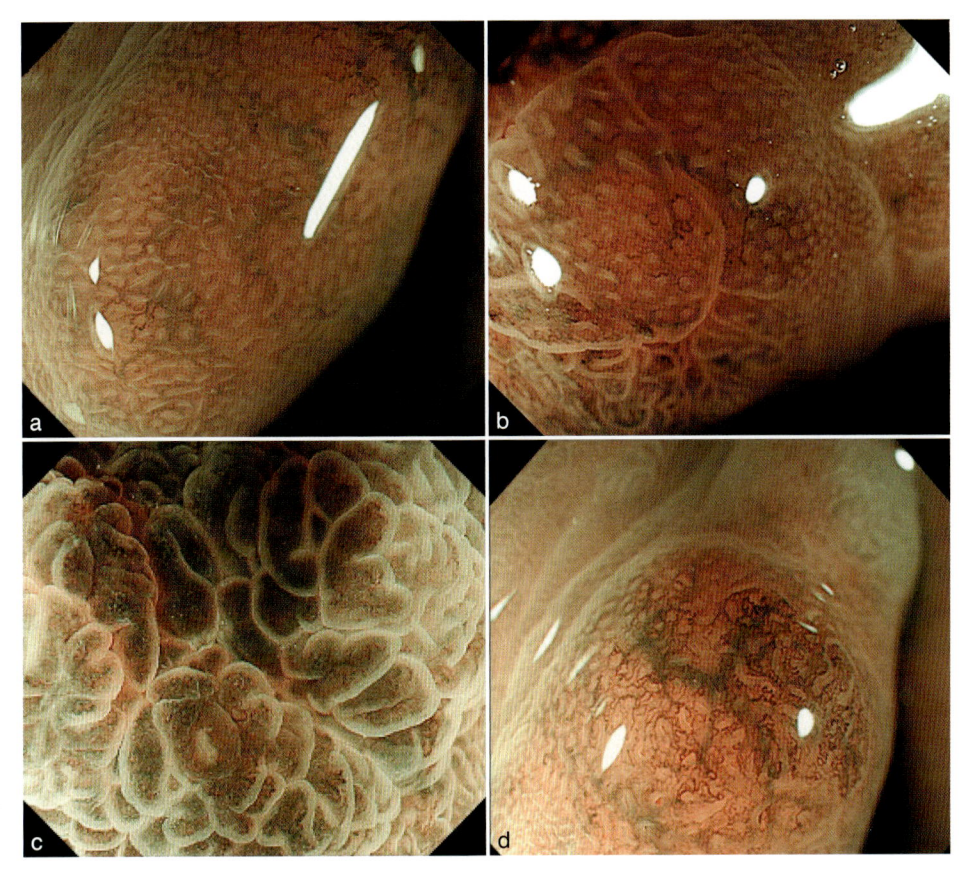

**図4　胃底腺型胃癌のNBI併用拡大内視鏡像**
a：明瞭なDL（demarcation line）なし．
b：腺開口部の開大．
c：窩間部の開大．
d：不整（irregularity）に乏しい微小血管．

おり，境界は不明瞭である．ただし，陥凹型の一部では非腫瘍性粘膜が明瞭な段差を形成しているため，境界として認識される症例もある．腺開口部の開大，窩間部の開大は表面微細構造の変化であり，被覆上皮を深部に存在する腫瘍が圧排することにより生じた所見である．不整（irregularity）に乏しい微小血管が高率に観察されるが，病理での1対1の再現性がない症例が多く，詳細な検討はなされていない．当院の症例では，やや不整（irregularity）を伴う微小血管を認める症例もあり，病理所見ではその部位に胃底腺型胃癌から腺窩上皮型に分化した低異型度の高分化型腺癌が表面に露出していた．

　胃底腺型胃癌は粘膜深層から発生し，表面構造を保ちながら増殖し深部へ浸潤していくため，表面微細構造（microsurface structure；MS）や微小血管構築像（microvascular architecture；MV）の変化が乏しく，胃底腺型胃癌特有の所見を見出すことは困難と考えられる．ただし，胃底腺型胃癌の一部が腺窩上皮型へ分化し，その部分が表層へ露出した場合，表層に低異型度の分化型腺癌のMS，MV patternを認める可能性はある．上記の四つの所見は胃底腺型胃癌特有の所見というよりは，胃底腺型胃癌の発生母地や

発育進展形式によって形成される所見であると考えられる．
　臨床的には粘膜下腫瘍様発育をとるものが鑑別の対象となり，カルチノイド腫瘍が代表的疾患として挙げられる．カルチノイド腫瘍は硬さがあり黄色調であるが，典型的な胃底腺型胃癌は硬さや緊満感はあまりなく白色調である点で鑑別は可能である．MALTリンパ腫はびらん，褪色調変化，粘膜下腫瘍様隆起などの多彩な内視鏡像が特徴であり，症例によっては胃底腺型胃癌と類似する形態を示す可能性がある．NBI併用拡大内視鏡では無構造領域，腺管膨化，異常血管などの特徴が報告されている[9]．MALTリンパ腫は非上皮性腫瘍であるがLEL（lymphoepithelial lesion）などの上皮の破壊による影響が強く，胃底腺型胃癌に比して表層の不整（irregularity）が強いと考えられる．平坦・陥凹型は段差のない発赤調粘膜や褪色調の陥凹性病変などさまざまな形態を呈しており，後者は限局性粘膜萎縮，未分化型癌，MALTリンパ腫などが鑑別に挙がるが，現段階では症例数が少なく，詳細な検討はなされていない．今後の課題である．

## V 胃底腺型胃癌の悪性度・予後

　現在までに報告されている多くの症例では，低異型度，低増殖活性，p53蛋白過剰発現なし，脈管侵襲陰性，リンパ節転移なしであり悪性度は低く，予後は良好であると考えられていたが，症例の蓄積により異型度の高い症例，腸型の粘液形質を伴うもの，脈管侵襲や壁内転移，リンパ節転移陽性の症例もあり，悪性度の高い症例も散見されるようになった．進行するにつれ異型度，細胞分化に変化を生じ高悪性度へ変化する可能性をもつ腫瘍であると考えられる．

## おわりに

　胃底腺型胃癌はまれな腫瘍であり，内視鏡診断は困難であると考えられているが，典型的な症例では診断に繋がる特徴的な所見を呈しており，通常観察とNBI併用拡大内視鏡での特徴を認識することが診断に有用であると考えられる．内視鏡的に胃底腺型胃癌を疑った場合には，積極的に生検を施行し，免疫染色を含めた病理組織学的診断が必要である．また，正常の胃底腺にきわめて類似した低異型度の症例では，生検診断でしばしばGroup 1，Group 2と診断されることがあり，病理医へ胃底腺型胃癌を疑うという記載をする必要もある．
　近年，胃底腺型胃癌は全国の施設で発見され，海外からも報告されるようになった．欧米ではその異型度の低さから癌と診断しないという報告もみられるため[10]，今後は名称などの統一化のためにも，前述のように異型度・細胞分化による胃底腺型胃癌の分類が必要である．胃底腺型胃癌の発癌機序は明らかになってはいないが，現時点ではWnt系の活性化と関連があることが判明している[11]．前述の通常観察とNBI併用拡大内視鏡での内視鏡的特徴をもとに，症例を蓄積し，異型度・細胞分化による分類，発育進展様式や遺伝子異常の解析により，胃底腺型胃癌の本質を明らかにすることが今後の課題である．

## 文 献

1) Tsukamoto T, Yokoi T, Maruta S, et al:Gastric adenocarcinoma with chief cell differentiation. Pathol Int 2007;57:517-522
2) Ueyama H, Yao T, Nakashima Y, et al:Gastric adenocarcinoma of fundic gland type(chief cell predominant type) proposal for a new entity of gastric adenocarcinoma. Am J Surg Pathol 2010;34:609-619
3) 八尾隆史,上山浩也,九嶋亮治,他:新しいタイプの胃癌―胃底腺型胃癌―臨床病理学的特徴と発育進展様式および悪性度.胃と腸 2010;45:1192-1202
4) 日本胃癌学会 編:胃癌取扱い規約(第14版).2010,金原出版,東京
5) Ueo T, Yonemasu H, Ishida T:Gastric adenocarcinoma of fundic gland type with unusual behavior. Dig Endosc 2014;26:293-294
6) Ueyama H, Matsumoto K, Nagahara A, et al:Gastric adenocarcinoma of the fundic gland type (chief cell predominant type). Endoscopy 2014;46(02):153-157
7) Yao K, Anagnostopoulos GK, Ragunath K:Magnifying endoscopy for diagnosing and delineating early gastric cancer. Endoscopy 2009;41:462-467
8) 上山浩也,八尾隆史,渡辺純夫:胃底腺型胃癌のNBI併用拡大内視鏡を含む内視鏡診断体系.Gastroenterol Endosc 2014;56(Suppl):909
9) 小野尚子,加藤元嗣,久保田佳奈子,他:胃腫瘍病変の拡大内視鏡診断―MALTリンパ腫,悪性リンパ腫.胃と腸 2011;46:892-901
10) Singhi AD, Lazenby AJ, Montgomery EA:Gastric adenocarcinoma with chief cell differentiation:a proposal for reclassification as oxyntic gland polyp/adenoma. Am J Surg Pathol 2012;36:1030-1035
11) Hidaka Y, Mitomi H, Saito T, et al:Alteration in the Wnt/β-catenin signaling pathway in gastric neoplasias of fundic gland (chief cell predominant) type. Hum Pathol 2013;44:2438-2448

(上山浩也,八尾隆史,渡辺純夫)

## 2. 胃・十二指腸

# 1 胃炎と鑑別困難な胃癌
## ❷手つなぎ腺癌

### I 手つなぎ腺癌の組織学的特徴

　組織学的に細胞異型，構造異型，あるいはその双方が軽微な胃癌は低異型度胃癌と呼ばれている．そのなかで細胞異型が乏しく不規則に分岐・融合する腫瘍腺管は"手つなぎ型腺管"[1]と呼ばれ，そのような癌腺管からなる腺癌は"手つなぎ腺癌"と呼ばれている．病的に分岐・融合した癌腺管が粘膜固有層内を水平方向に進展し，粘膜表層の上皮は腫瘍性腺管に連続するが異型を認めないという特徴から"横這型胃癌"[2,3]とも呼ばれている．

　この癌の特徴は，① 粘膜固有層の異型腺管は不規則分岐・融合からなりその腺管の形状がアルファベットのW・H・Y・Xに類似しており，"WHYX lesion"とも呼ばれている[4]こと，② 粘膜表層の上皮は腫瘍性腺管に連続するが細胞異型，構造異型ともに軽微で腫瘍とみなすことが困難なこと[2]，よって組織学的には表層のみでは腫瘍性の診断を下すことは困難であり中層部の所見から診断せざるをえないこと[3]，③ 粘膜中層の手つなぎ型腺管に混じって印環細胞を認めることが多いこと[5]，である．

### II 手つなぎ腺癌の内視鏡的特徴

　表層の上皮は細胞異型，構造異型も有しないことから内視鏡診断は困難なことが多い[6,7]．通常内視鏡ではわずかな色調変化で認識できる0-Ⅱb病変のことが多く慢性胃炎との区別が困難である[6]．拡大内視鏡観察でも慢性胃炎様に観察されることが多い．わずかな粘膜構造の変化や血管変化で診断せざるをえない[7]．

### III 症例提示

❖ 症例1 ❖

　スクリーニングの内視鏡検査でわずかな色調変化で病変が指摘された（**図1a**）．NBI併用での弱拡大観察でwhite zone unitが周囲と異なることから病変と認識でき範囲診断も可能であった（**図1b**）．フルズームでは病変部は螺旋状の異常血管を観察することができた（**図1c**）．この血管像から未分化型癌の併存も考えられた．生検組織では中分化管状腺

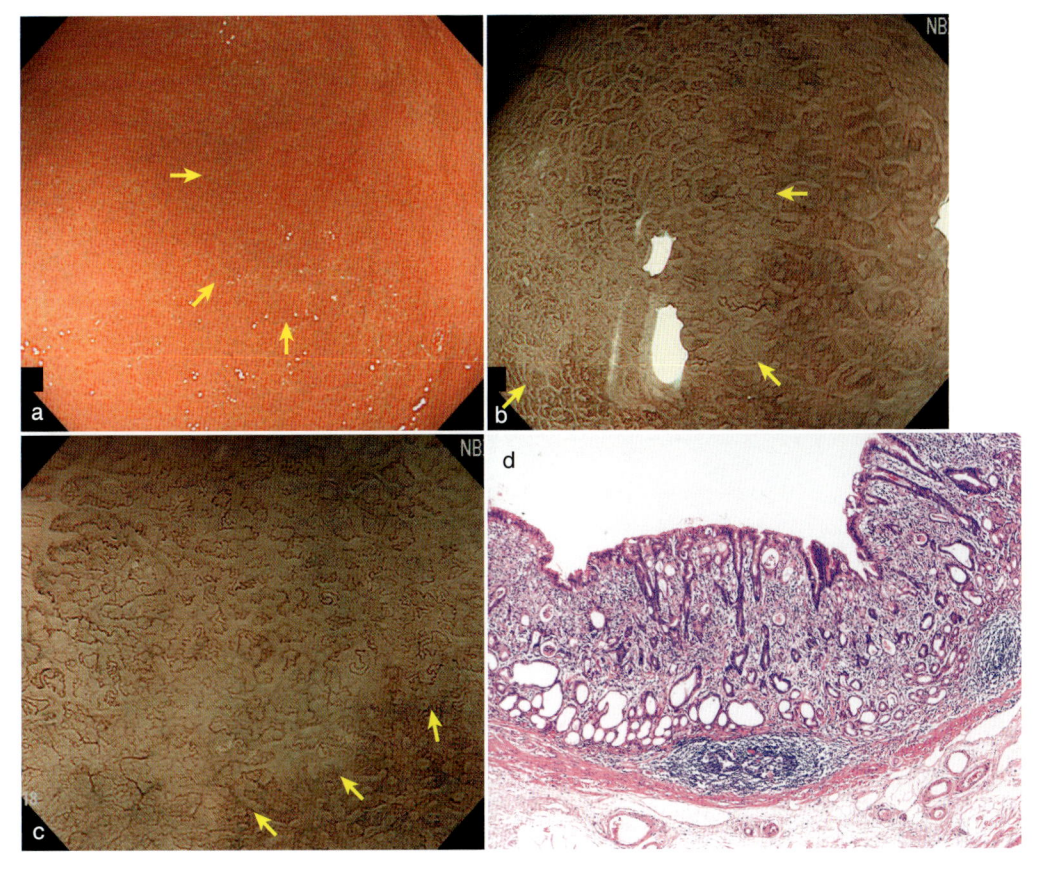

**図1 症例1**
a：通常内視鏡像．黄矢印は病変部．〔文献8)より転載〕
b：NBI併用弱拡大内視鏡像．黄矢印は病変部．〔文献8)より転載〕
c：フルズームのNBI拡大内視鏡像．黄矢印は病変部．
d：切除標本の組織像〔文献8)より転載〕

　癌の診断であり，表層はきわめて分化した癌で粘膜中層でtub2とpor2の混在した癌が側方進展している癌と診断した．深達度は粘膜内と診断し，内視鏡的粘膜下層剥離術（ESD）の予定でいたが術前の腹部CTでリンパ節腫大を認めたために外科的手術に変更した．手術後の病理組織診断で腫大したリンパ節はschwannomaと診断された．

　胃の病変は表層に細胞異型の弱い上皮が存在し，粘膜中層で手つなぎ様の腺管を形成して側方進展するtub2の手つなぎ腺癌であった（**図1d**）．また印環細胞癌が表層上皮直下に観察される組織混在型であった．①粘膜中層を手つなぎ型腺管が進展する，②表層は異型をほとんど認めない上皮，③印環細胞癌を併存する，という手つなぎ腺癌であった．拡大像は背景に比して軽度であるがwhite zone unitに形状不均一と方向性不同[7]を伴っており癌と認識できた．また表層上皮直下に印環細胞癌が存在したためwavy micro-vessels様[7]の異常血管を観察することができた点が特徴である．

❖ 症例 2 ❖

　近医のスクリーニング内視鏡で隆起病変が指摘され生検で Group 5（tub2）の診断となり紹介された．当院の内視鏡でも隆起病変が胃体下部小彎に観察された（**図 2a**）．範囲診断を行うと 0-Ⅱa 病変の周囲に背景とは異なる内視鏡像を呈した 0-Ⅱb 病変が視認できた（**図 2b, c**）．しかし NBI 弱拡大観察では white zone unit は胃炎様であり異常血管は観察されず背景との境界は不鮮明であった．拡大率を上げると病変部は light blue crest（LBC）を伴った胃炎様の所見であるが背景とは明らかに異なりその視点から範囲診断を行うことができた（**図 2d**）．ESD 標本組織像は粘膜中層で手つなぎ腺癌が進展していた．細胞は非常に分化しており腸上皮化生との鑑別が困難な部分もみられた（**図 2e**）．

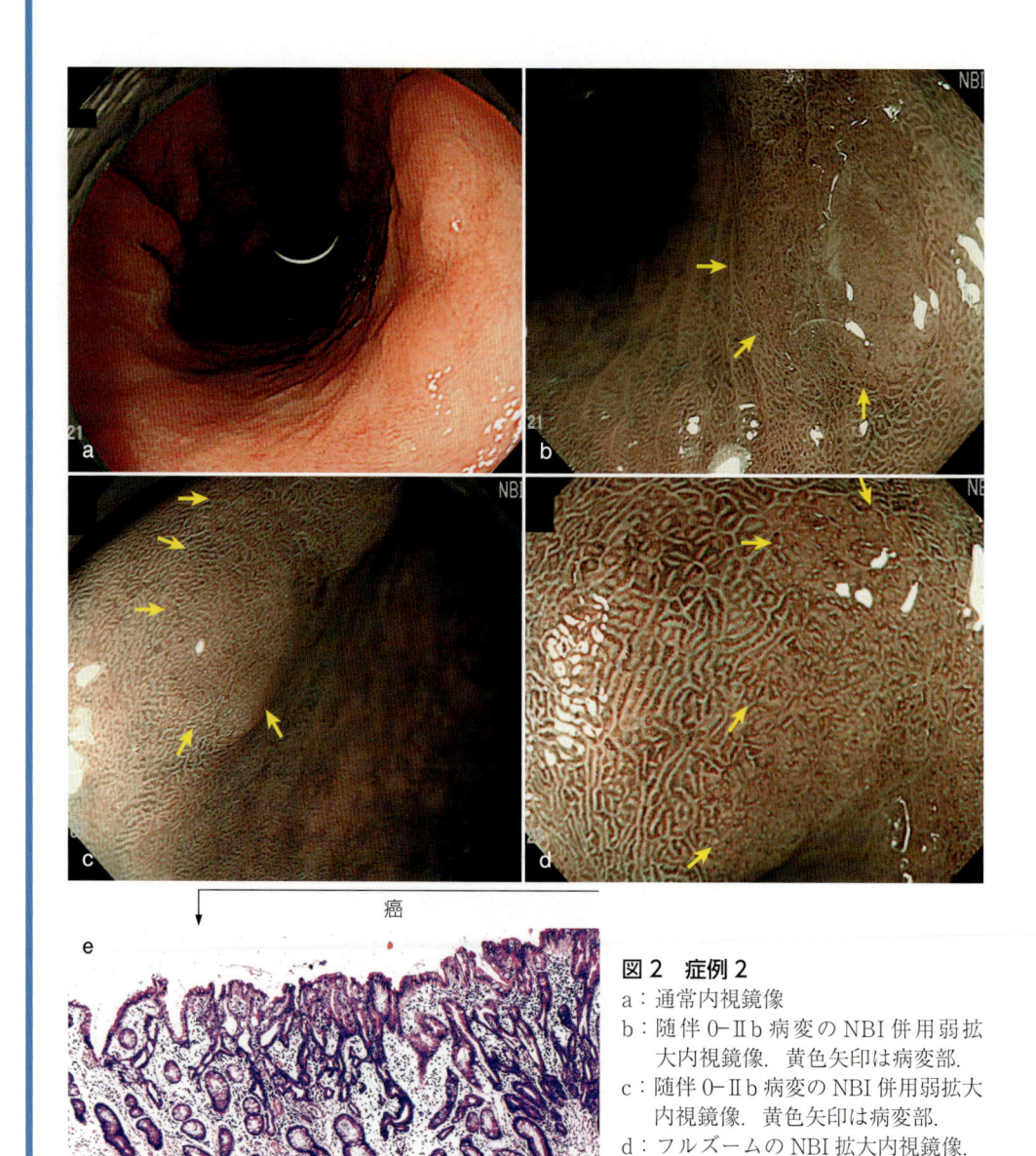

**図 2　症例 2**
a：通常内視鏡像
b：随伴 0-Ⅱb 病変の NBI 併用弱拡大内視鏡像．黄色矢印は病変部．
c：随伴 0-Ⅱb 病変の NBI 併用弱拡大内視鏡像．黄色矢印は病変部．
d：フルズームの NBI 拡大内視鏡像．黄色矢印は病変部．
e：ESD 標本組織像

## ❖ 症例 3 ❖

　近医で胃角のびらんより生検し Group 5（tub2）の診断となり紹介された．癌と診断された部分にはびらんとその周囲に再生上皮を認めた（**図 3a**）．NBI 拡大内視鏡では white zone は鮮明に観察され背景に比しやや窩間部が広い管状の粘膜模様が観察された（**図 3b，c**）．血管像も窩間部が広い部分で透見が良好であったが不整は軽度であった．tub2 の生検診断であったことから手つなぎ腺癌の可能性を考え，窩間部が広めの部分と背景と粘膜模様が異なる部分はすべて癌と考え（**図 3d**）その範囲で ESD を行った．しかし癌は NBI 拡大内視鏡診断より広く進展しており，断端は陽性であった（**図 3e**）．

　ESD 標本組織像では，手つなぎ腺管からなる癌が粘膜中層を進展しており，表層は高度に分化した細胞からなり構造異型もほとんど認めない腺管からなっていた（**図 3f**）．さらに一部は非癌上皮に覆われ，その深部で手つなぎ腺癌が進展していた（**図 3g**）．

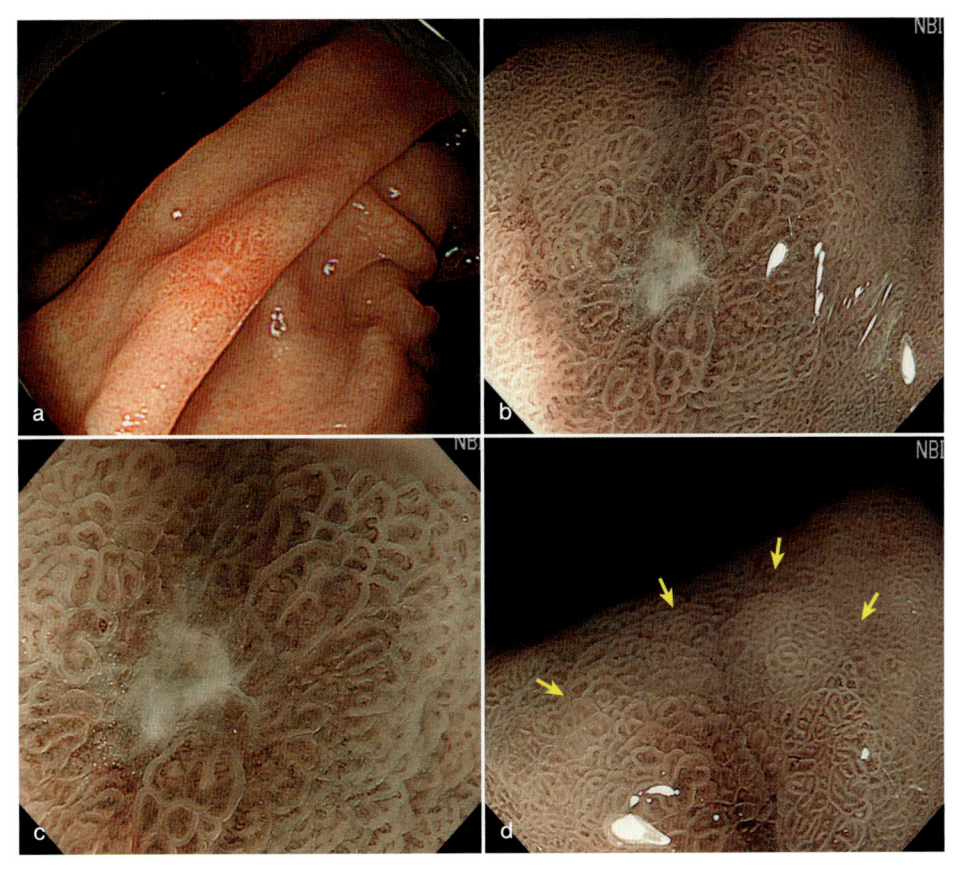

**図 3　症例 3**
a：通常内視鏡像．びらんからの生検で tub2 癌と診断されている．
b：生検で tub2 と診断された部位の NBI 拡大像．
c：生検で tub2 と診断された部位の NBI 拡大像．
d：黄色矢印が口側の境界と診断した部位．実際はそれより口側に癌は広がっていた．

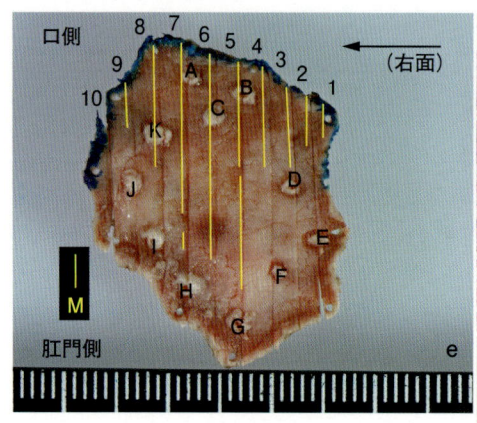

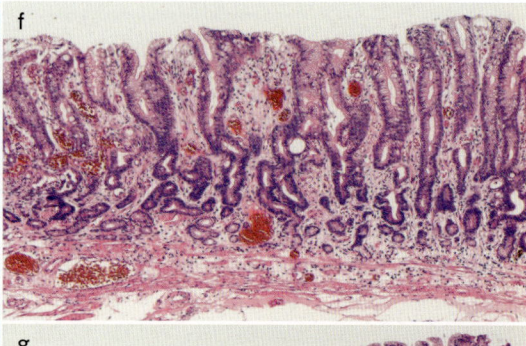

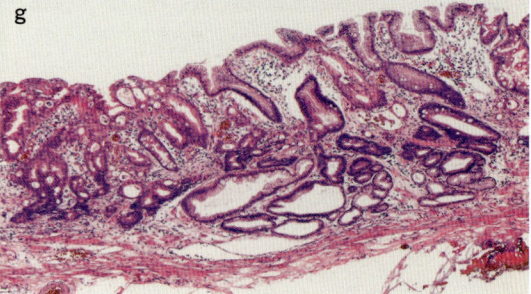

**図3 症例3（つづき）**
e：ESD切除標本
f, g：ESD切除標本の組織像

## まとめ

　手つなぎ腺癌の組織学的特徴は，①明らかな癌は粘膜中層を進展しており，②表層は非癌との鑑別が困難な上皮からなり，③印環細胞癌を伴うことがある，の3点である．内視鏡的特徴は②のために範囲診断がきわめて困難なことである．症例3は範囲診断が困難であった点では典型である．症例1と2も手つなぎ腺癌の特徴をもった癌と考えられる．

### 文　献

1) 加藤　洋：生検の功罪―病理の立場から．消化器内視鏡　2006；18：1815-1827
2) 滝澤登一郎：胃の病理形態学．2003, 168-172, 医学書院，東京
3) 河内　洋，岡本直子，吉田達也，他："横這型胃癌"の臨床病理学的特徴．胃と腸　2010；45：1203-1211
4) 伴　慎一，清水道生：知っていると役立つ外科病理の診断クルー―irregularly fused glands (WHYX lesion) in gastric biopsy：adenocarcinoma. 病理と臨床　2002；20：308-309
5) 小池盛雄，滝澤登一郎，深山正久，他：早期胃癌切除標本の取り扱いと病理診断．胃と腸　1993；28：127-138
6) 吉永繁高，瀧澤　初，松本美野里，他：範囲診断が困難であった低異型度分化型早期胃癌（手つなぎ・横這型癌）の1例．胃と腸　2010；45：1235-1243
7) 八木一芳，味岡洋一：胃の拡大内視鏡診断（改訂版）．2014, 医学書院，東京（出版予定）
8) 八木一芳，坂　暁子，野澤優次郎，他：組織混在型早期胃癌の内視鏡的特徴．胃と腸　2013；48：1609-1618

（八木一芳，坂　暁子，中村厚夫）

## 2. 胃・十二指腸

# 1 胃炎と鑑別困難な胃癌
## ❸その他の胃癌（ピロリ菌除菌後胃癌）

## はじめに

　早期胃癌のなかには，通常の内視鏡観察では質的診断や範囲診断が難しい病変がある．これらに対してより正確な診断を行うことが，拡大内視鏡観察の主たる目的の一つである．われわれは，第9，10回の「拡大内視鏡研究会」において，胃炎と鑑別困難な胃癌として，*Helicobacter pylori*（*H. pylori*）除菌後に発見された胃癌に注意する必要があることを報告した．胃炎に類似する組織学的な原因としては，① 表層部における非腫瘍性上皮の被覆・混在，あるいは，② 分化型癌の表層細胞分化，が想定される．除菌後胃癌のなかにはこれらの所見に伴い表面微細構造が周囲粘膜に類似する病変があることをよく理解したうえで，慎重に拡大内視鏡観察を行わなければならない[1]．本稿では，これらの特徴を示した2症例を提示し，NBI（Narrow Band Imaging）拡大観察のポイントを述べる．

## I 症例提示

### ❖ 症例1 ❖

　60歳代，男性．8年前にびらん性胃炎に対し除菌を行い，定期的に内視鏡検査を行っていた．今回，前庭部前壁にわずかな出血を示す陥凹性病変を認め（図1a），生検でGroup 5を確認しESDを計画した．ESD時の通常内視鏡観察では，明瞭な段差を示す陥凹内に，大きなインゼルを認め，癌の質的診断は容易であったが，病変範囲は明瞭な陥凹部分だけでなく，後壁側への進展が疑われた（図1b）．進展部のNBI拡大観察では，辺縁隆起（黄色丸印）に隣接して浅い陥凹を認めた（図1c）．この陥凹部は，顆粒状の表面微細構造を示し，大小不同や形状不均一を認め，癌の進展が疑われたが，明瞭なwhite zoneと一部にlight blue crestを示し周囲の胃炎に類似していた（図1d）．メルクマールのため2点マーキングを行った後にESDを施行した（図1e）．病理診断はadenocarcinoma(tub2)，pM，0-IIc，17mmであった．マッピングでは，大きなインゼルも含めて，非腫瘍性上皮が広い範囲で被覆，混在してみられた（図1f）．標本6番が後壁側の浅い陥凹部分に相当し（図1g），表層には成熟した非腫瘍性腺窩上皮を認め，癌腺管と明瞭な境界（フロント形成）を示した（図1h）．NBI拡大観察時に得られる情報は，粘膜表層部の数百μmのみと考えられており，非腫瘍性上皮が腫瘍表面を被覆した場合は胃炎に類似した内視鏡像

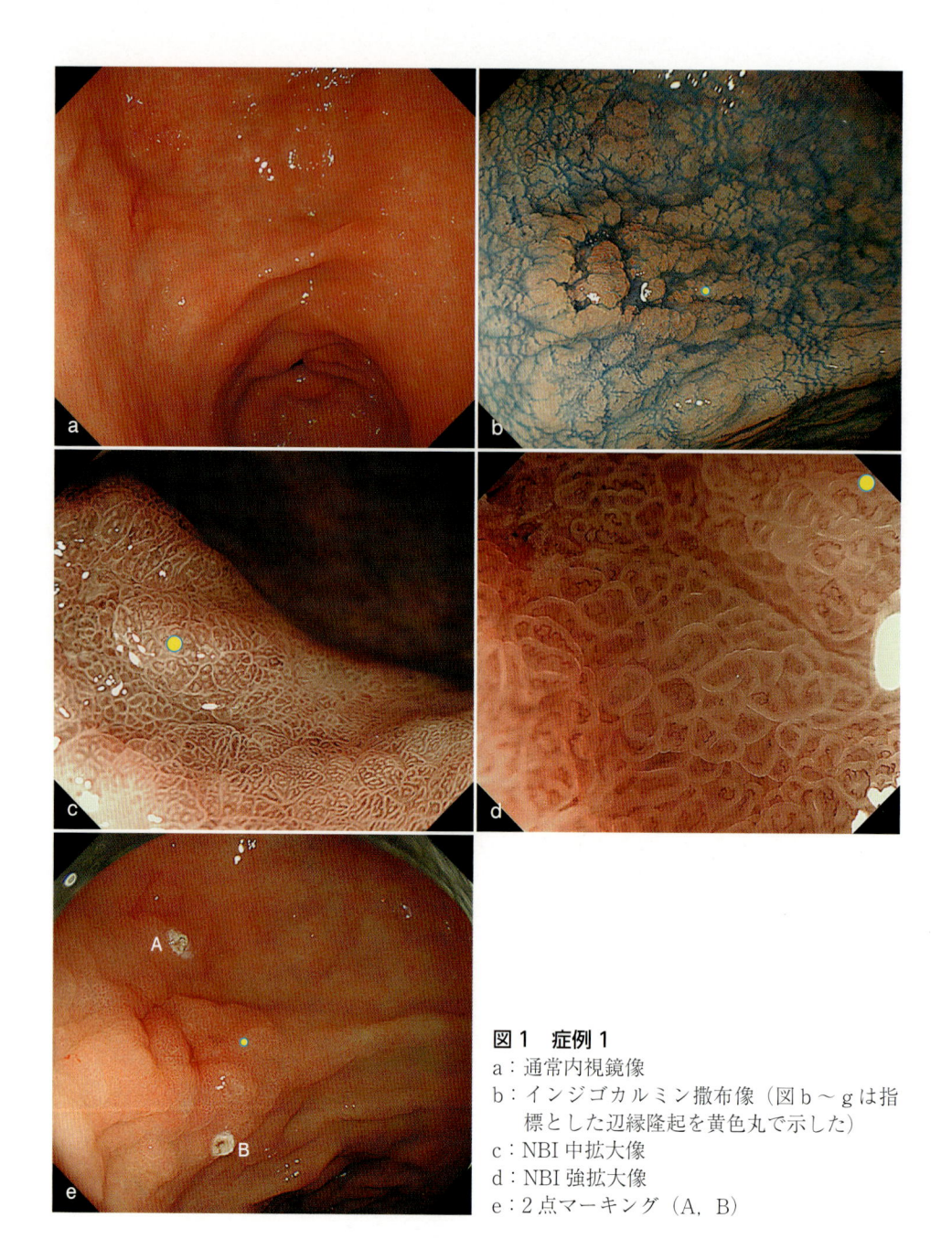

Ⅱ．研究会の主題から　2-■ 胃炎と鑑別困難な胃癌　❸ その他の胃癌（ピロリ菌除菌後胃癌）

図1　症例1
a：通常内視鏡像
b：インジゴカルミン撒布像（図b〜gは指標とした辺縁隆起を黄色丸で示した）
c：NBI 中拡大像
d：NBI 強拡大像
e：2点マーキング（A，B）

を呈することとなる．
　除菌後短期間で表層を成熟した円柱上皮が覆う所見は，Ito らが最初に報告している[2]．この表層部非腫瘍性上皮は，除菌後2カ月程度から認められるため，除菌前に病変を見逃してしまうと，除菌後早期から発見困難となる場合がある．この症例は，過去の画像を振り返ると（図2），今回癌を認めた部位には，除菌前から発赤調のびらんが確認され，この当時から癌が存在していた可能性がある．除菌によって細胞増殖が抑制され[1]，緩徐に成長し，今回ようやく同定できたものと推定される．除菌成功後，前庭部にびらんを認めることはよく経験され，そのなかからⅡc病変を発見するのは容易ではないが，通常観察で

86

発赤の目立つびらんに注意し，NBI拡大観察では胃炎に類似した顆粒状の微細構造がわずかな不均一性と拡張したループ状血管を示すことに着目してほしい．

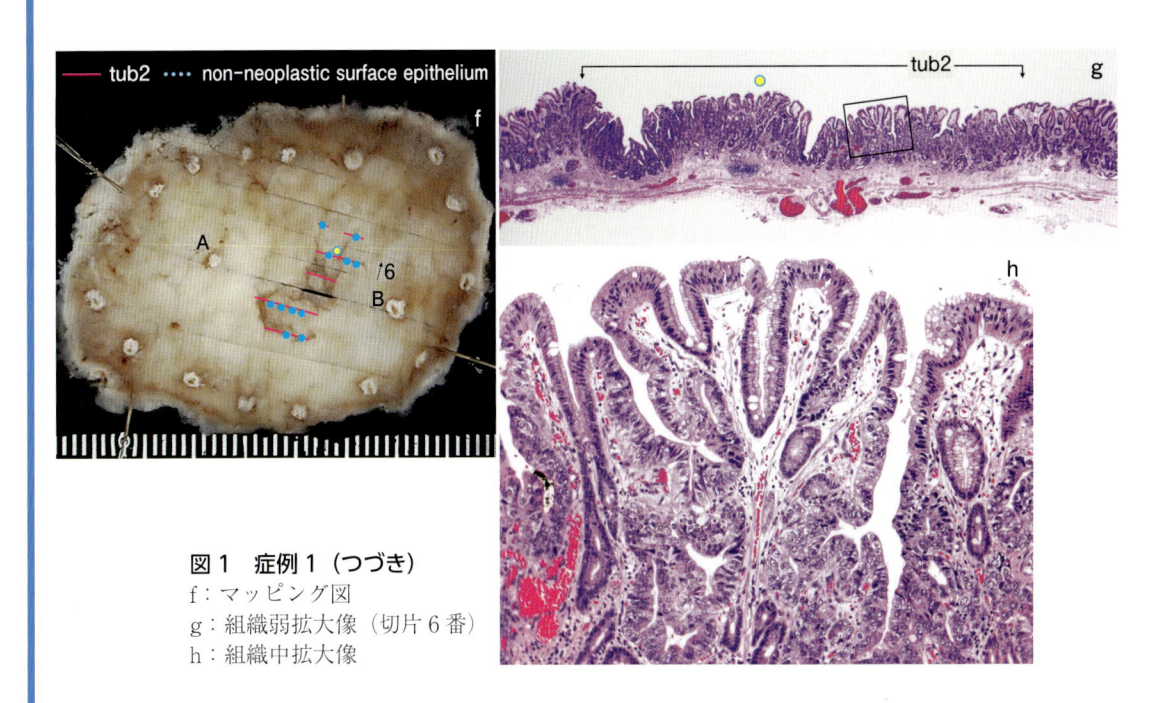

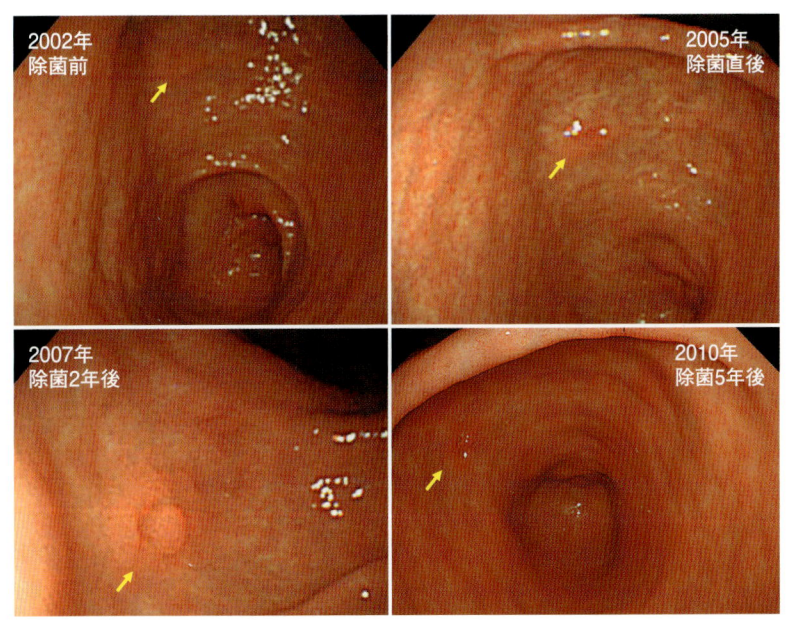

図1 症例1（つづき）
　f：マッピング図
　g：組織弱拡大像（切片6番）
　h：組織中拡大像

図2 症例1：過去の内視鏡画像

## ❖ 症例 2 ❖

　50 歳代，男性．胃潰瘍に対する除菌治療 1 年後の内視鏡観察で，胃体中部後壁に血管透見性の低下によって病変の存在に気づいた（図 3a）．インジゴカルミン撒布後も，病変境界はやや不明瞭で（図 3b），術前の生検では Group 2 の診断であった（図 3c）．しかし NBI 観察（中拡大）では，病変部は周囲に比べて高密度の微細構造を呈し，境界の認識は可能であり（図 3d），2 点マーキングを置いて ESD を施行した（図 3e）．NBI 観察（強拡大）では，顆粒状から畝状の構造を示し，明瞭な white zone を認め，胃炎に類似していたが（図 3f, g），構造の不均一性（大小不同，方向性の乱れ）から癌の診断は可能であった．病理診断は adenocarcinoma（tub1＞tub2），pM，0-Ⅱa，15 mm で（図 3h），表層の窩間部は Ki-67 陽性細胞が低頻度，MUC5AC が強陽性を示し，癌細胞の細胞分化をきたしていた．粘液形質は胃腸混合型であった（図 3i）．

　一般に，除菌成功後は背景粘膜の炎症が消褪するため，病変を発見しやすくなると考えられている．この症例も背景は炎症の改善した萎縮粘膜であった．しかし，周囲粘膜のみならず，病変内の炎症も改善するため，癌の色調や表面性状に影響して，癌としての存在感が減衰する．このため，通常観察で病変の存在に気づくことは可能であっても，その病変を癌と認識することは容易ではない場合もある．また，胃炎類似所見は，内視鏡像のみならず組織像でも認められ，表層部では細胞分化に伴い異型度が低下するため，消化管病理の専門医であっても生検診断を Group 2 程度に留める場合がある．本例は，通常観察では褪色調の扁平隆起性病変であることから腺腫も疑われる所見であり，生検でも Group 2

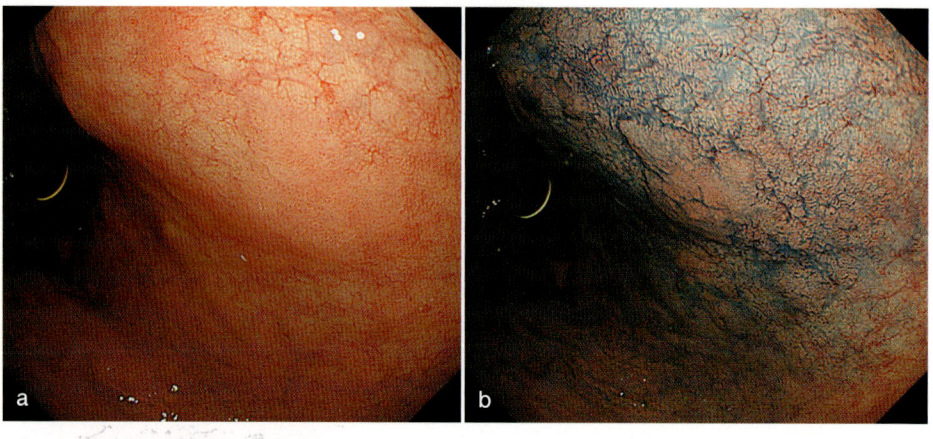

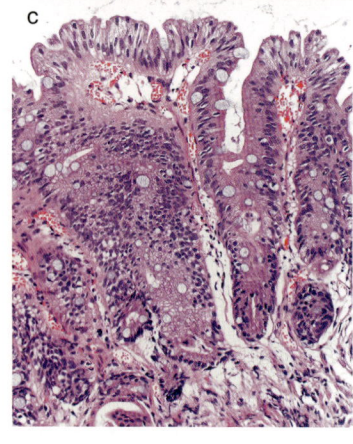

図 3　症例 2
a：通常内視鏡像
b：インジゴカルミン撒布像
c：生検組織像

の診断であった．しかし，NBI拡大観察では，腺腫に特徴的なpit構造は示さず，顆粒〜敵状であったことから，胃型形質を有する腺癌と診断し迷わずESDを施行した[3〜5]．

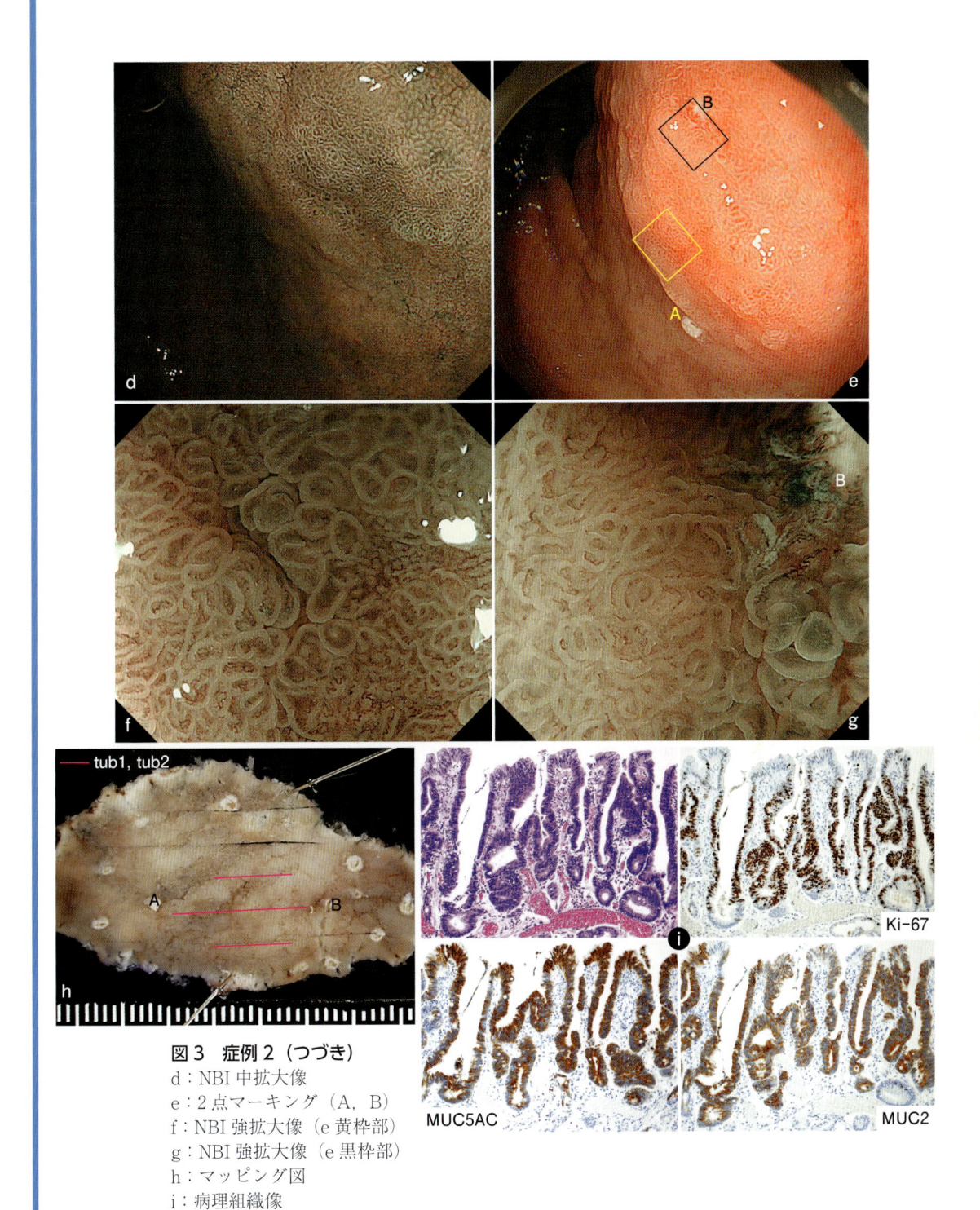

図3 症例2（つづき）
d：NBI中拡大像
e：2点マーキング（A，B）
f：NBI強拡大像（e黄枠部）
g：NBI強拡大像（e黒枠部）
h：マッピング図
i：病理組織像

## おわりに

　近年，H. pylori 除菌治療が広く行われ，除菌後の早期胃癌に対して，内視鏡検査やESD を行う機会が増加している．除菌後の病変を観察する場合には，上述のような周囲粘膜に類似した NBI 拡大所見を示す病変がある可能性を認識しておく必要がある．非腫瘍性の被覆上皮は病変の辺縁部で観察されることが多いため，ESD 時の境界診断は NBI 拡大観察でも容易でないが，わずかな表面構造の乱れや色調変化，微小血管の拡張などに着目すれば，非腫瘍粘膜との差異を同定することが可能である．それでも境界を認識できないときは，逆に確実な非腫瘍粘膜を NBI 拡大観察で認識しながら切除範囲を決定する必要がある．

### 文　献

1) Kobayashi M, Hashimoto S, Nishikura K, et al：Magnifying narrow-band imaging of surface maturation in early differentiated-type gastric cancers after *Helicobacter pylori* eradication. J Gastroenterol　2013；48：1332-1342
2) Ito M, Tanaka S, Takata S, et al：Morphological changes in human gastric tumours after eradication therapy of *Helicobacter pylori* in a short-term follow-up. Aliment Pharmacol Ther　2005；21：559-566
3) 小林正明，竹内　学，味岡洋一：粘液形質の診断—拡大内視鏡の立場から．小山恒男 編：早期胃癌—内視鏡診断の Modality と Strategy．2011, 223-230，日本メディカルセンター，東京
4) 小林正明，竹内　学，西倉　健：早期胃癌の鑑別診断—腺腫．小山恒男 編：早期胃癌—内視鏡診断の Modality と Strategy．2011, 238-244，日本メディカルセンター，東京
5) Kobayashi M, Hashimoto S, Nishikura K, et al：Assessmemt of gastric phenotypes using magnifying narrow-band imaging for differentiation of gastric carcinomas from adenomas. Gastroenterology Research and Practice 2014, Article ID 274301（in press）

　　　　　　　　　　　　　　　　　　　　　　　　　　（小林正明，橋本　哲，渡邉　玄）

## 2. 胃・十二指腸

# 2 慢性胃炎診断

## はじめに

　慢性胃炎は胃粘膜に炎症が長期間にわたり持続する病態である．従来，慢性胃炎の原因として，食事や薬剤，加齢，胃酸や胆汁酸など，さまざまな要因があげられてきた．しかし，1980年代に H. pylori が発見され[1]，慢性胃炎の原因は多くが H. pylori 感染であることがわかった．

## I 慢性胃炎の生検組織診断

　欧米の教科書では，「胃炎は組織学的に証明された胃粘膜の炎症に用いるべきで，内視鏡でみられる粘膜の紅斑ではなく，またディスペプシアと言い換えられる症候学的なものでもない」とされている[2]．これは，慢性胃炎の病態を定義づけることができる指標のうち組織所見がもっとも客観的で，内視鏡所見や症状は評価者ごとの差異が大きく，組織学的な炎症の所見とよく関連づけられていないことが原因と考えられる．

　H. pylori 感染は，胃粘膜に好中球やリンパ球などの炎症細胞浸潤を生じる（非萎縮性胃炎）．その後，何割かの症例では胃固有腺が減少し（萎縮性胃炎），胃粘膜が幽門腺や腸の形質をもつ粘膜に変化する（偽幽門腺化生・腸上皮化生）．Updated Sydney system では組織学的な胃炎の所見について，好中球浸潤（活動性），リンパ球浸潤（炎症），固有胃腺の減少（萎縮），腸上皮化生の程度をそれぞれ個別に評価することを提唱している[3]．また，胃炎の変化は胃粘膜において不均一に分布しているため，前体部小彎・大彎，胃角小彎，胃体部小彎・大彎の計5カ所から生検することを推奨している．

　H. pylori 慢性胃炎に関連する胃粘膜の変化は，粘膜の防御機構を傷害してびらんや消化性潰瘍を生じさせるのみならず，胃癌発生のリスクを増大させる．したがって，背景粘膜に慢性胃炎の所見があるのかどうか，その程度を評価することは胃癌発生のリスクを評価するうえで重要である．Uemura らのコホート研究では，H. pylori 陽性 1,240 例と H. pylori 陰性 280 例を平均 7.8 年間経過観察したところ，H. pylori 陰性例からの胃癌発生はなかったが，H. pylori 陽性例 36 例（2.9％）から胃癌が発生していた．背景粘膜の生検組織所見により胃癌発生のリスクを評価したところ，背景粘膜に体部優位の炎症細胞浸潤を認める例では前庭部優位の炎症細胞浸潤を認める例に比べて 34.5 倍，腸上皮化生のある例ではない例に比べて 6.4 倍リスクが高かった[4]．

## II 慢性胃炎の内視鏡診断

　胃炎は基本的には組織所見で定義される疾患概念であるが，内視鏡所見によって胃炎を診断する試みは古くから行われてきた．胃炎を組織でなく内視鏡で診断するメリットのひとつには，生検に関連する手間，時間，費用，出血などの合併症なしに胃癌のリスクを簡便に評価できることがある．また，病理検査の結果を待つことなく内視鏡検査時に胃癌のリスクを評価できると，高危険例にはより慎重な観察を行うなど，臨床行為をその時点で変更することも可能である．さらに，生検は狭い一点での評価であるのに対して，内視鏡は広い面として所見を評価できるという利点もある．前述したように胃炎の分布は胃内で不均一であるため，広がりや分布を領域として評価できることは胃炎の病態をより正確に把握することにつながる．

　本邦でもっとも広く受け入れられている胃炎の内視鏡診断法は，Kimura-Takemotoの分類である．Kimuraらは内視鏡的萎縮粘膜は非萎縮粘膜に比べて，①黄白色調で，②血管が透見され，③粘膜高が低いとし，内視鏡的な萎縮粘膜と非萎縮粘膜の境界をはさんで連続的に生検を行うと，非萎縮粘膜はほとんどが胃底腺であるのに対して，萎縮粘膜側になるに従って徐々に幽門腺（偽幽門腺化生）粘膜となることを示している．以上から，胃体部の内視鏡的な萎縮粘膜が，慢性胃炎に伴う組織学的萎縮～幽門腺化生の広がりをあらわすことが示されている[5]．

## III 慢性胃炎の拡大内視鏡診断

### 1. 正常胃粘膜の拡大内視鏡像

　拡大内視鏡で慢性胃炎を診断する試みは1970年代から行われている．慢性胃炎の拡大内視鏡所見を理解する前に，正常胃粘膜の所見を理解する必要がある．*H. pylori* 未感染の正常胃底腺粘膜を拡大内視鏡で見ると，円形の腺開口部（crypt opening）が規則正しく並び，集合細静脈の整な配列（regular arrangement of collecting venule；RAC）を認める（図1a）．これを narrow band imaging（NBI）で観察すると，腺開口部はネットワーク状の茶色の上皮下毛細血管に取り囲まれているのがわかる（図1b）．さらに拡大すると，円形の腺開口部（図1c, d）とそれを縁取る白色半透明腺窩辺縁上皮があり，その周りを上皮下毛細血管が取り囲んでネットワークを形成している（図1c, d）．一方，正常幽門腺粘膜は，上皮が規則正しい小さな畝状の構造になっている（図2a）．NBIで観察すると，畝状の構造の内部に茶色の上皮下毛細血管があるのがわかる（図2b）．さらに拡大すると，小さな畝状の上皮は溝状の腺開口部によって区画され（図2c），腺窩辺縁上皮の内部に拡張・蛇行した上皮下毛細血管が取り囲まれている（図2d）．

### 2. 慢性胃炎の実体顕微鏡像

　1976年，吉井らは外科切除胃の粘膜を色素で染色し，実体顕微鏡下に微細粘膜構造を検討している[6]．同論文で胃粘膜の微細構造は，胃小窩が白点として均等な間隔で無数に認められる胃小窩模様 foveolar pattern と，線状（小溝）を示す胃小溝模様 sulcio-

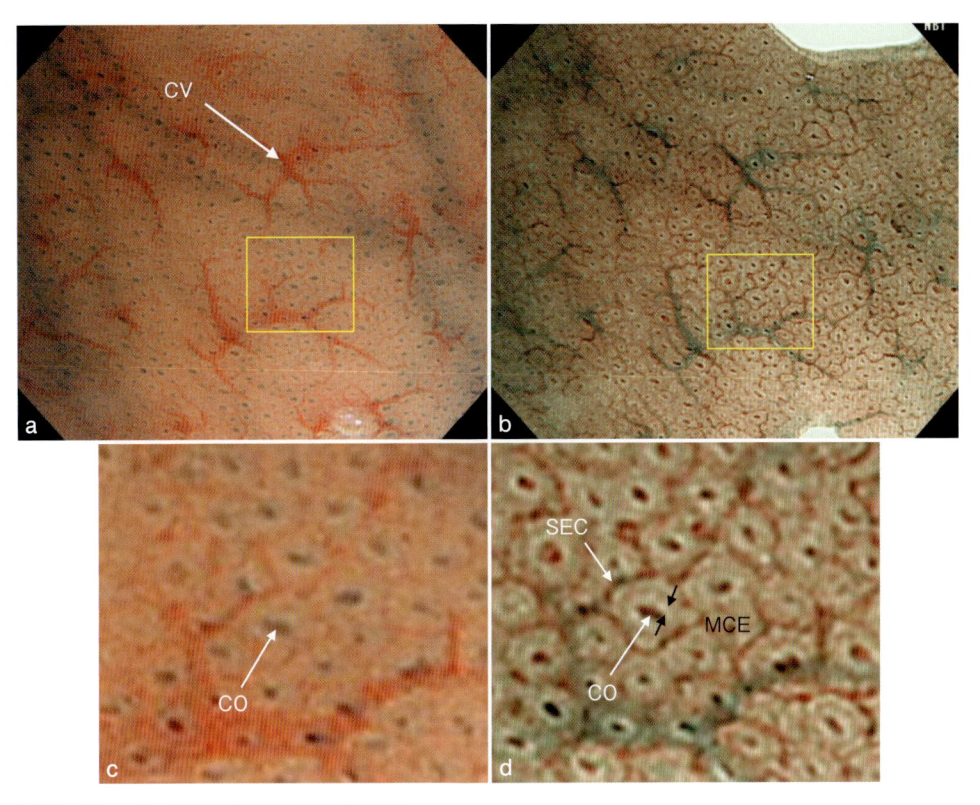

**図1　*H. pylori* 未感染例の胃底腺粘膜**
a：インジゴカルミン色素拡大内視鏡．集合細静脈の規則正しい配列を認める．
b：NBI 拡大内視鏡．
c：a の四角内の拡大像．円形の腺開口部が規則正しく配列している．
d：b の四角内の拡大像．円形の腺開口部の周囲に腺窩辺縁上皮があり，それらを取り囲む上皮下毛細血管がネットワークを形成している．
CV：集合細静脈，CO：腺開口部，MCE：腺窩辺縁上皮，SEC：上皮下毛細血管

lar pattern，その混合型である胃小窩・胃小溝模様 foveolar-sulciolar pattern に分類されると報告されている[6]．同論文では一般に胃底腺領域が foveolar pattern であるのに対して，幽門腺領域は sulciolar pattern で，慢性胃炎によって foveolar pattern であった粘膜が foveolar-sulciolar pattern から sulciolar pattern へと変化することが記述されている．

### 3. 慢性胃炎の拡大内視鏡像

1980 年，榊らは拡大内視鏡で観察した胃微細粘膜像について腺窩の形態から，**円形（A），破線状（B），迷路状（C），網状（D）**と，それらが混在しあう AB，BC，CD 型の 7 つに分類している[7]．同論文では慢性胃炎例の胃粘膜を口側から肛門側へ連続して観察すると A→AB→B→BC→C とパターンが変化すること，A から D になるにつれて組織学的な腺萎縮，炎症細胞浸潤，腸上皮化生が高度になる傾向があることが述べられている．

2007 年，八木らは *H. pylori* 未感染の正常胃底腺粘膜の拡大像，すなわち RAC の拡

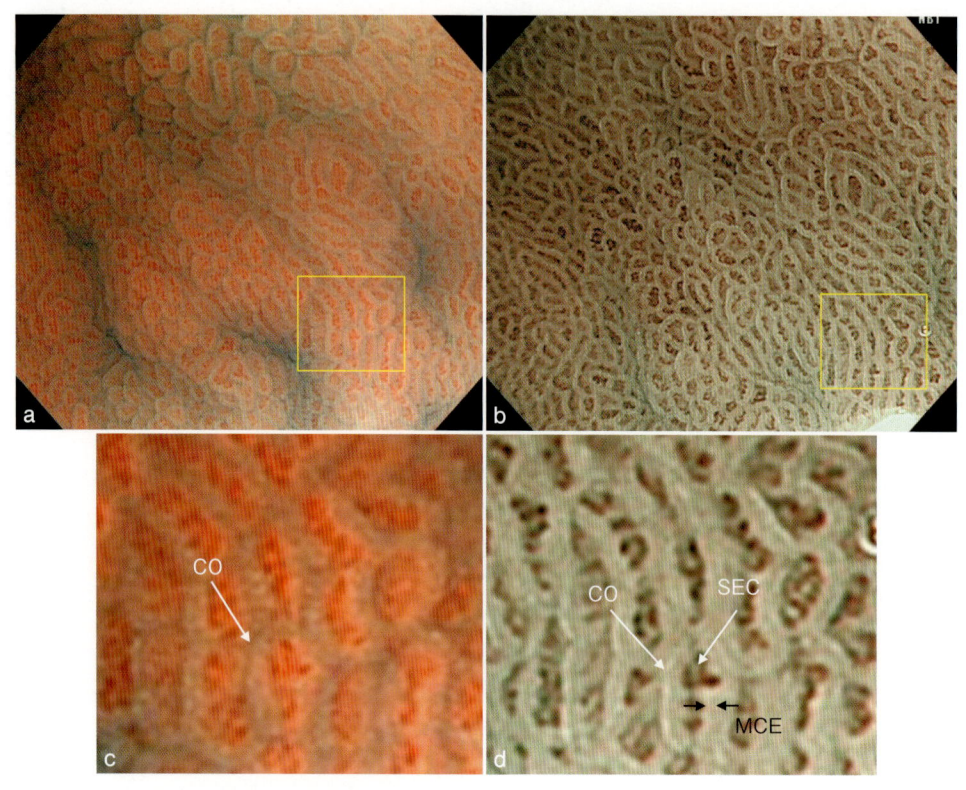

**図2** *H. pylori* 未感染例の幽門腺粘膜
a：インジゴカルミン色素拡大内視鏡．畝状の上皮の規則正しい配列を認める．
b：NBI拡大内視鏡．
c：aの四角内の拡大像．溝状の腺開口部を認める．
d：bの四角内の拡大像．溝状の腺開口部で区画された，腺窩辺縁上皮に囲まれたコイル状の上皮下毛細血管を認める．
CO：腺開口部，MCE：腺窩辺縁上皮，SEC：上皮下毛細血管

　大像を基本に，体部・前庭部という局在を意識した以下のような A-B 分類を報告している[8]．
　B-0：*H. pylori* 未感染の胃底腺粘膜で見られる，RACと，上皮下毛細血管の規則正しいネットワークに囲まれた円形の腺開口部のあるもの．
　B-1：円形の腺開口部があるが形が B-0 ほど均等でなく集合細静脈も視認されないもの．
　B-2：白濁した円形から楕円形の腺開口部，および胃小溝があり上皮下毛細血管が不明瞭化したもの．
　B-3：腺窩開口部が短線状となり胃小区間溝がそれらを囲むように存在するもの．
　A-0：*H. pylori* 未感染例の幽門腺粘膜の拡大像．腺開口部が溝状に繋がり合って規則正しい畝状の上皮をつくり，内部にコイル状の上皮下毛細血管を認めるもの．
　A-1：A-0 の畝状の上皮が不整なもの．
　A-2：上皮が乳頭様の構造を形成し，窩間部に蛇行した上皮下毛細血管を認めるもの．
　八木らは，*H. pylori* 感染による炎症，萎縮，腸上皮化生が生じるに従って，体部の

B-0の粘膜がB-1から3,前庭部に類似したA-1から2に変化し,これは外分泌腺として円形の腺開口部をもつ胃底腺粘膜が,吸収上皮である腸上皮の形態に変化する過程を表していると述べている[8].

2009年,TaharaらはNBIを用いた拡大観察で,腺窩の形態と微小血管像から胃体部大彎の粘膜微細像を以下のように分類している[9].

Normal：整な上皮下毛細血管に囲まれた,小さな円形の腺開口部のあるもの.

Type 1：軽度不整な上皮下毛細血管に囲まれた,わずかに拡張した円形の腺開口部のあるもの.

Type 2：不整な上皮下毛細血管に囲まれた,延長した(短線状)腺開口部のあるもの.

Type 3：コイル状〜蛇行する血管が管状絨毛状の上皮内に認められるもの.

Normal粘膜の*H. pylori*陰性に対する診断能は感度82%・特異度95%,Type 3粘膜の組織学的萎縮に対する感度50%・特異度96%,組織学的腸上皮化生に対する感度73%・特異度96%と報告している.

慢性胃炎の拡大内視鏡像分類を,微細表面構造と微小血管構築像の所見ごとに整理し図3にまとめる.各分類の細かな判定基準は主観的かつ多岐にわたるが,微細粘膜像(腺窩と表面構造)については大きく以下の変化が考えられる.円形(図4)の腺開口部が短線状に延長(図5)する.短線状の腺開口部が長線状に延長し,繋がり合って溝状になり,上皮が腺開口部によって区画された畝状の形態になる(図6).腺開口部がさらに深く広く網目状となり,上皮が乳頭状の形態になる(図7).このうち,腺窩が開口部の形態を保つもの(円形,短線状)と,腺窩が繋がって溝状のもの(長線状,網目状)

| 形態 | 腺窩<br>(表面構造) | 円形 | 短線状 | 長線状<br>(畝状) | 網目状<br>(乳頭・絨毛状) |
|---|---|---|---|---|---|
|  | RAC | (+) | (−) | | |
| 分類 | 榊 | A | B | C | D |
|  | 八木 | B-0 | B-1, B-2 | B-3 | A-0, A-1 | A-2 |
|  | Tahara | Normal | Type 1 | Type 2 | Type 3 |
|  | Kanzaki | Foveola (腺窩) | | Groove (腺溝) | |

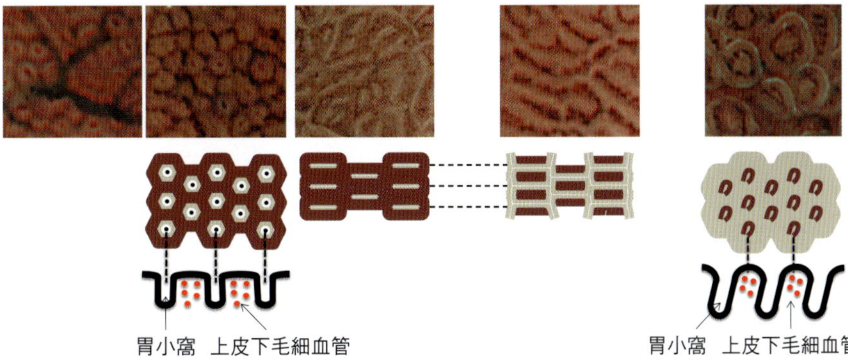

図3 胃粘膜の拡大内視鏡分類の一覧

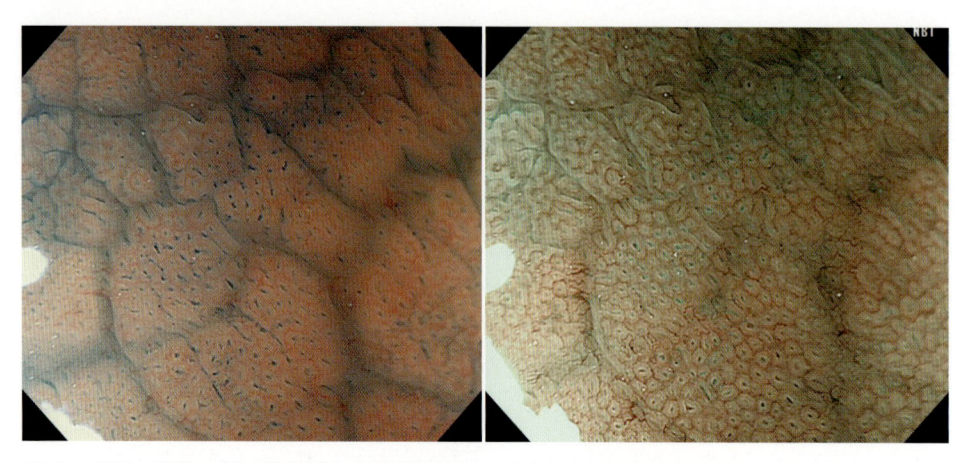

図4 円形の腺開口部が規則正しく配列するが，集合細静脈は視認されない

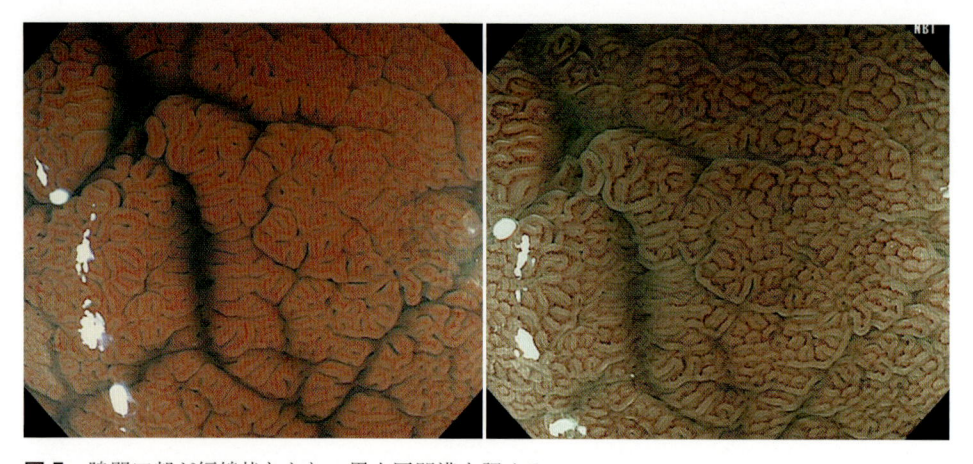

図5 腺開口部が短線状となり，胃小区間溝を認める

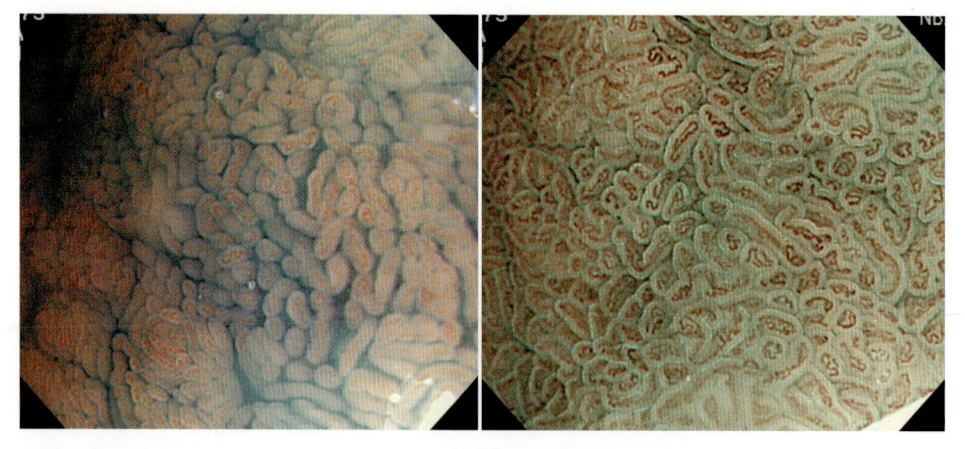

図6 腺開口部が溝状となり，畝状の微細表面構造を認める

とで大きく粘膜の形態が異なることがわかる．以上より，われわれは吉井らの分類に立ち返って，胃粘膜の微細粘膜像を腺窩が開口部の形態を保つ**腺窩型**（Foveola type）と溝状の**腺溝型**（Groove type）に大別している[10]．また，微小血管構築については

RACの所見が *H. pylori* 感染の有無という，慢性胃炎にとって臨床的にもっとも重要な事象と関連していることがわかる．

Kawamura らは，胃体部の微細粘膜像を八木らの A-B 分類をもとに分類し，生検組織の updated Sydney system に基づく組織学的胃炎の程度と対比し，拡大内視鏡による微細粘膜像と組織学的胃炎との間に有意な関連性のあることを示している（**図8**）[11]．これに上述した分類を当てはめて萎縮・腸上皮化生の程度に着目すると，①RACのある Foveola type の粘膜は炎症がないか軽微で，萎縮・腸上皮化生はない，②RACのない Foveola type の粘膜は軽度〜中等度の萎縮を認めることはあるが，腸上皮化生は少

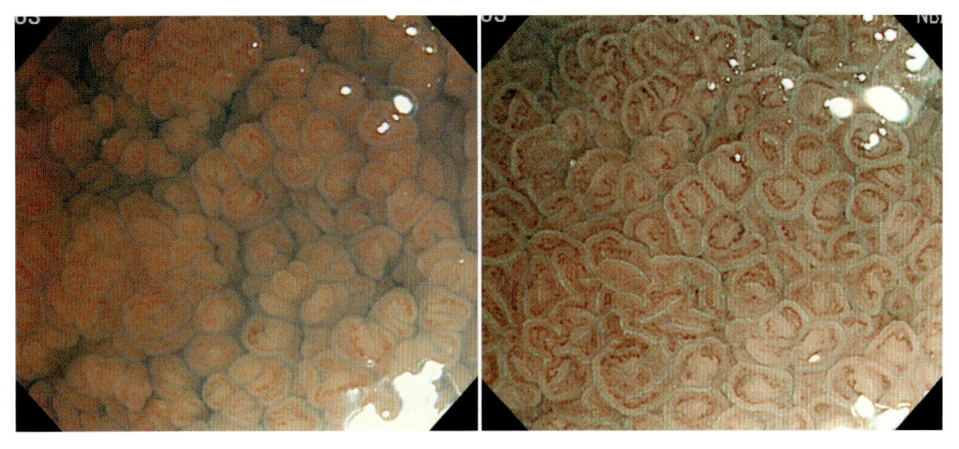

**図7** 腺開口部はより深く広くなり，乳頭状の微細表面構造を認める

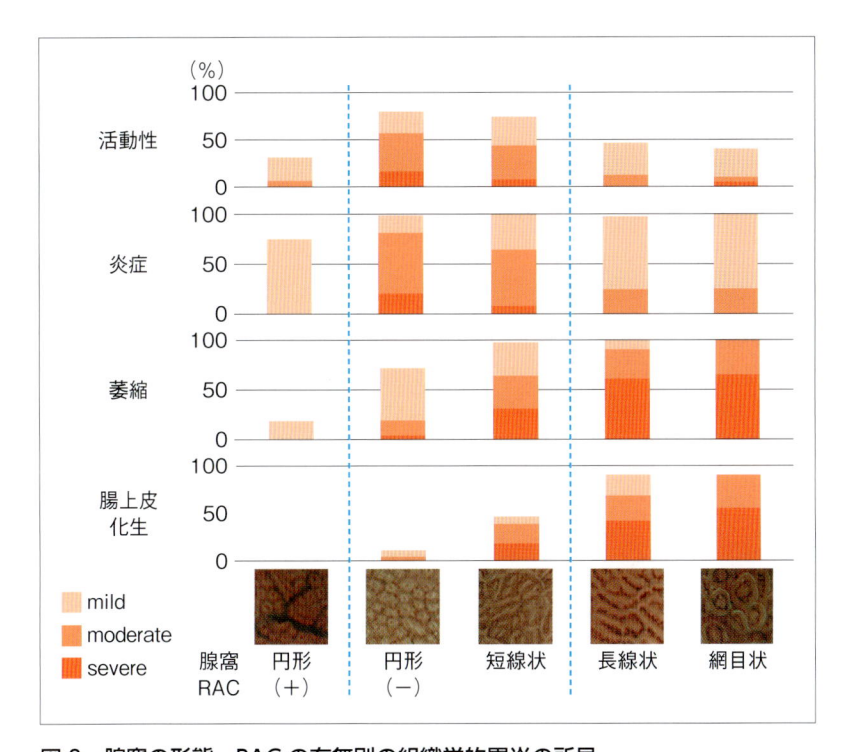

**図8** 腺窩の形態，RACの有無別の組織学的胃炎の所見
〔Kawamura M, et al：J Gastroenterol Hepatol 2011；26：477-483[11] を改変〕

ない，③Groove type の粘膜は大半が中等度〜高度の萎縮・腸上皮化生を認める，となり組織所見との整合性が高い．

### 4. 腸上皮化生の拡大内視鏡像

吉井らは実体顕微鏡下の観察で，腸上皮化生粘膜はほとんどが胃小溝型を呈するが，非化生部に比べると粗大で，しばしば胃小溝が細かい網状となって上皮が小腸に似た絨毛様の形態を示すと述べている[12]．

通常観察で腸上皮化生はやや白色調の粘膜として観察されるが（図9a），NBI を用いるとその色調差がより明瞭となる（図9b）．腸上皮化生を NBI で拡大観察すると，畝〜乳頭状の上皮の辺縁（溝状の腺開口部）に青白い光の縁取り（light blue crest；LBC）を認める[13]（図9c）．LBC は，腸上皮化生の表面の刷子縁の繊毛様構造によって短波長光が強く反射するために生じると考えられている．また，窩間部に白色不透明物質（white opaque substance；WOS）があると，上皮下毛細血管が不明瞭化し白色に見える[14]（図9d）．WOS は腸上皮化生により吸収された脂肪滴が上皮下に沈着する

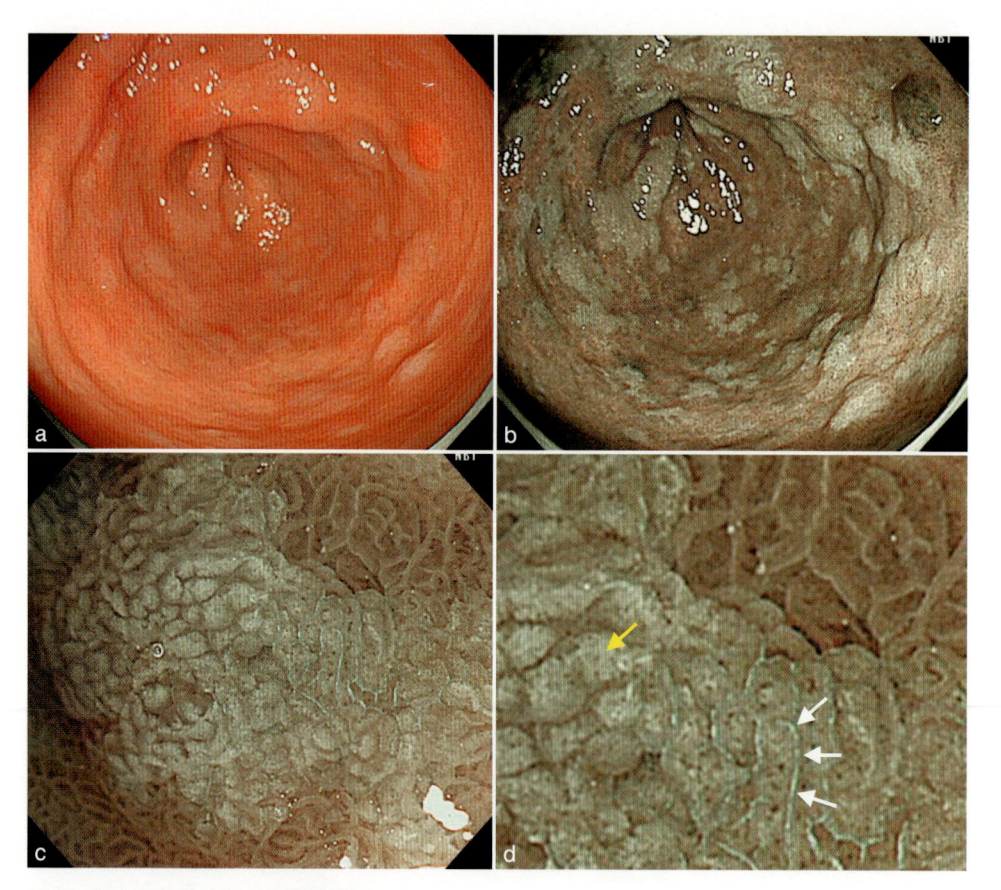

図9 腸上皮化生の拡大内視鏡所見
a：通常観察で白色の隆起を散見する．
b：NBI で白色の色調が強調される．
c：NBI 拡大で腸上皮化生は粗大な乳頭状の微細表面構造が観察される．
d：上皮辺縁に light blue crest（白矢印）と窩間部に white opaque substance（黄矢印）を認める．

ために生じる．NBI 拡大内視鏡は，腸上皮化生の吸収上皮としての組織学的な特徴を特異的に観察することができる．

### 5. 拡大内視鏡でみた萎縮・腸上皮化生の分布

　*H. pylori* 陰性の正常胃底腺粘膜は RAC のある Foveola type の粘膜で，*H. pylori* 感染により RAC が不明瞭化する．さらに，萎縮，腸上皮化生が生じると Foveola type の胃底腺粘膜が Groove type に変化することを説明した．胃体部の萎縮性胃炎の広がりを自家蛍光内視鏡により観察し，Kimura らの分類に準じた広がり別に胃体下部小彎粘膜の微細粘膜構造の分布を評価したところ，萎縮性胃炎の狭い症例では Foveola type の粘膜内に Groove type の粘膜が多巣性・多中心性に散在していた．一方，萎縮性胃炎が広がると胃小区間溝で Groove type の粘膜の領域が拡大し，胃小区内の Foveola type の粘膜が縮小する傾向を認めた．萎縮性胃炎の広範な症例では大半が Groove type の粘膜に置き換わっていた（**図 10，11**)[10]．この知見からは，榊や八木らの分類では各種微細粘膜像は入り交じりながら連続性に変化するかのような印象を受けるが，実際は胃体部粘膜には多くの場合に異なる微細粘膜像が境界を形成しながらモザイク状に分布

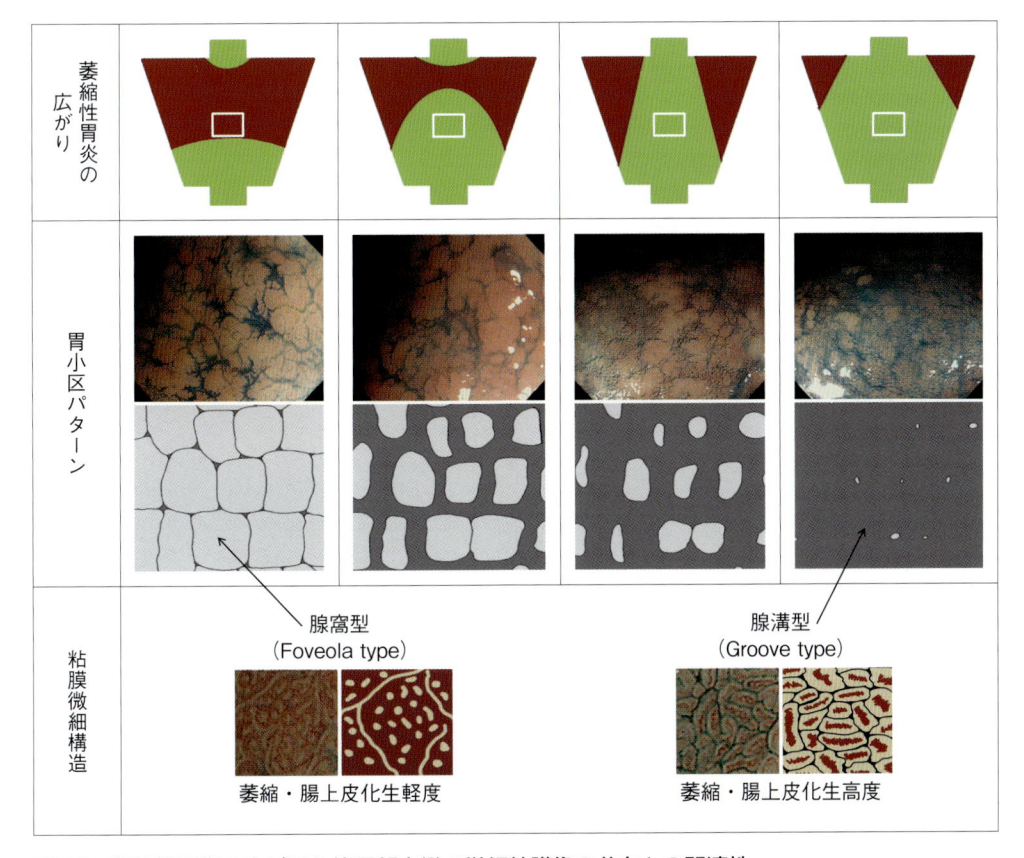

**図 10　萎縮性胃炎の広がりと体下部小彎の微細粘膜像の分布との関連性**
　萎縮性胃炎の狭い症例では，組織学的萎縮・腸上皮化生の高度な Groove type の粘膜が Foveola type の粘膜内に多巣性に散在している．萎縮性胃炎が広がるに従って，Groove type の粘膜は胃小区間溝に沿って領域を拡大する．広範な萎縮性胃炎の例では Foveola type の粘膜は大半が Groove type 置き換わっている．

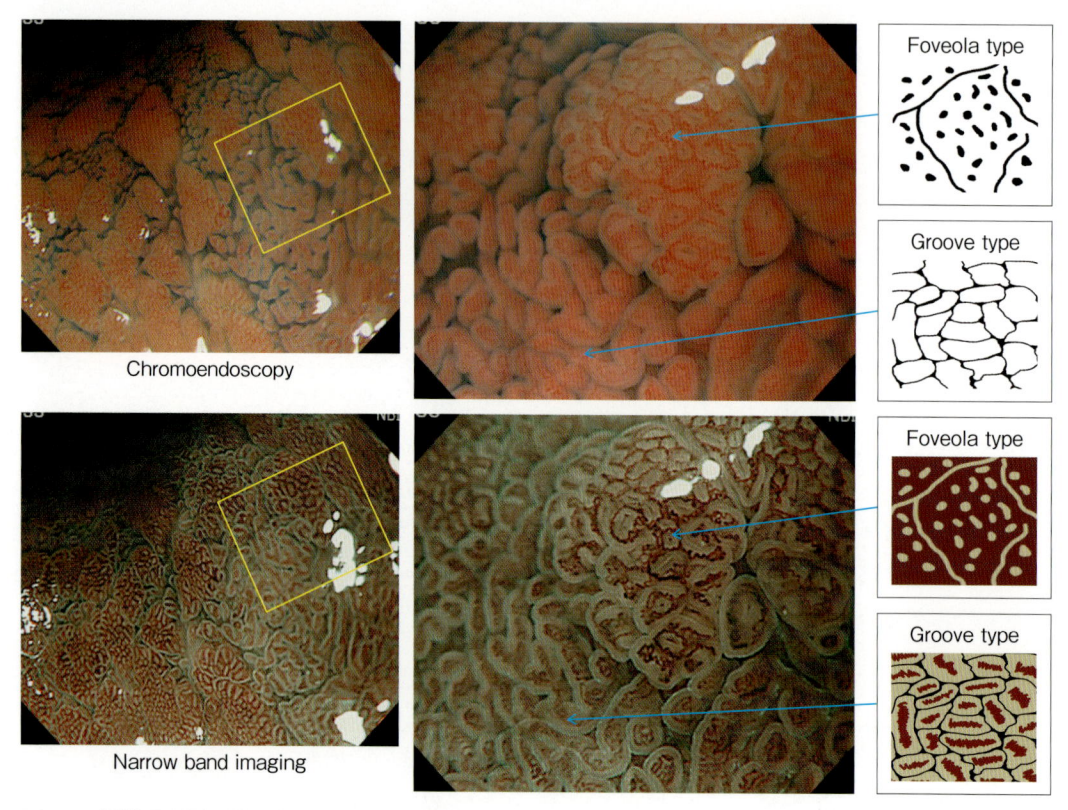

**図 11 慢性胃炎例の体下部小彎の微細粘膜像の分布**
Foveola type と Groove type の粘膜がモザイク状に混在している．

し，その割合が変化することで萎縮・腸上皮化生が進展していくことがわかる．これは萎縮や腸上皮化生が，炎症細胞浸潤のようにびまん性に起こる液性変化ではなく，分子生物学的変化に基づいた領域性の上皮の形質変化であることを反映しているのかもしれない[15), 16)]．

## おわりに

これまで慢性胃炎という病名は，組織学的，内視鏡的，症候学的概念が重なり合った渾沌としたものとして用いられてきた．近年，症候性の慢性胃炎は機能性ディスペプシアとして，症状に基づく疾患概念として再定義されるようになった．拡大内視鏡は内視鏡所見と組織所見とを精密に対応させることが可能なため，今後は慢性胃炎は内視鏡所見と組織所見の双方から明確に定義されると思われる．拡大内視鏡は慢性胃炎の診断をより正確なものとし，その概念を再構築することで，癌を含む各種胃疾患の病態解明と臨床診断の向上に大きく貢献すると考えられる．

### 文　献

1) Marshall BJ, Warren JR：Unidentified curved bacilli in the stomach of patients with gastritis and peptic ulceration. Lancet　1984；1：1311-1315

2) 胃炎：ハリソン内科学（日本語版，第15版）．2003, 1711-1714, メディカル・サイエンス・インターナショナル，東京
3) Dixon MF, Genta RM, Yardley JH, et al：Classification and grading of gastritis. The updated Sydney System. International Workshop on the Histopathology of Gastritis, Houston 1994. Am J Surg Pathol 1996；20：1161-1181
4) Uemura N, Okamoto S, Yamamoto S, et al：Helicobacter pylori infection and the development of gastric cancer. N Engl J Med 2001；345：784-789
5) Kimura K, Takemoto T：An endoscopic recognition of the atrophic border and its significance in chronic gastritis. Endoscopy 1969；1(3)：87-97
6) 吉井隆博：慢性胃炎の色素実体顕微鏡的所見と組織学的所見の対比―内視鏡的診断への応用．Progress of Digestive Endoscopy 1976；9：49-53
7) 榊 信廣，飯田洋三，斉藤 満，他：胃粘膜微細模様の新しい拡大内視鏡分類．Gastroenterol Endosc 1980；22：377-383
8) 八木一芳，中村厚夫，関根厚雄：胃炎の拡大内視鏡診断．Gastroenterol Endosc 2007；49：1251-1257
9) Tahara T, Shibata T, Nakamura M, et al：Gastric mucosal pattern by using magnifying narrow-band imaging endoscopy clearly distinguishes histological and serological severity of chronic gastritis. Gastrointest Endosc 2009；70：246-253
10) Kanzaki H, Uedo N, Ishihara R, et al：Comprehensive investigation of areae gastricae pattern in gastric corpus using magnifying narrow band imaging endoscopy in patients with chronic atrophic fundic gastritis. Helicobacter 2012；17：224-231
11) Kawamura M, Abe S, Oikawa K, et al：Topographic differences in gastric micromucosal patterns observed by magnifying endoscopy with narrow band imaging. J Gastroenterol Hepatol 2011；26：477-483
12) 吉井隆博：腸上皮化生のパターン―特に実体顕微鏡的観察．胃と腸 1971；6：881-888
13) Uedo N, Ishihara R, Iishi H, et al：A new method of diagnosing gastric intestinal metaplasia：narrow-band imaging with magnifying endoscopy. Endoscopy 2006；38：819-824
14) Yao K, Nagahama T, Iwashita A, et al：Response. Gastrointest Endosc 2009；70：402-403(To the Editor：Matsushima M, et al："White opaque substance" and "light blue crest" within gastric flat tumors or intestinal metaplasia same or different signs?)
15) Schmidt PH, Lee JR, Joshi V, et al：Identification of a metaplastic cell lineage associated with human gastric adenocarcinoma. Lab Invest 1999；79：639-646
16) Busuttil RA, Boussioutas A：Intestinal metaplasia：a premalignant lesion involved in gastric carcinogenesis. J Gastroenterol Hepatol 2009；24：193-201

（上堂文也）

## 2. 胃・十二指腸

# 3 白色不透明物質（white opaque substance；WOS）

## はじめに

　白色不透明物質（white opaque substance；WOS）は，拡大内視鏡観察により一部の胃上皮性腫瘍や腸上皮化生粘膜において認められる現象であり，Yaoらによって発見され命名された[1]〜[4]ものである．十二指腸粘膜でも同様の現象は認められ，絨毛の白色化，milk-white mucosaなどと呼称されており[5,6]，これらの名称とは区別する必要がある．本稿では，胃でみられるWOSに関する現在までの知見を概説し，WOSを用いた内視鏡診断の可能性について述べたい．

## I VS（vessel plus surface）classification systemによるWOSの形態からみた胃腺腫と癌の鑑別

　WOSは白色光観察でも確認できるが，NBIではより明瞭に白色調に知覚される（図1）[7]．このことよりWOSによって微小血管構築像（V）が不明瞭化したWOS陽性の胃上皮性腫瘍では，微小血管構築像をabsent microvascular patternと判定し，Vの代わりに，NBI拡大観察によるWOSの形態を表面微細構造（S）の一指標に用い，腺腫か癌かの鑑別を行う[8]．表面隆起性上皮性腫瘍46例を対象にWOSの出現頻度と形態を組織型別（腺腫 vs. 癌）に検討した報告[2]では，WOSの形態的特徴が腺腫と癌で異なることから，腺腫と癌の鑑別診断に有用な指標になることが述べられている．具体的には，腺腫のWOSは密度が高く，形態はおもに均一な網状，迷路状，斑状もしくは点状からなり，WOSの配列は規則的で，分布は対称的なregular WOSが多い傾向がある（図1b）．一方，癌のWOSは密度が低く微細で，形態は不均一な網状，斑状もしくは点状からなり，配列は不規則的で，分布は非対称的なirregular WOSが多い傾向があると報告されている[2,9]（図1d）．また，*Helicobacter pylori*（*H. pylori*）感染慢性胃炎に随伴する腸上皮化生粘膜にもregular WOSが出現する（図1f）[4]．

## II 肉眼型と組織型におけるWOSの出現頻度

　WOSが出現する胃上皮性腫瘍は日常的に表面隆起型に多い印象をもつ．188例の胃上皮性腫瘍の全肉眼型におけるWOSの出現頻度は36.2%（68/188）であり，そのうち

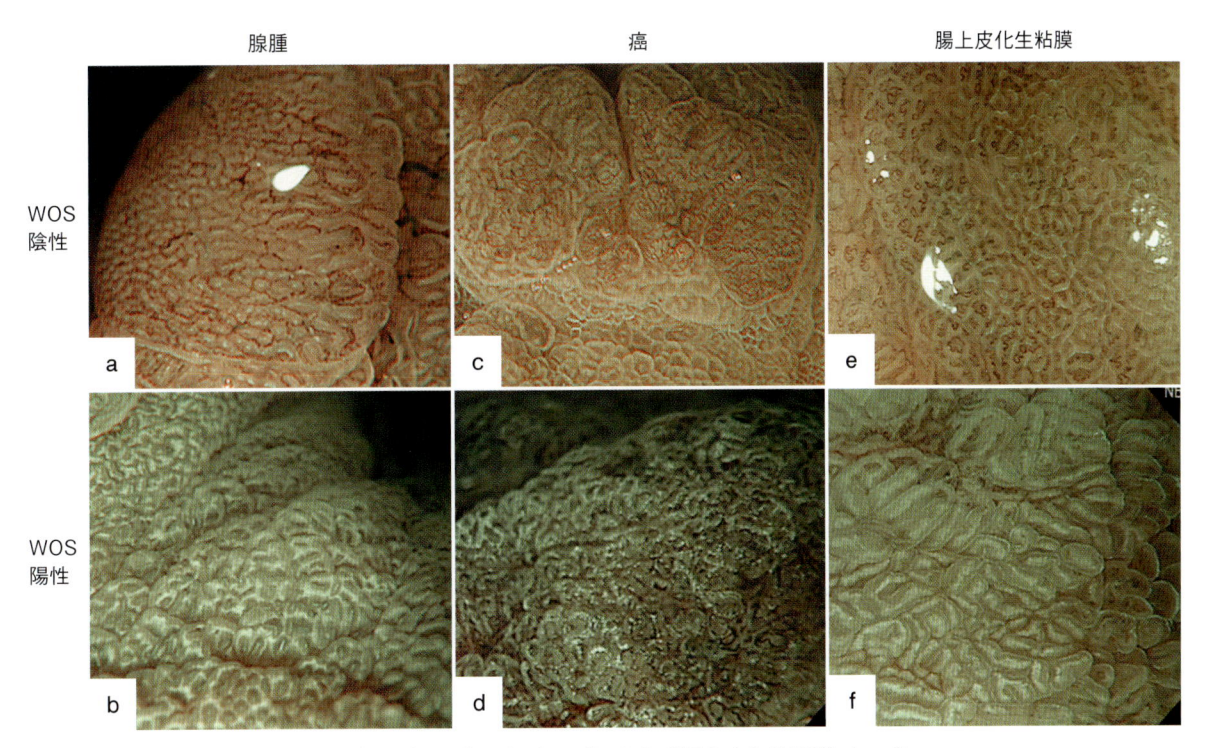

**図1　WOS陰性，陽性の腺腫（a, b），癌（c, d）および腸上皮化生粘膜（e, f）**

- WOS陰性腺腫では規則的なネットワーク形成を有するregular MV patternが確認でき，腺窩辺縁上皮（MCE）内側にはlight blue crest（LBC）の縁取りを認める（a）．WOS陽性腺腫では，WOSのため上皮下の血管は不明瞭化し，absent MV patternを呈する．WOSの密度は高く，形態は均一な網状からなり，WOSの配列は規則的で，分布は対称的なregular WOS（regular MS pattern）である．腺窩辺縁上皮（MCE）内側にはLBCの縁取りも部分的に認められる（b）．
- 癌のWOS陰性例では，不規則なirregular MV patternを確認できる（c）．癌のWOS陽性例では，WOSがほぼ上皮下の血管を不明瞭化しており，MVの評価はできず，absent MV patternと判定する．WOSは密度が低く微細で，形態は不均一な網状または斑状からなり，配列は不規則的で，分布は非対称的なirregular WOS（irregular MS pattern）が確認できる（d）．
- WOS陰性の腸上皮化生粘膜では，弧状の腺窩辺縁上皮（MCE）にLBCの縁取りを認め，窩間部にコイル状上皮下毛細血管を認める（e）．Regular MV pattern plus regular MS patternである．WOS陽性の腸上皮化生粘膜では，窩間部のコイル状上皮下毛細血管をほぼWOSが不明瞭化している．WOSとMCEは形状不均一も認めず，分布は対称性で配列も規則的であり，absent MV pattern plus regular MS patternである（f）．

表面隆起型には50%（47/94）ともっとも高頻度にWOSが出現することが報告されている[3]．また頻度は低いものの，平坦型12.5%（1/8），陥凹型23.8%（19/80）においても，WOSの出現は認められる[3]．表面隆起型における腺腫と癌のWOSの出現頻度の検討では，腺腫において78%（14/18）が癌において43%（12/28）であり，癌よりも腺腫において有意にWOSが出現しやすい[2]．

## III　WOSの正体は脂肪滴

2012年Yaoらは，生検標本を用いた脂肪染色（オイル赤O染色）を行い，WOSの正体が腫瘍表層の上皮・上皮下に集積した脂肪滴であることを明らかにした（**図2**）[10]．

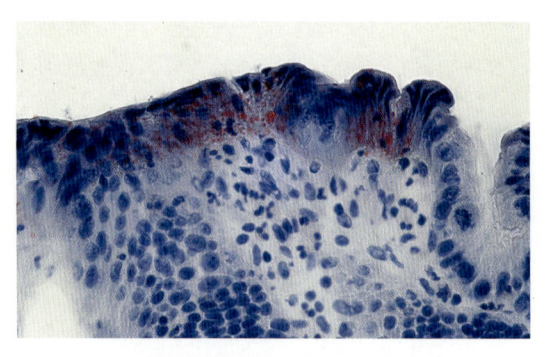

**図 2　WOS 陽性胃癌の Oil-red O 染色**
腫瘍上皮に微小な脂肪滴の集積が認められる.

著者らは，Yao らの報告を受けて，脂肪滴の膜蛋白を認識する抗 adipophilin 抗体を用いた免疫染色および免疫電顕といった別の手法を用いて，WOS が脂肪滴であるという検証を行った[11]. 免疫染色の結果より adipophilin の発現は WOS 陽性群で 24/25 (96.0%)，WOS 陰性群で 2/27 (7.4%) に認め，胃腫瘍における WOS の発現と adipophilin による脂肪滴の発現には有意（$p<0.0001$, Fishser 正確確率検定）な相関がみられた[11]. また免疫電顕では，WOS 陽性腫瘍上皮内に直径 0.1〜4 $\mu$m 大の空胞の凝集（大きさより，おそらくトリグリセリドに相当する）がみられ，空胞内側に金粒子で標識された adipophilin の発現があることから，WOS の正体は脂肪滴であると免疫電顕による観察を用い証明した[11]（**図 3**）.

すなわち，WOS の正体は，粘膜表層に集積した微小な脂肪滴が，内視鏡から投射した光を強く後方散乱または反射するため，ミルクのような乳白色を呈し，その直下の血管まで光が到達しないため，血管が透見できない現象を捉えていると考える[7),10)].

## IV　WOS の局在と組織学的分化度の関連

脂肪滴（WOS）の発現を示唆する adipophilin の発現の分布を検討したところ，腺腫と癌では異なっていた. すなわち，腺腫での adipophilin の発現は窩間部表層上皮に限局する傾向（surface accumulation）があり，11 例中 10 例 (90.9%) に認め（**図 4b, c**），一方，癌では窩間部表層部に加え癌腺窩の上皮に発現する傾向（surface plus cryptal accumulation）を 13 例中 7 例 (53.8%) に認めた（$p=0.033$, $\chi^2$ 検定）[11]（**図 4e, f**）. この adipophilin 発現分布の差は，腺腫低異型度と，腺腫高異型度または早期胃癌の 2 群に分けた追試により，より明確となった. 腺腫の異型度が低異型度であれば surface accumulation を高頻度〔100%（14/14）〕に認め，一方，腺腫高異型度または早期癌には surface plus cryptal accumulation が高い傾向〔62.1%（18/29）〕を認めた（$p<0.001$, $\chi^2$ 検定）. この成績より，腺腫と癌において，とくに，低異型度腺腫と，高異型度腺腫を含む早期胃癌での adipophilin の発現分布に相違があると示唆された.

また，免疫電顕による脂肪滴の形態の検討では，腺腫では上皮内に蓄積された個々の脂肪滴の形態が比較的均一で整っているのに対して，癌では腺腫に比べその形態が不整である傾向を認め（図 3），細胞レベルにおいても脂肪滴の形態，ひいては WOS の形

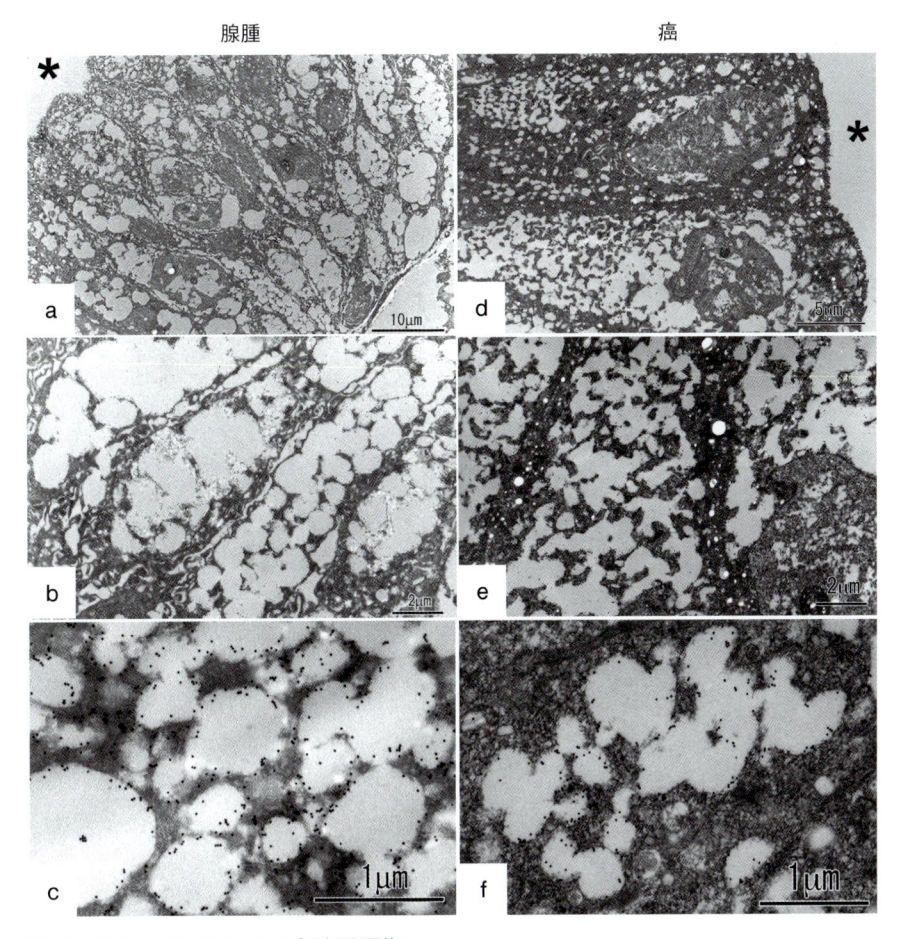

**図3 Adipophilinによる免疫電顕像**
腺腫（a〜c），癌（d〜f）（aとdの＊は内腔側を示す）
腫瘍上皮内に直径0.1〜4μm大の空胞の凝集がみられ，空胞内側に金粒子で標識されたadipophilinの発現が認められる．腺腫では個々の脂肪滴の形態が比較的均一で整っているのに対して，癌では腺腫に比べその形態が不整である傾向を認める．

態に，腺腫と癌において相違がある可能性が示唆された[11]．このような腺腫と癌での脂肪滴の分布および形態の相違が，図1に呈示した両者間で異なる光学的なWOSの形態学的特徴の差に関与している可能性が高い．

## V WOS陽性腫瘍の粘液形質および組織学的分化度の特徴

WOS陽性腫瘍の粘液形質発現は，腸型50％（13/26）もしくは胃腸混合型50％（13/26）であるのに対し，胃型のものは0％（0/26）であり，腸型の粘液形質をもつ胃上皮性腫瘍に脂肪滴が蓄積された結果，WOSという現象が生じているのではないかとYaoらは推測している[10]．症例数を増やした自験例を用いた検討においても，WOS陽性腫瘍の粘液形質発現は，腸型59.5％（25/42）もしくは胃腸混合型40.5％（17/42）であるのに対し，胃型のものは0％（0/42）であり[12]，Yaoらと同様の結果であった．

また，さらに脂肪滴の存在を示唆するadipophilin発現からみた粘液形質の関係も検

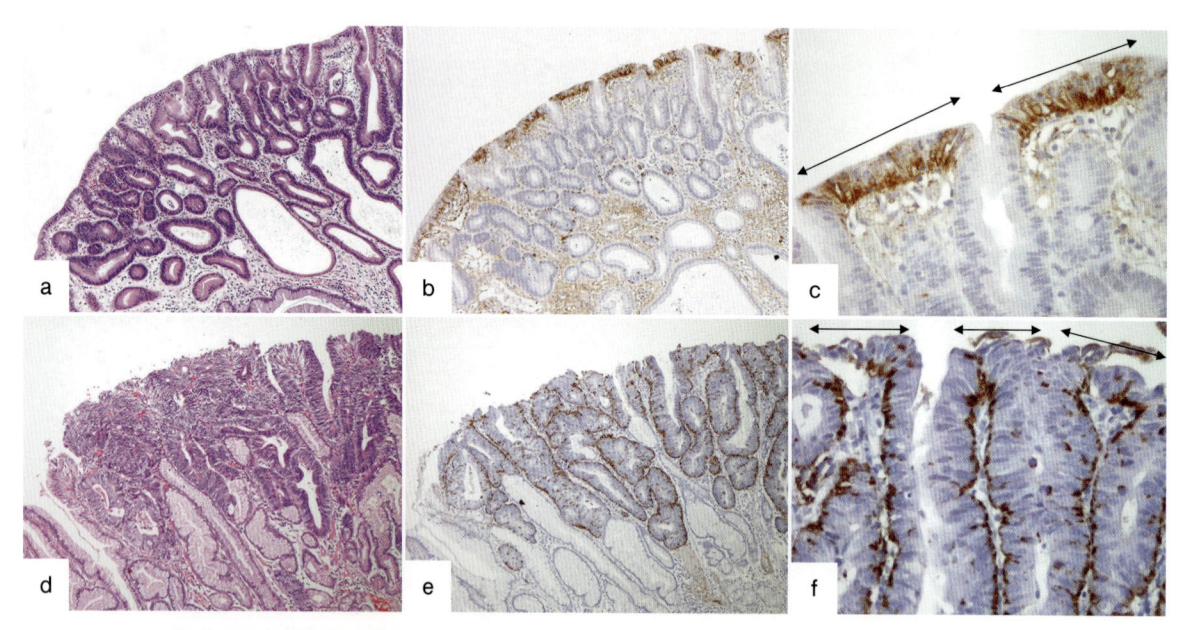

**図4 腺腫および癌における adipophilin の発現**
腺腫（a）では腫瘍の窩間部表層部上皮内に adipophilin の発現が限局してみられる（surface accumulation）（b, c, 矢印は窩間部）．一方，癌（d）では腫瘍の窩間部表層部に加えて腺窩に adipophilin の発現がみられる（surface plus cryptal accumulation）（e, f, 矢印は窩間部）．

討したが，adipophilin の発現も腸型 57.1％（28/49）もしくは胃腸混合型 42.9％（21/49）の腫瘍にみられる傾向があり，胃型形質のみの腫瘍には 0％（0/49）と adipophilin の発現がなかった[12]．以上より，WOS の発現は少なくとも腸型の形質を有する腫瘍にみられ，胃型形質のみの腫瘍には発現しにくいと考える．

前述したように WOS の発現は癌に比べ腺腫に多いと報告されている[2]．われわれはWOS と組織学的分化度の関係についてさらに詳細な検討を行った．111例の連続した胃上皮性腫瘍を組織学的に腺腫/分化型癌/未分化混在型癌/未分化型癌に4分類し，WOS 発現との関係を検討した[12]．WOS 陽性群（42例）は腺腫 52.4％（22/42），分化型癌 45.2％（19/42），未分化混在型癌 2.4％（1/42），未分化型癌 0％（0/42）に対し，WOS 陰性群（69例）は腺腫 21.7％（15/69），分化型癌 60.9％（42/69），未分化混在分化型癌 7.2％（5/69），未分化型癌 10.1％（7/69）と両群間に有意な差（$p=0.003$，$\chi^2$ 検定）を認めた[12]．さらに，脂肪滴を示唆する adipophilin の発現がみられる腫瘍組織を検討したところ，adipophilin の発現は腺腫組織の 61.1％（22/36）と分化型腺癌の 40.3％（27/67）に認めるものの，未分化型腺癌には 0％（0/13）と発現がなかった[12]（図5）．

以上より，WOS は腺腫もしくは分化型癌にみられやすく，逆に未分化型癌にはみられにくい現象と考える．

## VI 今後の課題

これまで述べてきたように，WOS は腫瘍化によって，腸型の粘液形質を有する組織学的分化度の高い胃上皮性腫瘍にする機能を獲得し，脂肪滴を表層に集積した結果を反

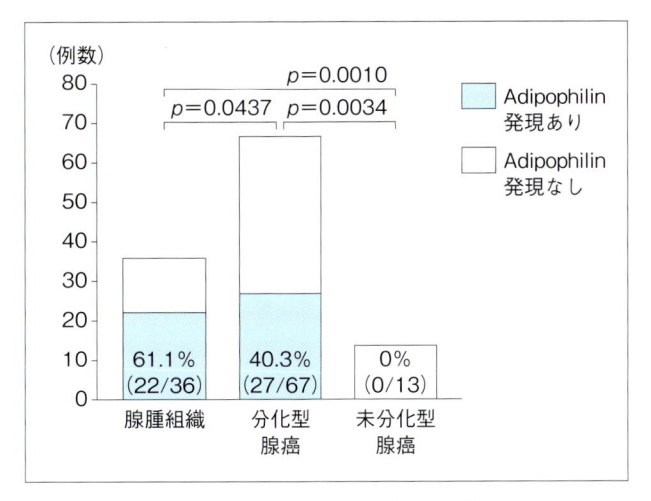

**図5 Adipophilinの発現と腫瘍分化度の関係**
　Adipophilinの発現は，腺腫組織の61.1%（22/36）と分化型腺癌の40.3%（27/67）に認めるものの，未分化型腺癌には0%（0/13）と発現を認めない．

映していると考えられる．脂肪蓄積のメカニズムについては未だ結論が出ていないが，二つの仮説が立てられている．一つは腸上皮化生粘膜と同様に腫瘍上皮からの受動拡散によって吸収された外来性の脂肪（吸収説），もう一つは腫瘍細胞自身が脂肪滴を合成した内因性の脂肪（合成説）である[10]．WOSの発現が多い腺腫の大部分は，腸型の吸収上皮の性格をもちうる腸型管状腺腫であること，癌であっても分化の良い組織型にみられること，また，WOSが恒常的な現象でないことを臨床的に経験しており，一元的に捉えると吸収説が理にかなっている．すでに脂肪製剤の負荷によってWOSが腫瘍の検出に利用できる可能性がYaoらのグループから報告されており[13,14]，今後の臨床に生かされることが期待される．

## おわりに

　WOSに関する現在までの知見を概説した．WOSは腫瘍の形態学的な質的診断を可能にするのみならず，われわれにその腫瘍の性質，機能までも示唆する可能性を秘めていると考えている．

**文　献**

1) Yao K, Iwashita A, Matsui T, et al：White opaque substance within superficial-elevated gastric neoplasia as visualized by magnification endoscopy（ME）with narrow-band imaging（NBI）：A new useful marker for discriminating adenoma from carcinoma. Endoscopy　2007；39：A16
2) Yao K, Iwashita A, Tanabe H, et al：White opaque substance within superficial elevated gastric neoplasm as visualized by magnification endoscopy with narrow-band imaging：a new optical sign for differentiating between adenoma and carcinoma. Gastrointest Endosc　2008；68：574-580

3) Yao K, Iwashita A, Nagahama T, et al：White opaque substance as visualized by magnification endoscopy with narrow-band imaging：a new useful sign for differentiating high-grade dysplasia/ early carcinoma form low-grade dysplasia in the gastric neoplastic lesions. Endoscopy 2008；40：A61
4) Yao K, Iwashita A, Tanabe H, et al：Author's reply to Letter to the Editor, "White opaque substance" and "light blue crest" within gastric flat tumors or intestinal metaplasia：same or different signs? Gastrointest Endosc 2009；70：402-403
5) Yoshimura N, Goda K, Tajiri H, et al：Endoscopic features of nonampullary duodenal tumors with narrow-band imaging. Hepatogastroenterology 2010；57：462-467
6) 田中三千雄，薄田勝男，大倉康男，他：十二指腸における隆起性病変の拡大観察とその診断的意義．胃と腸 2003；38：1709-1720
7) 後野和弘：内視鏡画像の色を考える―毛細血管，WOS．臨牀消化器内科 2014；29：501-505
8) Yao K：How is the VS (vessel plus surface) classification system applicable to magnifying narrow-band imaging examinations of gastric neoplasias initially diagnosed as low-grade adenomas? Gastric Cancer 2012；15：118-120
9) 八尾建史：胃拡大内視鏡．2009，93-100，日本メディカルセンター，東京
10) Yao K, Iwashita A, Nambu M, et al：The nature of white opaque substance in the gastric adenoma and cancer as visualized by magnifying endoscopy with narrow-band imaging. Dig Endosc 2012；24：419-425
11) Ueo T, Yonemasu H, Yada N, et al：White opaque substance represents an intracytoplasmic accumulation of lipid droplets：Immunohistochemical and immunoelectron microscopic investigation of 26 cases. Dig Endosc 2013；25：147-155
12) 上尾哲也，米増博俊，石田哲也：WOS (White Opaque Substance) 陽性胃上皮性腫瘍における臨床病理学的検討―組織学的分化度および粘液形質の検討．Gastroenterol Endosc 2013；55 (Suppl 2)：2705
13) 大津健聖，八尾建史，長浜 孝：胃上皮性腫瘍は脂肪を吸収する．Gastroenterol Endosc 2013；55 (Suppl 2)：2705
14) Ohtsu K, Yao K, Matsunaga K, et al：Lipid is absorbed by epithelial neoplasia (adenoma and early gastric cancer) in the stomach：a novel finding. Endoscopy 2012；44 (Suppl 1)：A88

〔上尾哲也，米増博俊，石田哲也，八尾建史〕

## 2. 胃・十二指腸

# 4 胃癌の組織型診断
## —— VEC pattern を指標とした乳頭腺癌 vs 管状腺癌の診断

## I 背景

　早期胃癌の組織型は，分化度により分化型癌と未分化型癌に分類される[1]．さらに分化型癌は，乳頭腺癌と管状腺癌とに亜分類されている．さまざまな病理学的研究により，乳頭腺癌は管状腺癌と比較すると，肝転移率，リンパ節転移率，脈管侵襲陽性率が高いと報告され，生物学的悪性度が高い癌であることが明らかにされている[2〜5]．また増殖の過程で組織型が低分化腺癌に移行することがあるとも報告されている[5,6]．しかしながら，従来の内視鏡検査により，乳頭腺癌を術前に診断することは不可能であった．

　われわれは，narrow-band imaging（NBI）併用胃拡大内視鏡検査で観察された，早期胃癌の円形の腺窩辺縁上皮（marginal crypt epithelium；MCE）で囲まれた円形の窩間部上皮下に血管が存在する所見を vessels within epithelial circle（VEC）pattern（円形上皮内血管パターン）と呼称し，乳頭腺癌に特徴的な所見であると報告した[7]．この VEC pattern が乳頭腺癌の術前診断に有用であるか否か，また，VEC pattern を呈する早期胃癌は VEC pattern を呈さない早期胃癌と比べ，臨床病理学的所見が異なるか否かを求めるため，症例対照研究を行った[8]．

## II 対象と方法

　2006 年 1 月から 2011 年 11 月の期間に福岡大学筑紫病院で内視鏡を用いて切除された分化型の早期胃癌 395 病変を対象とした．術前の生検の病理組織診断にて未分化型癌と診断された病変は除外した．そのうち，NBI 併用拡大内視鏡で VEC pattern を呈したすべての病変を case 群，腫瘍径・肉眼型を対応させ，抽出した VEC pattern を呈さない control 群について症例対照研究を行った．これらの 2 群について，① VEC pattern 陽性の癌と組織学的乳頭状構造の相関，② 未分化型癌の混在する頻度と粘膜下層浸潤を伴う頻度を求め比較した．

### ■ 1. VEC pattern の定義

　NBI 併用拡大内視鏡観察において，円形の腺窩辺縁上皮（MCE）で囲まれた円形の窩間部上皮下に血管が存在する所見を vessels within epithelial circle（VEC）pattern と定義した（図 1a〜c[8]）．病変の一部分にでも VEC pattern が観察された場合，VEC

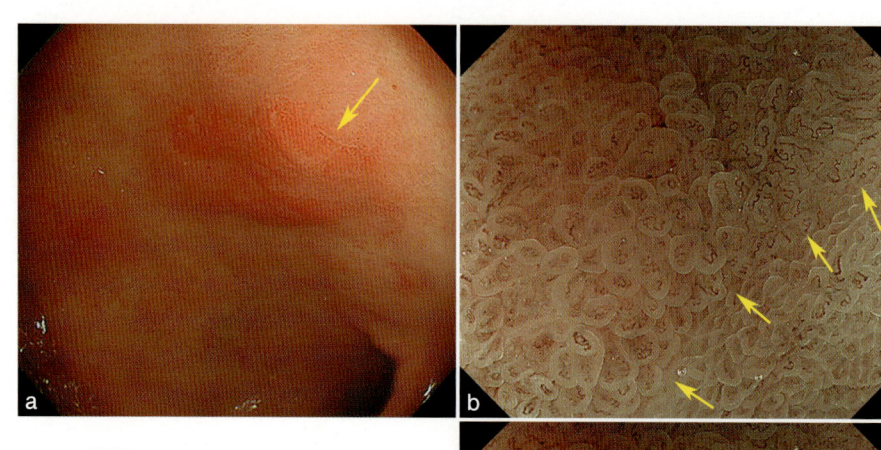

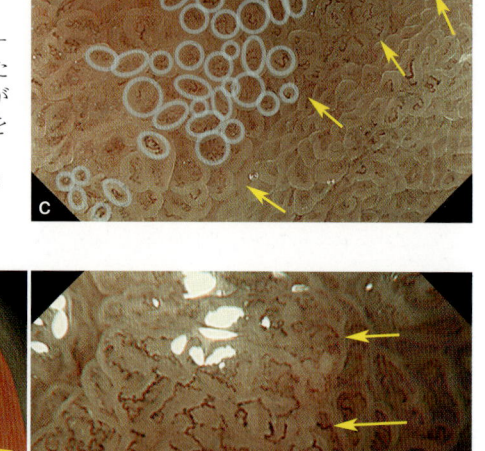

**図1 VEC pattern 陽性**
a：通常内視鏡像．前庭部後壁に発赤調の扁平隆起性病変を認める．
b：aの矢印で示した部位のNBI併用拡大内視鏡像．矢印がdemarcation lineを示し，その内側に，円形上皮内血管（VEC）patternを認める．
c：NBI併用拡大内視鏡像．円形の腺窩辺縁上皮をトレースして示している．円形の腺窩辺縁上皮で囲まれた円形の窩間部上皮の下に血管が存在していることが明らかである．病変内の一部にでもVEC patternを認めた場合も，VEC pattern 陽性と診断した．
〔Kanemitsu T, et al：Gastric Cancer 2014；17：469-477[8]より転載〕

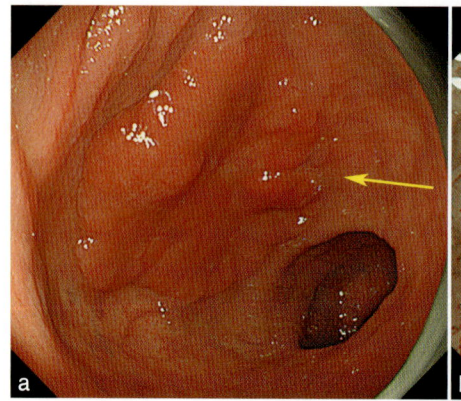

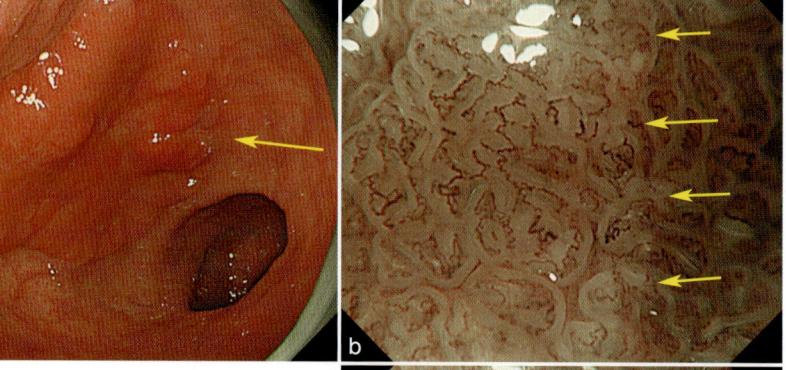

**図2 VEC pattern 陰性**
a：通常内視鏡像．前庭部後壁に発赤した扁平隆起性病変を認める．
b：aの矢印で示した部位のNBI併用拡大内視鏡像．矢印がdemarcation lineを示し，その内側の癌にはVEC patternを認めない．
c：NBI併用拡大内視鏡像．腺窩辺縁上皮をトレースして血管との関係を提示している．腺窩辺縁上皮は，円形ではなく弧状である．したがって円形の窩間部をまったく認めず，上皮と血管の構造に一定のパターンを認めないことが明らかである．したがってVEC patternは陰性である．
〔Kanemitsu T, et al：Gastric Cancer 2014；17：469-477[8]より転載〕

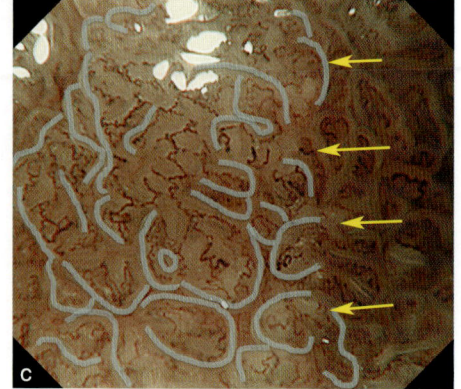

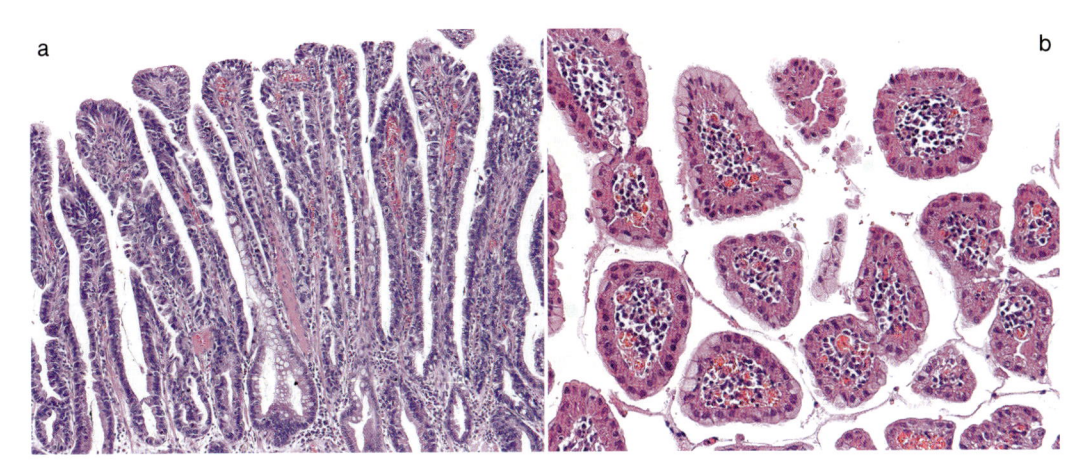

**図3　組織学的な乳頭状構造の定義**
a：円柱状の腫瘍細胞が，幅の狭い間質を伴い，丈の高い指状の突起として観察される．
b：間質を取り囲む類円形の癌上皮構造が，遊離して観察される．

〔Kanemitsu T, et al：Gastric Cancer　2014；17：469-477[8]）より転載〕

pattern 陽性と定義した．一方，VEC pattern をまったく認めなかった場合，VEC pattern 陰性と定義した（**図2a〜c**[8]）．

### 2. 組織学的な乳頭状構造の定義

病理組織学的所見をゴールドスタンダードに用いた．具体的には，下記の二つの組織学的所見をいずれも認めた場合，乳頭状構造が陽性であると定義した．

① 組織学的に円柱状の腫瘍細胞が，幅の狭い間質を伴い，丈の高い指状の突起を示す所見（**図3a**[8]）．
② 間質を取り囲む類円形の癌上皮構造が，遊離して観察される所見（**図3b**[8]）．

## III 結　果

対象からVEC pattern 陽性の癌は35病変（case 群）が，VEC pattern 陰性の癌（control 群）は70病変が抽出された．VEC 陽性群とVEC 陰性群の臨床的特徴を比較したが，両群に有意な差異は認められなかった（**表1**）．

組織学的な乳頭状構造の頻度（**表2**）は，VEC pattern 陽性群において94.3%（33/35），VEC pattern 陰性群で8.6%（6/70）であった．NBI 併用拡大内視鏡検査で捉えた VEC pattern の存在は，組織学的乳頭状構造の存在と非常に強い相関を認めた（P＜0.001）．NBI 併用拡大内視鏡検査で観察された VEC pattern が，乳頭状構造を診断する感度，特異度，陽性的中率，陰性的中率を求めると，それぞれ，84.6%（33/39），96.9%（64/66），94.2%（33/35），91.4%（64/70）であった．また，未分化型癌の混在する頻度（表2）は，VEC pattern 陽性群において22.9%（8/35），VEC pattern 陰性群において2.9%（2/70）であった．すなわち VEC pattern 陽性群は陰性群より統計学的有意差をもって高頻度に未分化型癌を混在していた（P＝0.002）（**図4a〜d**[8]）．VEC pattern 陽性胃癌に未分化型癌の混在する感度，特異度，陽性的中率，陰性的中率を求めると，それぞれ，

表1　VEC pattern 陽性群と VEC 陰性群の臨床学的特徴の比較

|  |  | VEC pattern 陽性（n＝35） | VEC pattern 陰性（n＝70） | P value |
|---|---|---|---|---|
| 年齢（歳） |  | 70.2 ± 11.2 | 72.5 ± 9.0 | NS * |
| 性差（男：女） |  | 27：8 | 52：18 | NS ** |
| 腫瘍径（mm） |  | 26.1 ± 13.7 | 25.8 ± 16.5 | NS * |
| 肉眼型（％） | 0-Ⅰ | 4 (11.4) | 8 (11.4) | NS ** |
|  | 0-Ⅱa | 21 (60.0) | 42 (60.0) |  |
|  | 0-Ⅱb | 4 (11.4) | 8 (11.4) |  |
|  | 0-Ⅱc | 6 (17.1) | 12 (17.1) |  |
| 存在部位（％） | 上部 | 3 (8.6) | 10 (14.3) | NS ** |
|  | 中部 | 16 (45.7) | 32 (45.7) |  |
|  | 下部 | 16 (45.7) | 28 (40.0) |  |

VEC：vessels within epithelial circle
NS：not significant，\*：Student-t test，\*\*：Fisher's exact test

表2　VEC pattern 陽性群と VEC pattern 陰性群の病理組織学的特徴の比較

| 組織学的所見 |  | VEC pattern 陽性（n＝35） | VEC pattern 陰性（n＝70） | P value |
|---|---|---|---|---|
| 乳頭状構造 | 陽性（％） | 33 (94.3) | 6 (8.6) | <0.001 * |
|  | 陰性（％） | 2 (5.7) | 64 (91.4) |  |
| 未分化型癌の混在 | 陽性（％） | 8 (22.9) | 2 (2.9) | 0.002 * |
|  | 陰性（％） | 27 (77.1) | 68 (97.1) |  |
| 深達度 | M（％） | 26 (74.3) | 63 (90.0) | 0.046 * |
|  | SM（％） | 9 (25.7) | 7 (10.0) |  |
| リンパ管侵襲 | 陽性（％） | 8 (22.9) | 7 (10.0) | 0.086 * |
|  | 陰性（％） | 27 (77.1) | 63 (90.0) |  |
| 静脈侵襲 | 陽性（％） | 1 (2.9) | 1 (1.4) | >0.999 * |
|  | 陰性（％） | 34 (97.1) | 69 (98.6) |  |

VEC：vessels within epithelial circle，M：粘膜内癌，SM：粘膜下層浸潤
NS：not significant，\*：Fisher's exact test

80.0％（8/10），特異度は71.6％（68/95），陽性的中率は22.9％（8/35），陰性的中率は97.1％（68/70）であった．粘膜下層に浸潤を認めた頻度（表2）は，VEC pattern 陽性群において25.7％（9/35），VEC pattern 陰性群において10％（7/70）であった（P＝0.046，図4a～d[8]）．

# Ⅳ 考　察

　本研究の結果により，NBI 併用拡大内視鏡検査で観察される VEC pattern は組織学的な乳頭状構造を診断するのに非常に有用な指標であることが判明した．術前に組織学

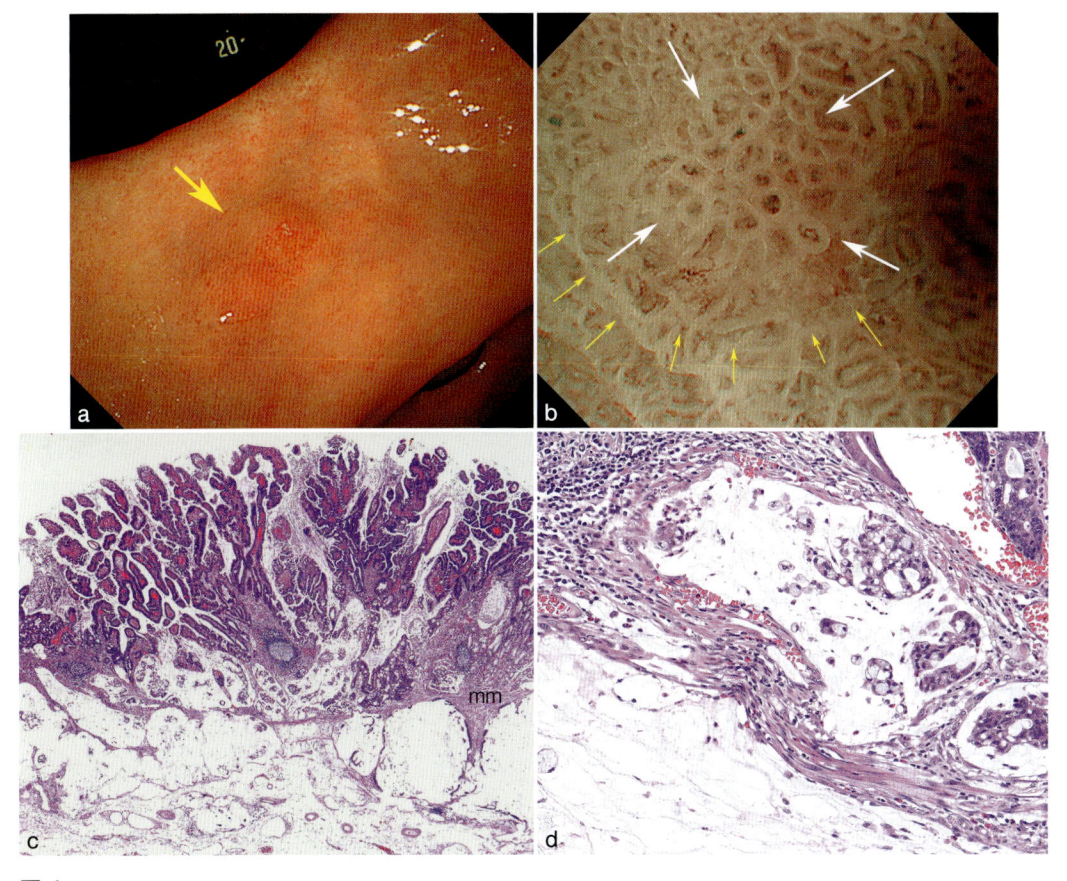

**図4**
a：通常内視鏡像．前庭部小彎に発赤調の隆起性病変を認める（矢印）．
b：aの矢印で示した部位のNBI併用拡大内視鏡像．黄矢印がdemarcation lineを示し，その内側の癌には，白矢印で示すVEC patternを認めた．
c：切除標本の組織像（弱拡大）．腫瘍の表層は乳頭腺癌を認め，深部では著明な粘液を伴い粘膜下層へと浸潤していた．mm：粘膜筋板．
d：切除標本の組織像（強拡大）．粘膜下層では未分化型癌を認めた．
〔Kanemitsu T, et al：Gastric Cancer 2014；17：469-477[8]〕より転載〕

的な乳頭状構造を診断できるという知見は，本研究が施行されるまでは明らかではなかった．**図5**[8]に示すようにNBI併用拡大観察で視覚化された腺窩辺縁上皮で囲まれた正円形の窩間部は，組織学的に乳頭状の窩間部に対応していると考えられた．NBI併用拡大所見で認める円形上皮に囲まれた微小血管は，組織学的に乳頭状の狭い窩間部の間質に増生した血管と対応していると考えられた．一般的に乳頭腺癌は，分化型癌内に乳頭状構造が優勢に存在する場合に診断されており，ごく微少な量では乳頭腺癌とは診断されない．したがって，本研究においては，VEC patternは乳頭腺癌そのもの（いわゆるpap）ではなく組織学的な乳頭状構造が存在する指標であるといえる．一方，VEC patternの存在は乳頭状構造を診断するうえで，高い陰性的中率を示した．すなわち，VEC patternをまったく認めなければ管状腺癌であろうと予測できる可能性がある．NBI併用拡大内視鏡を用いて病変内をくまなく観察し，VEC patternを認めなければ，管状腺癌と診断する指標となりうると考えている．

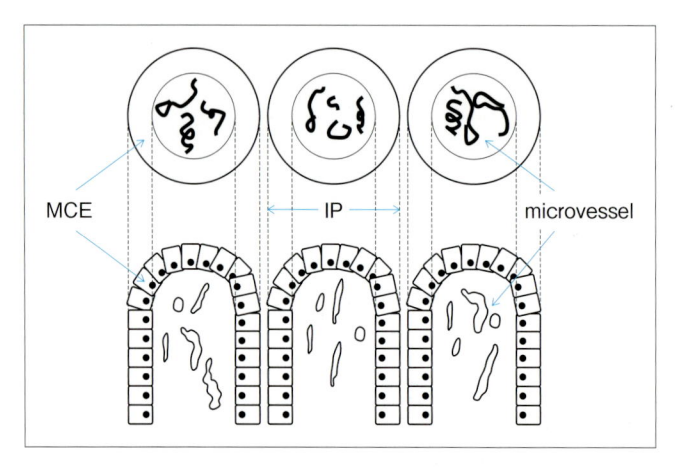

**図5 NBI併用拡大内視鏡により視覚化されるVEC pattern（上段）と対応する組織学的所見（下段）の模式図**

内視鏡で捉えられる円形の上皮は，組織学的に上皮に縁取られた指状の突起に対応する．また，内視鏡で捉えられた円形上皮内の血管は，組織学的に上皮下の間質に増生した血管に対応する．
MCE：marginal crypt epithelium（腺窩辺縁上皮），IP：intervening part（窩間部）
〔Kanemitsu T, et al：Gastric Cancer 2014；17：469-477[8]）より転載〕

さらに，VEC pattern陽性の早期胃癌の約1/4の病変に未分化型癌の混在や粘膜下層への浸潤を認め，VEC patternが術前に癌の高い悪性度を予測するうえで有用なマーカーとなる可能性が考えられた．しかし，これまでに，乳頭状構造を有する腺癌が管状腺癌と比較して粘膜下層へ容易に浸潤する傾向があると証明した報告はない．今後，多数例について前向き試験を行い，検証する必要があると考える．

本研究は生検を含む術前診断で，あらかじめ分化型癌と診断された症例を対象とした研究である．したがってVEC patternは癌と非癌を鑑別診断する指標ではないことを付記する．あくまで，分化型癌の術前診断における乳頭腺癌（乳頭状構造）と管状腺癌の鑑別診断の指標となりうる拡大内視鏡所見である．

われわれは拡大内視鏡診断において，微小血管構築像（V．microvascular pattern）と表面微細構造（S．microsurface pattern）の二つの指標を用い，所見を解析し，それらの組織学的かつ生物学的な意義を明らかにし，解剖学的根拠に基づいた明快な診断体系の必要性を提唱している[9),10)]．しかし，例外的に，この所見をみれば一発で診断ができるほどのインパクトのある所見は，万人が頭に浮かびやすいように，ニックネームを用いればよいと考えている．VEC patternは，その好例である．

**文献**

1) 中村恭一：XV．2．胃癌組織発生と組織型．胃癌の構造（第3版）．2005，360-361，医学書院，東京
2) 廣田映五，落合淳史，尾田 恭，他：胃癌の組織型と予後．胃と腸 1991；26：1149-1158
3) Yasuda K, Adachi Y, Shiraishi N, et al：Papillary adenocarcinoma of the stomach. Gastric Cancer 2000；3：33-38

4) 滝澤登一郎：第4章 Ⅲ. 乳頭腺癌と管状腺癌の比較. 胃の病理形態学. 2003, 123-125, 医学書院, 東京
5) 滝澤登一郎：第4章 Ⅱ. 1. 乳頭腺癌. 胃の病理形態学. 2003, 114-115, 医学書院, 東京
6) Kaibara N, Kimura O, Nishidoi H, et al：High incidence of liver metastases in gastric cancer with medullary growth pattern. J Surg Oncol 1985；28：195-198
7) 八尾建史：第13章 5. 特異な拡大内視鏡像を呈する症例. 胃拡大内視鏡. 2009, 172-178, 日本メディカルセンター, 東京
8) Kanemitsu T, Yao K, Nagahama T, et al：The vessels within epithelial circle (VEC) pattern as visualized by magnifying endoscopy with narrow-band imaging (ME-NBI) is a useful marker for the diagnosis of papillary adenocarcinoma：a case-controlled study. Gastric Cancer 2014；17：469-477
9) Yao K, Anagnostopoulos GK, Ragunath K：Magnifying endoscopy for diagnosing and delineating early gastric cancer. Endoscopy 2009；41：462-467
10) 八尾建史：第9章 VS classification system の提唱—NBI 併用拡大内視鏡所見を解析する原則. 胃拡大内視鏡. 2009, 172-178, 日本メディカルセンター, 東京

（金光高雄，八尾建史，長濱　孝，松井敏幸，岩下明德）

## 2. 胃・十二指腸

# 5 胃癌の範囲診断における拡大内視鏡の有用性と限界

## I 胃癌の基本構造

　　分化型癌の多くは全層置換性に増殖するため，背景粘膜と癌部の境界は明瞭となる（**図1a**）．一方，未分化型癌は腺頸部を側方進展するため，その境界は不明瞭となることが多い（**図1b**）．未分化型癌であっても，癌が全層置換している場合は境界明瞭な陥凹をきたす．しかし，腺頸部のみに癌が存在し，表層を非癌上皮が被っている場合は境界診断が難しくなる．

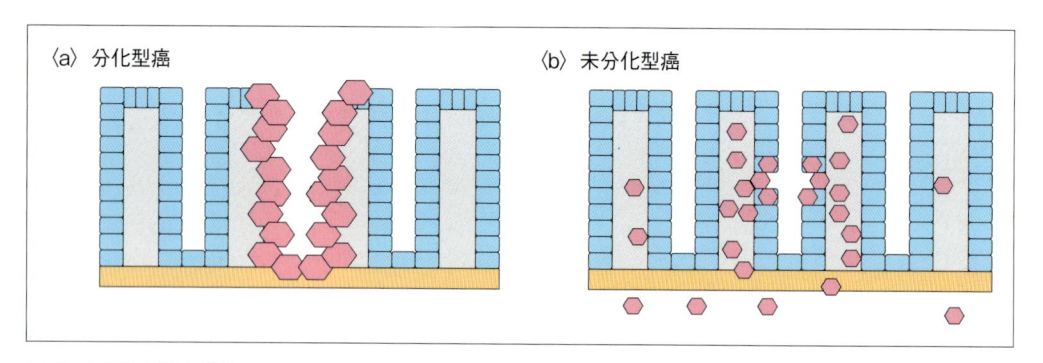

図1　胃癌の基本構造

## II 通常内視鏡による側方進展範囲診断

　　通常内視鏡では色調，段差，表面性状によって診断を行う．すなわち，分化型癌は赤く，隆起または陥凹を呈し，不正な表面正常を呈する．一方，未分化型癌の基本的な色調は褪色調であるが，虚血に陥りびらんを伴うと発赤を呈する．また，陥凹内に非癌上皮の取り残し（聖域）がみられることも特徴の一つである．胃底腺領域に発生することが多く，その場合は境界明瞭で不整な陥凹を呈する．しかし，萎縮した領域に発生することもあり，その場合はきわめて境界不明瞭な0-Ⅱb型癌となる．

## III 拡大内視鏡で何が見えるのか？

　Sakakiは拡大内視鏡の黎明期に胃粘膜を詳細に検討し，その表面構造を7パターンに分類した[1]．これが今日の拡大内視鏡分類の基本となっている．その後，通常観察から拡大観察まで無段階で調整できる今日の拡大内視鏡が開発され，次第に臨床応用されてきた．しかし，拡大観察で得られる情報はあまりにも膨大であり，当初はその情報を十分に解析することができなかった．

　この間に八尾[2]，八木[3]や著者[4]らが，苦労しながら独自の拡大内視鏡診断学を構築してきた．使用している言葉は異なるが，最近では表面構造と血管構造に分けて考える方法が一般的となりつつある．

　著者らは表面構造をpitとvilliに2分して表記している．pitとは孔であり，villiとは隆起である．腺管開口部は黒い丸に見えるはずだが，腺窩辺縁上皮の核が光を散乱するため，小孔の周りを白い散乱光が取り囲むため，中拡大では白い丸に見える．一方，villiとは絨毛様の隆起であり，白い縁どりをもつ指状の構造物として認識される[4]．八木らはこの白い縁取りをwhite zone（WZ）と呼称している[5]．

　血管は間質を走行するため，pit様構造を呈する病変では血管のnetwork形成が認められる．一方，未分化型癌では腺管構造を有しないため，血管は複雑な走行をきたす．Nakayoshiらは未分化型癌に特徴的な，これらの異常血管をcorkscrewと報告した[6]．未分化型に特徴的な血管所見だが，未分化型癌のすべてにみられるわけではない．

## IV 分化型癌の拡大内視鏡所見

　分化型癌では前述のように全層置換型発育を呈することが多く，癌腺管が粘膜表層に露出している．癌腺管は構造異型があり，密度が高い．この結果，表面構造にも変化が生じる．癌腺管のpitは不整型で，密度が高い．癌腺癌のvilliは不整型であり，大小不同があり，密度が高い．しかし，低異型度の癌では構造異型が軽度であるため，表面構造の変化が軽度となる．胃炎や腸上皮化生でも軽度の表面構造異型を認めるため，時にその鑑別が難しい場合もある．その場合は，いったん病変から離れ，周囲の非腫瘍性領域の表面構造を確認し，徐々に病変部へ近づいて表面構造が変わる境界を探す[4,7]．

## V 未分化型癌の拡大内視鏡所見

　未分化型癌は腺頸部を側方進展するため，表層は非腫瘍性上皮で被われている．癌が増殖すると全層を置換し，表層の非腫瘍粘膜が菲薄化し，表面構造は不明瞭化する．同時に，networkを形成しない不整な異常血管が出現する．

❖ 症例 1 ❖

　前庭部前壁にわずかな褪色領域を認めたが，その境界は不明瞭であった（**図 2a**）．NBI 拡大観察では表面構造は不明瞭化し，内部に Non-network pattern の異常血管を認めた．口径不同もあり，未分化型癌と診断した（**図 2b**）．しかし，この異常所見は辺縁に向け次第に消失し，その側方進展範囲を診断することはできなかった．同部の組織像を**図 2c** に示す．胃底腺の腺頸部にのみ signet ring cell carcinoma が増生し，最表層は腺窩上皮で被われていた．本例で，表面構造が不明瞭化した原因として，① 腺窩上皮の密度が低下していたこと，② 腺窩が浅くなっていたことが挙げられた．また，signet ring cell carcinoma が最表層近くに存在したため，Non-network の異常血管が観察されたと推察された．

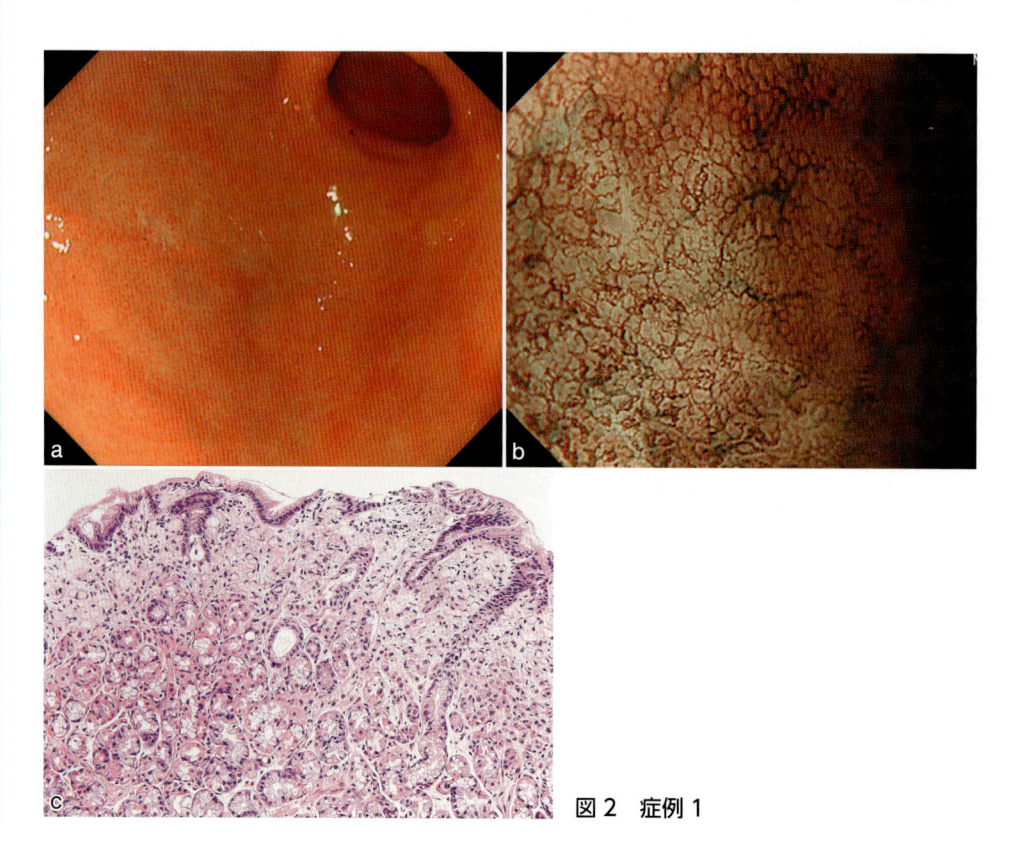

図 2　症例 1

### ❖ 症例 2 ❖

　前庭部大彎に小褪色域を認めたが，その境界は不明瞭であった（**図 3a**）．NBI 拡大観察ではやや大きめの pit 様構造を認め，その密度は背景粘膜よりやや低下していた．しかし，pit 様構造の形は整形であり，癌という診断は困難であった．また，未分化型癌に特徴的とされる Non-network 血管（corkscrew 血管）は認められなかった（**図 3b**）．同部の組織像を**図 3c** に示す．腺頸部にわずかに signet ring cell を認めるが，最表層は腺窩上皮で被われていた．症例 1 に比して癌の量が少なく，表層を被う腺窩上皮は，密度がやや低下していたが，通常と変わらない深さを有していた．NBI 拡大観察にて，異型のない表面構造が認識された理由として，表層を被った腺窩上皮が十分な深さを有していたことが挙げられた．また，signet ring cell の量が少ないため，異常な血管も増生しえず，血管構造からも，その診断は困難であった．

　このように，初期の未分化型癌は血管の異型を呈さないため，NBI 拡大観察における所見は villi や pit の密度低下のみとなる．したがって，その側方進展範囲診断は，きわめて困難といえる．

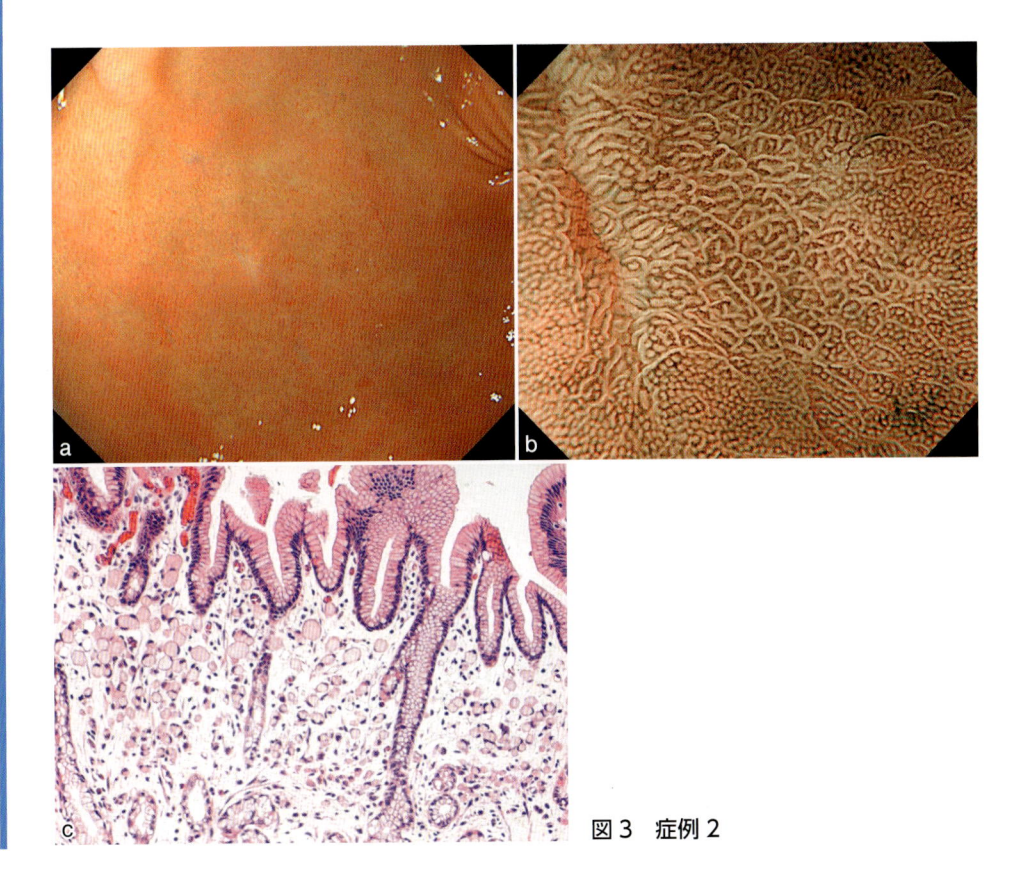

図 3　症例 2

## Ⅵ 除菌療法後の変化

　Kobayashi らは，除菌療法を行うと分化型癌の表層分化が改善し，gastritis-like appearance を呈し，非腫瘍性上皮との境界が不明瞭となることを報告した[8]．また，除菌に伴い，分化型癌でありながら表層が非腫瘍性上皮で被われる場合もある．

### 症例3　60歳代，男性

人間ドックの内視鏡検査にて体上部大彎前壁側に境界不明瞭な発赤陥凹性病変を認めた（**図 4a**）．空気量を少量にすると，ひだ集中を伴っており UL 合併の高分化型腺癌を疑った．インジゴカルミン撒布にて病変分の表面構造はやや不整であったが，その境界は不明瞭であった．

NBI 観察にて brownish area として認識され，NBI 拡大観察にて大小不同のある不整型の villous pattern を認めた．また，villi 内部に不整な血管構造も認められ，高分化型腺癌と診断した（**図 4b**）．中央部から生検を採取したところ，表層部のみに異型腺管が認められ group 4 と診断された．

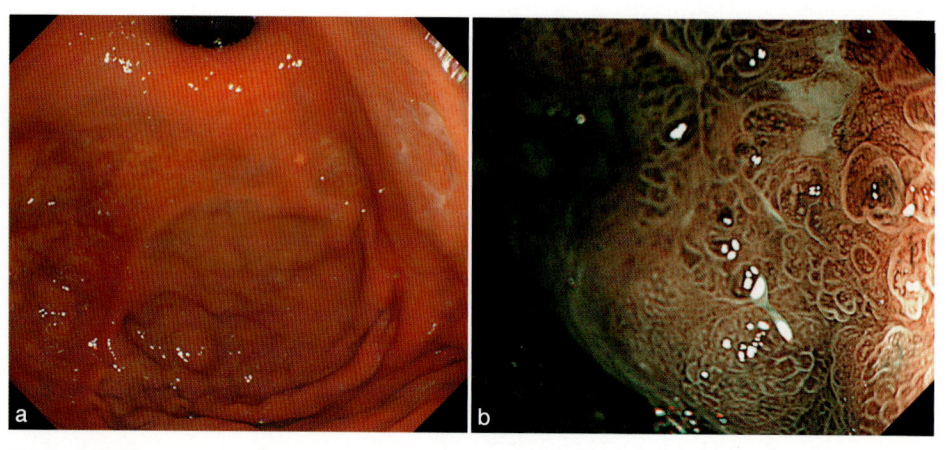

図 4　症例 3

このため，除菌療法後に内視鏡再検した．病変の境界は不明瞭となり（**図 4c**），NBI 拡大観察では，大小不同のある villous 構造を認めたが，villi の形態は整形で，血管の異型も軽度となっていた（**図 4d**）．中央部より生検を採取したところ，粘膜深部に高分化型腺管を認めたが，最表層は非腫瘍性上皮で被われていた．NBI 拡大観察にて villous 構造が整形で，内部の血管異型が軽度化した原因は H. pylori 除菌に伴い表層が非腫瘍性上皮で被われた結果と思われた．

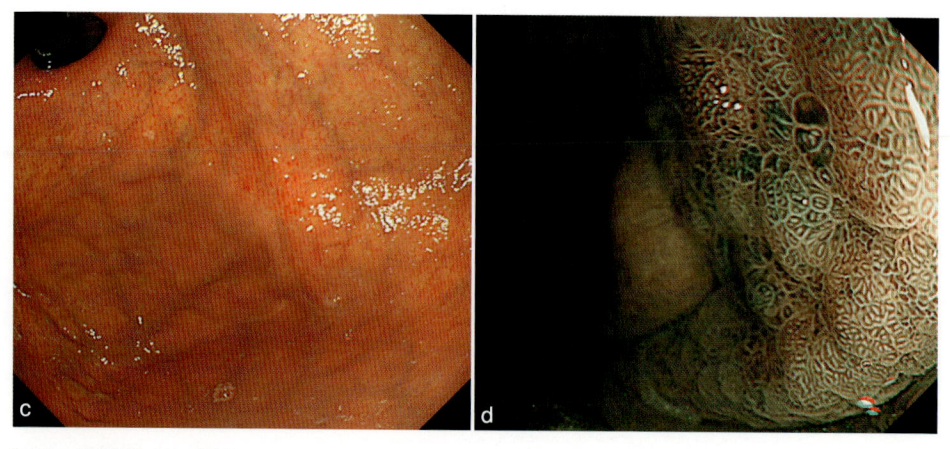

図 4　症例 3（つづき）

穹窿部の潰瘍合併病変であったため，内視鏡的粘膜下層剥離術（ESD）は困難と判断し，NEWS（non-exposed endoscopic wall-inversion surgery）にて切除する方針とした．通常観察では境界不明瞭な発赤陥凹であったが（**図4e**），NBI拡大観察では不整なvilli様構造が明瞭に観察でき，その境界診断は容易であった（**図4f**）．

NEWSにて一括切除し，標本を経口的に回収した．最終診断はadenocarcinoma，tub1＞tub2，T1a M，ly0，v0，HM0，VM0，0-Ⅱb type，UL-Ⅱsであった．病変の多くは全層置換であったが，辺縁部を中心に最表層は非腫瘍性上皮で被われていた（**図4g〜i**）．

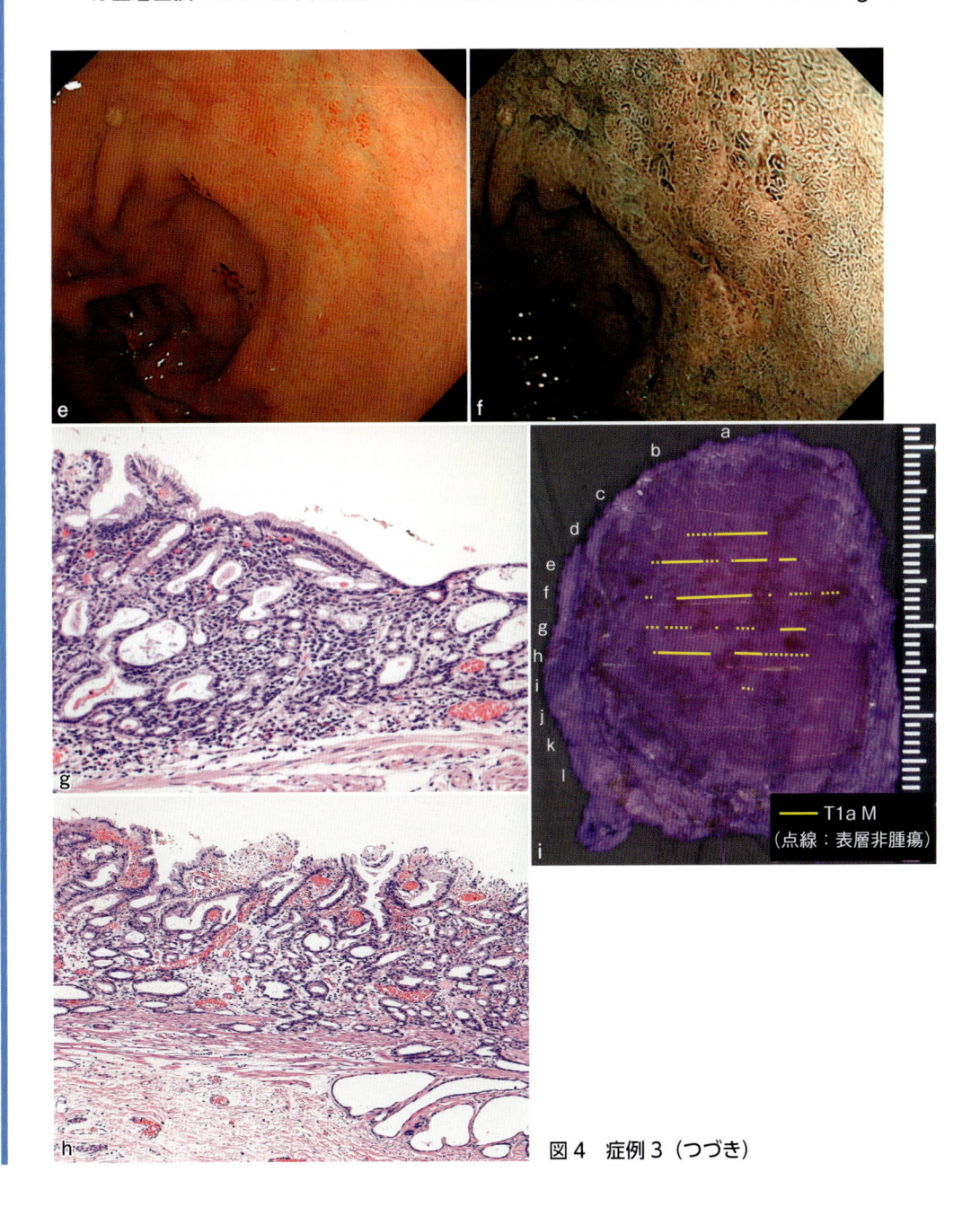

図4 症例3（つづき）

本例は除菌により表層が非腫瘍性上皮で被われたため，除菌直後には側方進展範囲診断が困難となったが，経過とともに再び全層置換となり NEWS 時には境界診断が容易となった．このように，除菌療法を施行すると，分化型癌であっても表層を非腫瘍性上皮が被うことがあり，除菌療法により炎症が改善すると，表面に付着した粘液が減少し観察が容易となる．その一方で，分化型癌まで非腫瘍性上皮で被われ，その側方進展範囲診断が困難となる場合もある．内視鏡医は，除菌療法の長所と短所を理解したうえで，その診断戦略を練るべきである．

## VII 拡大内視鏡による側方進展範囲診断の限界

拡大内視鏡では粘膜の構造と血管を観察するため，粘膜深部や粘膜下層の情報を得ることはできない．したがって，最表層が非腫瘍性上皮で被われた未分化型癌では側方進展範囲診断が困難である．また，除菌療法後は分化型癌の表層分化が促進され，表面構造の異型が軽度となる．また，分化型癌であっても，時には表層が非腫瘍上皮で被われる場合もあるため注意を要する．

境界診断が困難な場合は，各種所見から境界ラインを同定し，その内外から生検を採取することで，側方進展範囲を組織学的に確認する慎重さが必要である．

## 文 献

1) Sakaki N, Iida Y, Okazaki Y, et al：Magnifying endosopic observation of the gastric mucosa, particularly in patients with atrophic gastritis. Endoscopy 1978；10：269-274
2) 八尾建史：胃拡大内視鏡．2009，日本メディカルセンター，東京
3) 八木一芳，味岡洋一：胃の拡大内視鏡診断．2010，医学書院，東京
4) 小山恒男 編：ESD のための胃癌術前診断．2010，南江堂，東京
5) Yagi K, Nozawa Y, Endou S, et al：Diagnosis of early gastric cancer by magnifying endoscopy with NBI from viewpoint of histological imaging：Mucosal patterning in terms of white zone visibility and its relationship to histology. Diagn Ther Endosc 2012；2012：954809
6) Nakayoshi T, Tajiri H, Matsuda K, et al：Magnifying endoscopy combined with narrow band imaging system for early gastric cancer；correlation of vascular pattern with histopathology. Endoscopy 2004；36：1080-1084
7) 小山恒男，高橋亜紀子，北村陽子，他：胃の潰瘍性病変の拡大内視鏡所見と良悪性鑑別．胃と腸 2007；42：706-710
8) Kobayashi M, Hashimoto S, Nishikura K, et al：Magnifying narrow-band imaging of surface maturation in early differentiated-type gastric cancers after Helicobacter pylori eradication. J Gastroenterol 2013；48：1332-1342

（小山恒男）

2. 胃・十二指腸

# 6 十二指腸病変

## はじめに

　原発性十二指腸癌は，解剖学的特性から縮小手術が困難なことも多く，早期診断が望まれるものの，通常内視鏡観察や術前生検において腺腫と癌の鑑別診断は困難とされてきた[1]．そのため，内視鏡的切除による完全生検が望ましいが，穿孔などの切除に伴う偶発症が多いのが問題である[2,3]．NBI（narrow band imaging）などの画像強調観察や拡大内視鏡の発達により，腺腫と癌の鑑別診断の新たな展開が期待されるが，胃・大腸の腫瘍性病変における拡大内視鏡検査の診断的意義は確立されているのに対し[1,2,4~6]，十二指腸病変における知見は乏しいのが現状である[7,8]．本稿では，非乳頭部十二指腸腫瘍に対する NBI 併用拡大内視鏡（Magnifying NBI；M-NBI）の診断能について検討するとともに，著者らがこれまでに経験した十二指腸腺腫や早期癌の症例を提示する．

## I 非乳頭部十二指腸腫瘍に対する NBI 併用拡大内視鏡の有用性

### 1. 対象と方法

　2008 年 12 月から 2013 年 3 月までに，当院で内視鏡的切除（ER）を行い，病理学的検索が可能であり，かつ術前に詳細な M-NBI を行った乳頭部腫瘍を除く十二指腸腺腫および早期癌 45 病変を対象とした．観察には上部消化管拡大内視鏡 GIF-H260Z（Olympus 社製）を用い，黒色の軟らかいフード（MAJ-1990，Olympus）を内視鏡先端に装着し，構造強調機能は，拡大観察時には mode B level 8 を用いた．検討方法として，術後病理診断を知らない M-NBI 経験年数 4 年以上の消化器内視鏡専門医 2 名が，八尾ら[4,9,10]の提唱する VS（vessel plus surface）classification system（VSCS）を用いて retrospective に M-NBI 画像のみで質的診断を行った．VSCS は，M-NBI により視覚化される解剖学的構造を，微小血管構築像（microvascular pattern；V）と表面微細構造（microsurface pattern；S）に分けて解析し，一定の診断規準に照らし合わせて癌・非癌の鑑別診断を行うための診断体系であり，術後病理により低異型度腺腫と，高異型度腺腫および粘膜内癌の 2 群に分けて比較検討した．

### 2. 結　果

　非乳頭部十二指腸腫瘍 45 病変の内訳は，術後病理診断にて低異型度腺腫 16 病変，高

異型度腺腫および粘膜内癌 29 病変であった．両群間の臨床所見を**表 1** に示す．高異型度腺腫および粘膜内癌は低異型度腺腫に比べ，発生部位は下行部に多く（86％ vs 56％；P＝0.025），平均腫瘍径が大きかった（14.7 ± 9.3 mm vs 8.7 ± 4.4 mm；P＝0.021）．年齢，性別および肉眼型に有意差は認めなかった．

　両群間における VSCS による検討結果を**表 2** に示す．45 病変中，全例に demarcation line（DL）を認めた．23 病変（低異型度腺腫 8 病変，高異型度腺腫および粘膜内癌 15 病変）において V が視認困難であり，V が視認可能な 22 病変（低異型度腺腫 8 病変，高異型度腺腫および粘膜内癌 14 病変）において，V の所見に有意差は認めなかった．S の所見においては，高異型度腺腫および粘膜内癌は低異型度腺腫に比べ，irregu-

**表 1　十二指腸腫瘍性病変の臨床所見**

|  | 低異型度腺腫 (n=16) | 高異型度腺腫・粘膜内癌 (n=29) | P 値* |
|---|---|---|---|
| 年齢（歳） | 64 ± 9 | 60 ± 12 | 0.22 |
| 性別 |  |  |  |
| 　男 | 13（81％） | 19（66％） | 0.27 |
| 　女 | 3（19％） | 10（34％） |  |
| 発生部位 |  |  |  |
| 　球部 | 7（44％） | 4（14％） | 0.025 |
| 　下行部 | 9（56％） | 25（86％） |  |
| 平均腫瘍径（mm） | 8.7 ± 4.4 | 14.7 ± 9.3 | 0.021 |
| 肉眼型 |  |  |  |
| 　Ⅰsp | 1（6％） | 2（7％） | 0.98 |
| 　Ⅰp | 1（6％） | 1（3％） |  |
| 　Ⅱa（+Ⅰ） | 11（69％） | 20（69％） |  |
| 　Ⅱc（+Ⅱa） | 3（19％） | 6（21％） |  |

＊カイ 2 乗検定，フィッシャーの正確検定

**表 2　十二指腸腫瘍性病変における VSCS**

|  | 低異型度腺腫 (n=16) | 高異型度腺腫・粘膜内癌 (n=29) | P 値* |
|---|---|---|---|
| Demarcation line | 16（100％） | 29（100％） | 1.0 |
| Microvascular pattern；V |  |  |  |
| 　regular | 3（19％） | 3（10％） | 0.42 |
| 　irregular | 5（31％） | 11（38％） |  |
| 　absent | 8（50％） | 15（52％） |  |
| Microsurface pattern；S |  |  |  |
| 　regular | 4（25％） | 1（3％） | 0.028 |
| 　irregular | 12（75％） | 28（97％） |  |
| White opaque substance（WOS） |  |  |  |
| 　（＋） | 15（94％） | 27（93％） | 0.93 |
| 　（－） | 1（6％） | 2（7％） |  |

Microvascular pattern；V は，視認可能な 22 病変のみの判定．
＊カイ 2 乗検定，フィッシャーの正確検定

**表 3　十二指腸腫瘍性病変における VSCS の診断能**

|  | VSCS |
|---|---|
| 正診率（％） | 71 |
| 感度（％） | 97 |
| 特異度（％） | 25 |
| 陽性的中率（％） | 70 |
| 陰性的中率（％） | 80 |

lar と判断された病変が多く認められた（97％ vs 75％；P＝0.028）．また，45病変中，42病変（低異型度腺腫15病変，高異型度腺腫および粘膜内癌27病変）において白色不透明物質（white opaque substance；WOS）[11),12)] が陽性であり，両群間に有意差は認めなかった．

本検討におけるVSCSの診断能を**表3**に示す．VSCSの正診率は71％であり，感度97％，特異度25％，陽性的中率70％，陰性的中率80％であった．

## II 症例提示

### ❖ 症例1 ❖ VSCS 正診例

70歳代，男性．通常内視鏡観察では，十二指腸球部上面に10 mm大の褪色調の扁平隆起を認める（**図1a**）．最大倍率のM-NBIでは，WOSが病変全体に存在し，Vは視認できなかった．腺窩辺縁上皮（MCE）も評価できず，WOSは，軽度の大小不同を認めるが，方向性・配列・分布は比較的規則的であった．VSCSとしてはabsent MV pattern plus regular MS pattern（WOS＋）with a DLで，腺腫と診断した（**図1b**）．組織学的所見では，中等度異型の管状腺腫であった（**図1c**）．

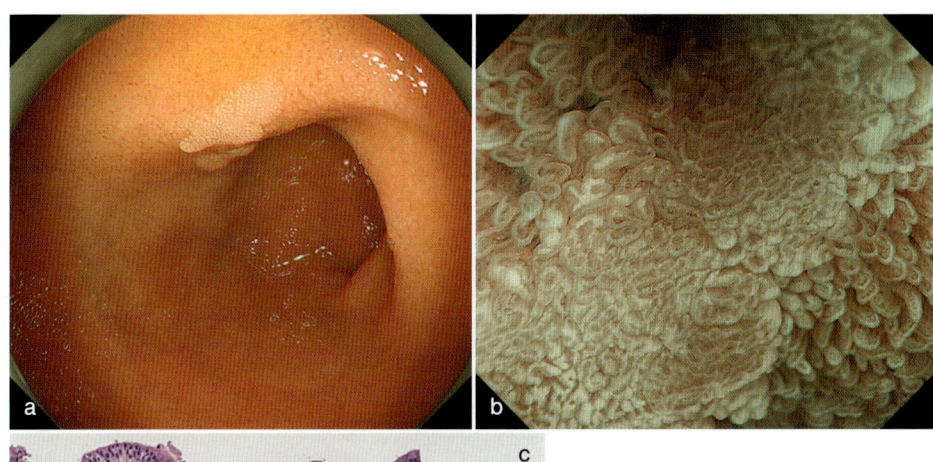

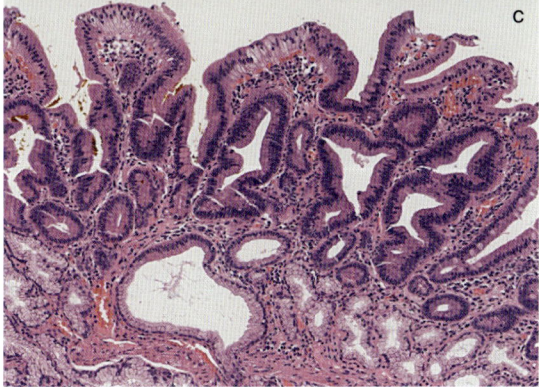

図1 【症例1】VSCS 正診例
a：通常内視鏡観察
b：NBI併用拡大内視鏡（M-NBI）観察（最大倍率）
c：EMR切除標本．病理組織学的所見（HE染色）

❖ 症例 2 ❖ VSCS 正診例

　60 歳代，男性．通常内視鏡観察では，十二指腸下行部に 40 mm 大の発赤調の亜有茎性隆起性病変を認める（図 2a）．最大倍率の M-NBI では，WOS が病変全体に存在し，V は視認できなかった．MCE も評価できず，WOS は大小不同で，形状不均一，分布非対称，配列不規則であった．VSCS としては absent MV pattern plus irregular MS pattern（WOS＋）with a DL で，癌と診断した（図 2b）．組織学的所見では，粘膜内に留まる高分化型管状腺癌であった（図 2c）．

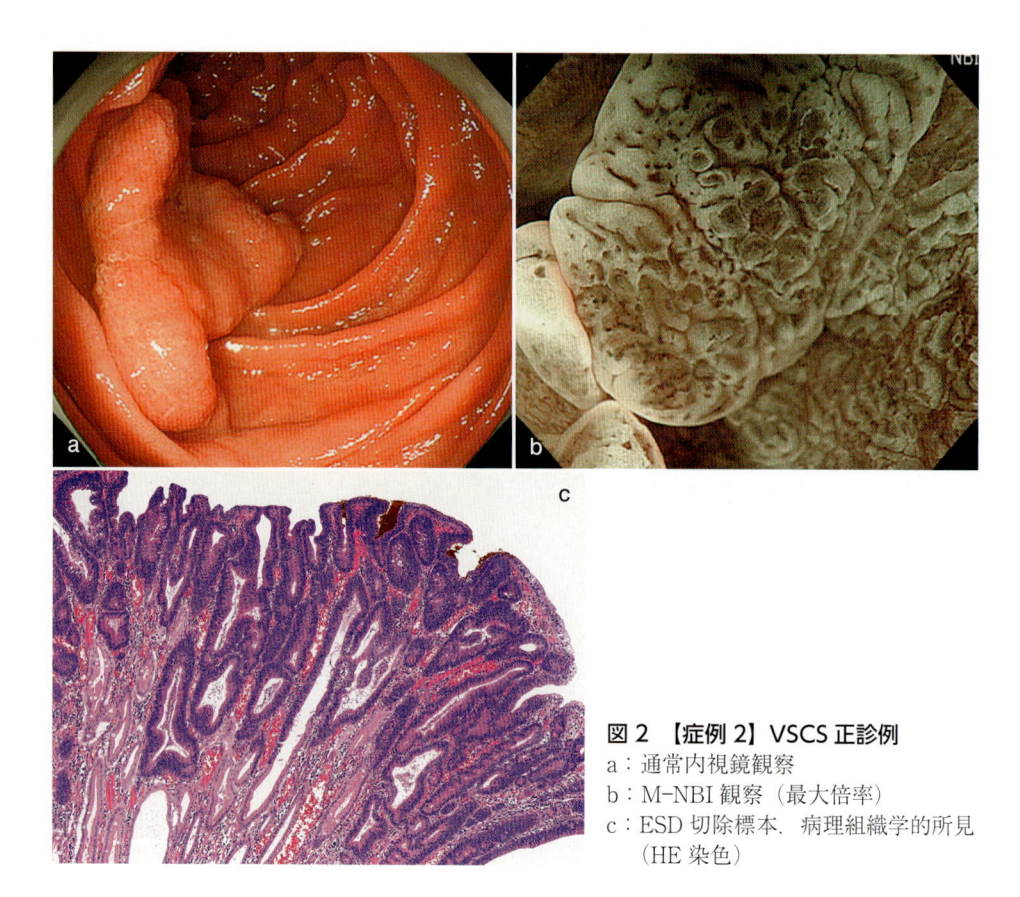

図 2 【症例 2】VSCS 正診例
a：通常内視鏡観察
b：M-NBI 観察（最大倍率）
c：ESD 切除標本．病理組織学的所見（HE 染色）

❖ 症例 3 ❖ VSCS 誤診例

　50 歳代，女性．通常内視鏡観察では，十二指腸下行部に 20 mm 大の褪色調で一部発赤調の扁平隆起を認める（図 3a）．最大倍率の M-NBI では，WOS が病変辺縁を中心に存在し，V はさまざまな形態を有する不整なループ状微小血管を認めた．S は，弧状の形態をした多様性に富む MCE が不規則に配列していた．VSCS としては irregular MV pattern plus irregular MS pattern（WOS＋）with a DL で，癌と診断した（図 3b）．しかしながら，組織学的所見では，中等度異型の管状腺腫であった（図 3c）．

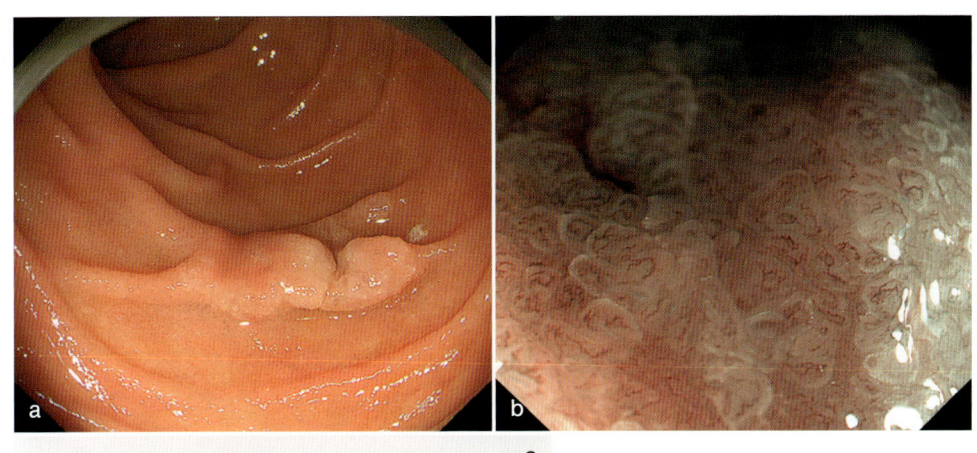

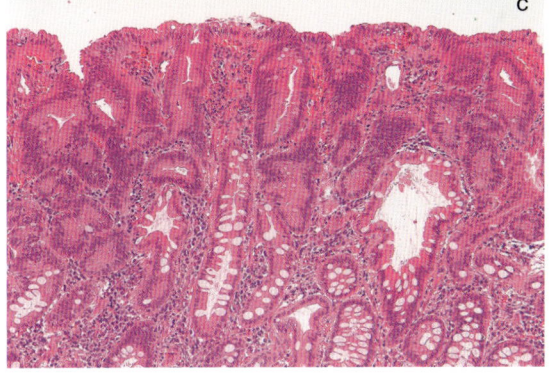

**図3　【症例3】VSCS 誤診例**
a：通常内視鏡観察
b：M-NBI 観察（最大倍率）
c：EMR 切除標本．病理組織学的所見
　　（HE 染色）

### ❖ 症例4 ❖　幽門腺型腺腫（pyloric gland adenoma；PGA）の症例

　十二指腸球部前面に褪色調の 10 mm 大の亜有茎性隆起性病変を認める．みずみずしく透明感のある腫瘍である（**図4a**）．中拡大の M-NBI では，V は不規則な蛇行・吻合を呈し，形状不均一，分布非対称，配列不規則であった（**図4b**）．S は点状〜斑状の WOS が存在し，MCE の幅は不均一であり，形状不均一，分布非対称，配列不規則であった．VSCS としては irregular MV pattern plus irregular MS pattern（WOS+）with a DL で，癌と診断した（**図4c**）．一方，ER 標本による組織学的所見では，好酸性の細胞質と小型円形核を有する立方細胞からなる管状腺管が増生しており，核異型に乏しかった（**図4d**）．免疫染色では，MUC6 が表層部以外の小腺管にびまん性に陽性であり（**図4e**），PGA と診断された．胃 PGA においては，幽門腺粘膜に類似した構造をとりながら，癌の VSCS 所見を呈することを報告しており[13]，本症例においても同様の所見を呈していた．なお，本症例は特殊症例と判断し，先に述べた検討の対象から除外した．

図4 【症例4】VSCS 誤診例（幽門腺型腺腫の症例）
a：通常内視鏡観察
b, c：M-NBI 観察（中拡大）
d：病理組織学的所見（HE 染色）
e：病理組織学的所見（MUC6 染色）

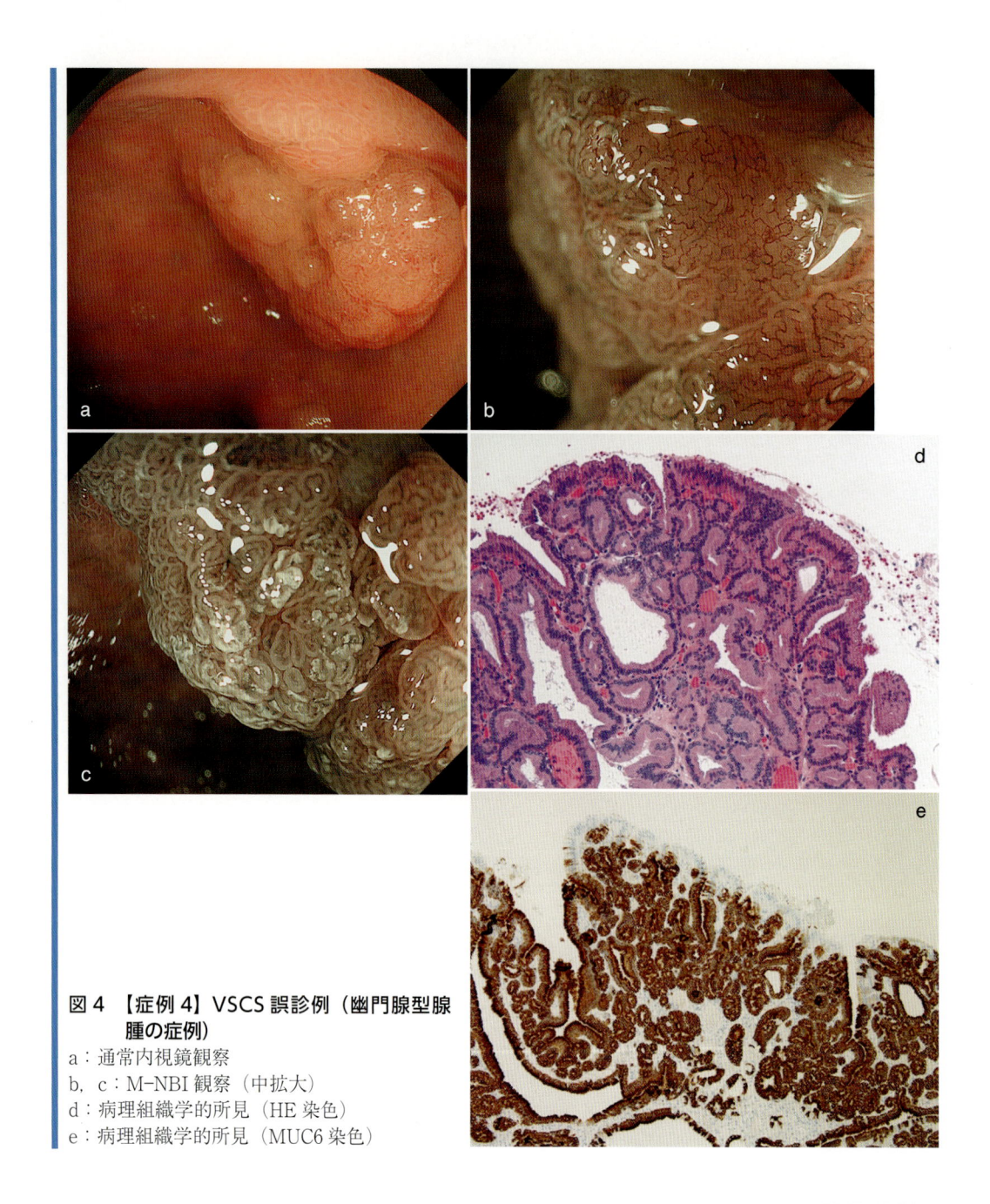

## III 考　察

　　病変背景に関して，稲土ら[1]は，腺腫の80％が下行部に多くみられ，早期癌は球部に多く発生したと報告している．今回の45病変では，高異型度腺腫から粘膜内癌は低異型度腺腫に比べ，下行部に多くみられた．また，高異型度腺腫から粘膜内癌は腫瘍径がより大きかったが，これは Goda ら[2]の報告と同様の結果であった．
　　Goda ら[2]は，非乳頭部十二指腸腫瘍に関して，術前生検診断は，正診率68％，感度58％，特異度93％であり，術前通常内視鏡診断は，正診率75％，感度77％，特異度

72%であり，術前通常内視鏡診断の有用性を報告している．本検討では，M-NBI 所見を解析する VSCS を応用して鑑別診断を行ったが，正診率は71%であり，感度97%と非常に高率であったが，特異度は25%と低率であった．

　本検討では，全症例の90%以上に WOS が存在しており，約半分の症例で粘膜上皮下の血管が視認できなかった．稲土ら[1]も，絨毛の白色化は腺腫および癌のほぼ全例に認められたとしており，Yoshimura ら[7]も milk-white mucosa が十二指腸病変の92%に存在すると報告している．Yao ら[12]は胃上皮性腫瘍における WOS の正体を腫瘍表層の上皮・上皮下に集積した脂肪滴であることを明らかにしており，田中ら[14]の，絨毛の白色化を吸収上皮細胞内の脂肪粒であるとする報告に合致している．

　今回，V が視認可能であった22病変例において，個々の血管の形状，分布および配列で両群の鑑別を行ったが，有意差を認めなかった．低異型度腺腫の8例中5例が irregular と判定されており，低異型度腺腫においても V の所見に不整像が観察されるためと考えられた．S に関しては全例が視認可能であり，MCE や WOS の形状，分布および配列で判定した結果，高異型度腺腫および粘膜内癌において irregular の判定が有意に多かった．稲土ら[1]は，腺腫の大半に管状や敷石状構造の内部に螺旋状の微小血管が観察され，癌では絨毛様構造を示す傾向があるとしている．Yoshimura ら[7]は，低異型度腺腫の50%においても絨毛構造内異常血管を認めるとしており，高異型度腺腫から粘膜内癌においては，網目状の微小血管や粘膜模様の微小化あるいは消失が多くみられると報告している．十二指腸病変においては，WOS のため V の視認できる領域が限られるため病変が多く，病変全体における V の分布や配列が正しく評価できていない可能性が考えられた．また，本検討では，低異型度腺腫の半数以上においても S は irregular と判定されており，今後は MCE や WOS の存在の不均一さや多様性も含めたより詳細な形態所見による検討が必要と考えられた．

　Kikuchi ら[8]は，表在型非乳頭部十二指腸腫瘍に対する M-NBI 所見を用いた診断アルゴリズムを提唱しており，S が monotype で V が absent および network pattern は低異型度腺腫，S が mixed type または monotype で V が unclassified pattern は高異型度腺腫および癌と報告している．このアルゴリズムを本症例に適応したところ，正診率69%，感度79%，特異度50%であり，とくに特異度が低率であり，V や S の個々の形態に着目したさらなる検討は今後も継続していくべきである．

　本研究の限界としては，まず，単一施設の症例を用いたため全体の症例数が少なく，また低異型度腺腫の症例がより少なく，症例が偏ったことが挙げられる．次に，静止画像を用いた retrospective な検討であるため，必ずしも病変全体の M-NBI 所見の評価がなされているわけではない．また，本症例には前医からの紹介症例も含まれており，当院精査時にすでに前医にて生検が行われている症例では M-NBI 所見に修飾が加わった可能性があり，今後生検未施行な症例での検討が望まれる．

## おわりに

　非乳頭部十二指腸腫瘍に対して，VSCS を応用し，M-NBI の診断能について検討した．低異型度腺腫においても，V の所見に不整像が観察される傾向にあり，S の所見に

着目すべきと考えられ，今後は，MCEやWOSの存在の不均一さや多様性も含めたより詳細な形態所見による検討が必要である．

## 文　献

1) 稲土修嗣，前田宜延：十二指腸上皮性腫瘍の臨床診断と治療—腺腫・癌．胃と腸　2011；46：1604-1617
2) Goda K, Kikuchi D, Yamamoto Y, et al：Endoscopic diagnosis of superficial non-ampullary duodenal epithelial tumors in Japan：Multicenter case series. Dig Endosc　2014；26：23-29
3) 小山恒男，小野裕之：ESDと偶発症 進む勇気と退く勇気．2012，南江堂，東京
4) 八尾建史 編著：胃拡大内視鏡．2009，日本メディカルセンター，東京
5) Ezoe Y, Muto M, Uedo N, et al：Magnifying narrowband imaging is more accurate than conventional white-light imaging in diagnosis of gastric mucosal cancer. Gastroenterology 2011；141：2017-2025
6) 工藤進英：大腸拡大内視鏡．2009，日本メディカルセンター，東京
7) Yoshimura N, Goda K, Tajiri H, et al：Endoscopic features of nonampullary duodenal tumors with narrow-band imaging. Hepatogastroenterology　2010；57：462-467
8) Kikuchi D, Hoteya S, Iizuka T, et al：Diagnostic algorithm of magnifying endoscopy with narrow band imaging for superficial non-ampullary duodenal epithelial tumors. Dig Endosc　2014；26：16-22
9) Yao K, Takaki Y, Matsui T, et al：Clinical application of magnification endoscopy and narrow-band imaging in the upper gastrointestinal tract：new imaging techniques for detecting and characterizing gastrointestinal neoplasia. Gastrointest Endosc Clin N Am 2008；18：415-433
10) Yao K, Anagnostopoulos GK, Ragunath K：Magnifying endoscopy for diagnosing and delineating early gastric cancer. Endoscopy　2009；41：462-467
11) Yao K, Iwashita A, Tanabe H, et al：White opaque substance within superficial elevated gastric neoplasia as visualized by magnification endoscopy with narrow-band imaging：a new optical sign for differentiating between adenoma and carcinoma. Gastrointest Endosc 2008；68：574-579
12) Yao K, Iwashita A, Nambu M, et al：Nature of white opaque substance in gastric epithelial neoplasia as visualized by magnifying endoscopy with narrow-band imaging. Dig Endosc　2012；24：419-425
13) Tsubokawa S, Tominaga K, Doyama H：Magnifying narrow band imaging of pyloric gland adenoma in a patient with familial adenomatous polyposis. Dig Endosc（in press）
14) 田中三千雄，薄田勝男，大倉康男，他：十二指腸における隆起性病変の拡大観察とその診断学的意義．胃と腸　2003；38：1709-1720

（土山寿志，辻　重継，辻　国広）

## 3. 大 腸

# 1 進化（深化）した pit pattern 診断

## はじめに

　大腸の pit pattern といえば「工藤分類」[1] から始まったと信じている読者も多いと思われるが，実際は 1960 年代初頭から諸家により実体顕微鏡やファイバースコープ拡大内視鏡を用いた大腸粘膜表面微細構造の研究[2〜8] が行われている．そして，現在もっとも一般的に用いられている工藤分類の基盤は 1990 年[1] に創られたものである．当初は腫瘍/非腫瘍，腺腫/癌の鑑別（質診断）に用いられていたが，1996 年以降に深達度診断にも利用しやすいようにという目的で従来の分類に亜分類が加えられ[10〜14]，現在に至っている．

　本稿では，創生期から現在に至るまでの pit pattern 分類の変遷と今後の課題について解説したい．

## I 大腸拡大内視鏡の創生期

　大腸専用の拡大内視鏡の開発は 1970 年代に始まり，当初はファイバースコープ拡大内視鏡であった．1975 年に CF-MB-M〔10 倍，多田ら[2]〕，1977 年に FCS-ML〔30 倍，小林ら[3]〕，1979 年に CF-HM〔35 倍，多田ら[4]〕が報告された．実体顕微鏡観察も含めこの時期に種々の pit pattern 分類[5〜8] が提唱されたが，一般臨床に普及するには至らなかった．

## II 大腸 pit pattern 診断の確立

　消化管の内視鏡はファイバースコープから電子スコープの時代へと移り，電子スコープ拡大内視鏡が開発され，1993 年にはオリンパス社からズーム式拡大内視鏡 CF-200Z[9] が発売された．この機種は操作性に優れ，100 倍までの良好な画像を得ることができる機種であった．この機種の開発により「工藤分類」[1]（図1）に従った大腸病変の pit pattern 診断が確立し急速に普及していった．すなわち，I 型は正常，II 型は過形成，IIIs 型は陥凹型腫瘍（腺腫または癌），IIIL 型，IV 型は腺腫，V 型は癌という診断である．その後，拡大機能を有する電子スコープの開発は進み，CF-Q240ZI，CF-H260AZI，CF-HQ290 などが開発されている．なお，ファイバースコープの倍率はスコープ先端

II. 研究会の主題から 3-**1** 進化（深化）した pit pattern 診断

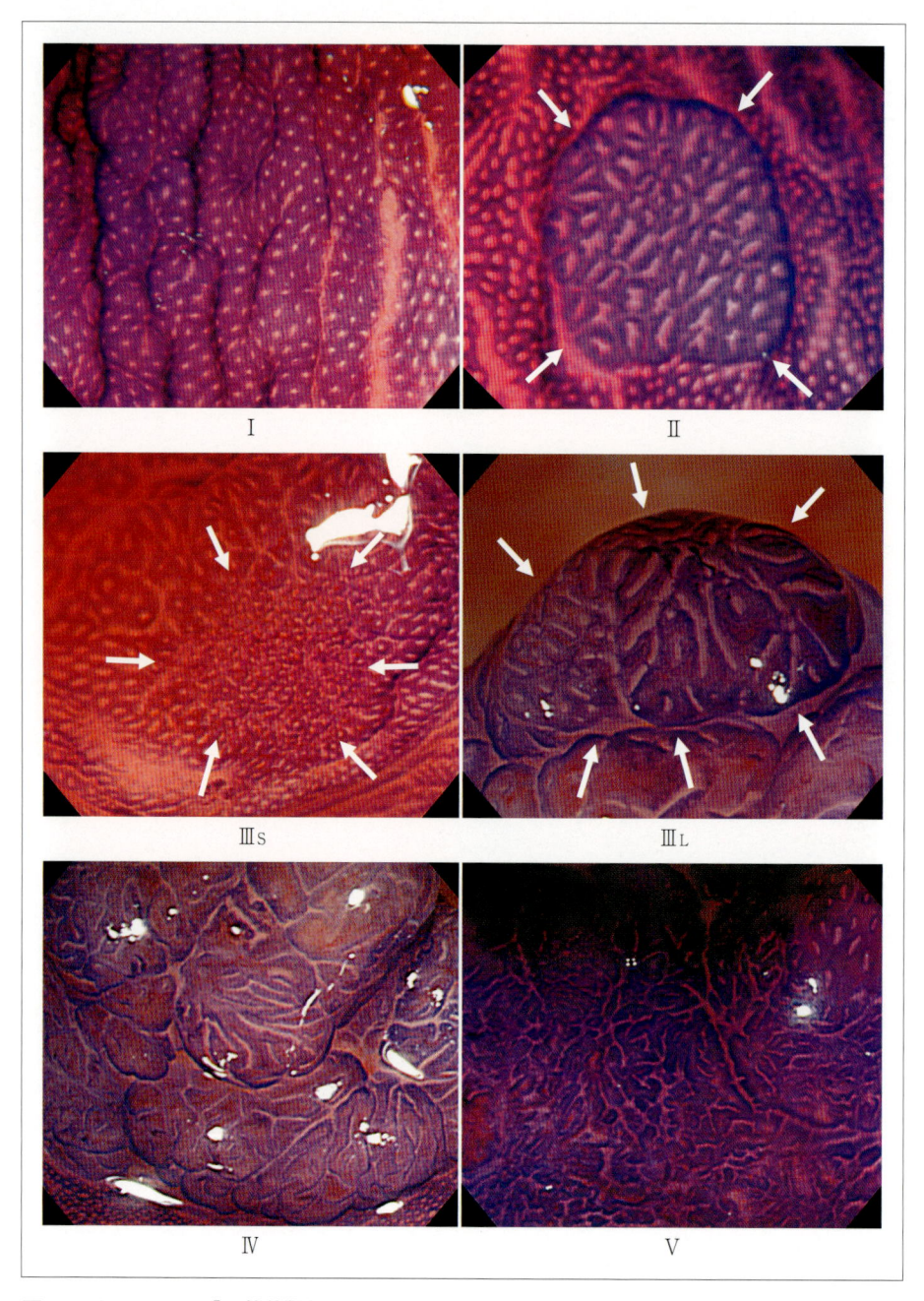

| | |
|---|---|
| I | II |
| IIIs | IIIL |
| IV | V |

**図1　pit pattern「工藤分類」**
　I 型は類円形の pit を呈するもので，正常粘膜のパターンである．II 型は正常 pit より大型の星芒状を呈する pit で，過形成性ポリープで観察される．III 型は IIIL 型と IIIs 型に細分類されており，IIIs 型は正常 pit より小型の類円形あるいは管状の pit で，陥凹型腫瘍に多く認められ癌と腺腫の場合がある．IIIL 型は正常の pit より大型の管状の pit の集合で，このパターンを呈するものはほとんどが腺腫である．IV 型は溝紋型，樹枝状，脳回状を呈する pit で，多くは腺腫に認められるが，癌に認められる場合もある．V 型は pit の配列の乱れが出現し，pit が不規則・不揃いあるいは無構造となったもので，ほとんどが癌である．

の対物レンズと接眼レンズの倍率を掛け合わせた値，電子スコープの倍率はモニター上での実際の倍率である．

## III 大腸 pit pattern 診断の進化

当初，「工藤分類」[1] は pit pattern I 型〜V 型の 6 型（III 型を IIIs 型と IIIL 型に分けているため合計 6 型となる）に分類されていた．この分類は腫瘍/非腫瘍，腺腫/癌の鑑別（質診断）には有用であるが，内視鏡的切除か外科的手術かを判別する深達度診断に有効な分類ではなかった．そこで深達度診断にも役立つ分類にしようという目的で V 型 pit をさらに細分すること[10)〜12)] が各施設において試みられた．われわれは 1996 年に V 型 pit を VI（irregular：不整形），不揃いの pit pattern と VA（amorphous：pit の数が減少し無構造または無構造に近い pit pattern）に 2 分し，VI は内視鏡治療の適応となる M〜SM$_1$ の癌が多く，VA は外科的手術の適応となる SM$_2$ 以深の癌が多いということを発表した[10)]．工藤らは 1996 年に V 型 pit を VA〔amorphism：明らかな大小不同，配列の乱れ，非対称（back to back，gland in gland など）の不整を示す pit pattern〕と VN（non-structure：無構造な pit pattern）に 2 分し，VA は内視鏡治療の適応となる M〜SM$_1$ の癌が多く，VN は外科的手術の適応となる SM$_2$ 以深の癌が多いということを発表した[11)]．この結果，VA pit がわれわれの分類では SM$_2$ 以深の癌と対応し，工藤らの分類では M〜SM$_1$ の癌と対応するという，同じ名称でまったく異なるものを表現する結果となり，pit pattern を使用する医師のなかでその使用と理解に混乱をきたした．そこで，2001 年に雑誌「早期大腸癌」の座談会で V 型 pit pattern の問題点が論議され，その亜分類を不整な VI と無構造な VN とすることで了解され，工藤・鶴田分類として統一されることとなった[13)]（図 2）．一方，藤井らは pit pattern 分類ではないが，通常内視鏡観察で認める陥凹またはびらん面に一致して V 型 pit が存在するものを invasive pattern と定義し，SM$_2$ 以深癌の指標とすることを提案した[12)]．

| pit 構造 | 鶴田ら[10)] | 工藤ら[11)] | 合意[13)] 後 |
|---|---|---|---|
| 不　整 | VI pit | VA pit | → VI pit |
| 無構造 | VA pit | VN pit | → VN pit |

**図 2　V 型 pit pattern 亜分類の変遷**
　著者らは V 型 pit を VI（irregular）：不整形，不揃いの pit pattern と VA（amorphous）に 2 分し，VI は M〜SM$_1$ の癌が多く，VA は SM$_2$ 以深の癌が多いということを発表した[10)]．工藤らは V 型 pit を VA（amorphism）と VN（non-structure）に 2 分し，VA は M〜SM$_1$ の癌が多く，VN は SM$_2$ 以深の癌が多いということを発表した[11)]．2001 年に雑誌「早期大腸癌」の座談会で V 型 pit pattern の問題点が論議され，その亜分類を不整な pit pattern を VI，無構造な pit pattern を VN とすることで了解され，用語が統一されることとなった[13)]．

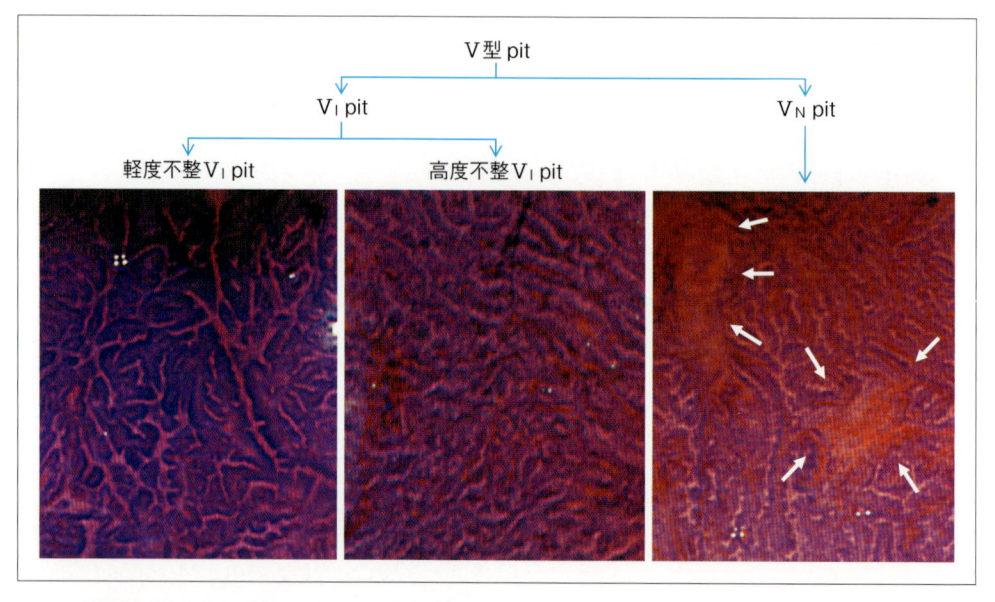

**図3 箱根合意によるⅤ型 pit pattern 亜分類**
　合意以前はⅤ型を$V_I$と$V_N$に亜分類した診断（図2）が行われたが，$V_I$を軽度不整と高度不整に分類し，前者をM〜$SM_1$の癌，後者を$SM_2$以深の癌と診断するという合意がなされた．高度不整$V_I$の定義は「既存の pit pattern が破壊・荒廃したもの」で具体的には，①内腔狭小化，②辺縁不整，③輪郭不明瞭，④SA（stromal area）pattern の染色性の低下・消失，⑤ scratch sign，の5所見のうち1所見以上を有するもの，となっている[14]．

　その後，多くの施設ではⅤ型を$V_I$と$V_N$に亜分類した診断が行われたが，これに従うと，$V_I$のなかに$SM_2$以深癌が数多く含まれる結果となり，$V_I$をさらに分類する必要が出てきた．その問題を解決するために2004年4月に工藤を中心として多くの施設の医師が箱根に集い，$V_I$を軽度不整$V_I$と高度不整$V_I$に分類し，前者をM〜$SM_1$の癌，後者を$SM_2$以深の癌と診断するという合意がなされた（箱根合意）[14]．高度不整$V_I$の定義は「既存の pit pattern が破壊・荒廃したもの」で，具体的には，①内腔狭小化，②辺縁不整，③輪郭不明瞭，④SA（stromal area）pattern の染色性の低下・消失，⑤ scratch sign，の5所見のうち1所見以上を有するもの，となっている（**図3**）．この分類に従った診断は現在もっとも一般的に行われ，「日常臨床に大変有用な分類である」と認識されている．

## Ⅳ 大腸 pit pattern 診断—今後の課題

　これまで述べてきたように1960年代に産声を上げた大腸粘膜表面微細構造の診断は pit pattern 診断として徐々に進化して「箱根合意」にたどり着き，現在では大腸病変の日常内視鏡診断になくてはならない存在になっている．しかし，内視鏡操作の簡単なNarrow Band Imaging（NBI）診断の普及[15]に伴い大腸病変診断・治療のアルゴリズムにおける pit pattern 診断の位置づけの変化が問題となっている．単純にNBI 診断と pit pattern 診断を比較すれば，質・深達度診断いずれにおいても pit pattern 診断のほうが優れているのは明白である．したがって，NBIの得意な診断，苦手な診断，とく

に後者を十分理解して，NBI診断で十分な病変はNBIに任せて，NBI診断では不十分と思われる病変に対してpit pattern診断を行い，その威力を発揮すべきと考える．そのためにはNBI所見・pit pattern所見・病理組織所見の一対一の対応を行う常日頃の努力が必要であり，このことがさらなるpit pattern診断の進化（深化）に繋がっていくものと確信する．

## おわりに

大腸病変に対するpit pattern診断の歴史，現状，問題点について述べた．本稿により読者のpit pattern診断に対する理解が深まり，pit pattern診断が一般臨床でさらに活用されることを祈念している．

### 文　献

1) 工藤進英，三浦宏二，高野征雄，他：微小大腸癌の診断—実体顕微鏡所見を含めて．胃と腸　1990；25：801-812
2) 多田正大，仁木弘典，服部誠一，他：大腸粘膜の微細所見の観察の試み—Olympus CF-MB-Mによる．Gastroenterol Endosc　1975；17：255-261
3) 小林茂雄，西澤　護，刈谷　淳，他：試作拡大コロノファイバースコープ（FCS-ML）の使用経験．Gastroenterol Endosc　1977；19：335-339
4) 多田正大，陶山芳一，清水忠雄，他：拡大大腸fiberscope（CF-HM）による大腸粘膜の微細病変の診断．Gastroenterol Endosc　1979；21：527-535
5) 小坂知一郎：大腸微小隆起性病変に関する臨床病理学的研究．日本大腸肛門病会誌　1975；28：218-228
6) 多田正大，川井啓市，赤坂裕三，他：大腸隆起性病変の拡大観察とその病態．胃と腸　1978；13：625-636
7) 五十嵐正広，大井田正人，中　秀男，他：大腸隆起性病変の表面微細構造に関する病理組織学的研究．Gastroenterol Endosc　1981；23：540-551
8) Nishizawa M, Okada T, Sato F, et al：A clinicopathological study of minute polypoid lesions of the colon based on magnifying fiber-colonoscopy and dissecting microscopy. Endoscopy　1980；12：124-129
9) 工藤進英，日下尚志，中嶋孝司，他：陥凹型早期大腸癌の微細表面構造—拡大電子スコープ：実体顕微鏡の腺口形態の解析より．胃と腸　1992；27：963-975
10) 鶴田　修，豊永　純，谷川久一，他：Pit Patternよりみた表面陥凹型大腸腫瘍の深達度診断．Ther Res　1996；17：145-148
11) 工藤進英，中城一男，田村　智，他：臨床からみた大腸腫瘍のpit pattern診断．胃と腸　1996；31：1313-1323
12) 藤井隆広，松田尚久，神津隆弘，他：V型pit patternの診断とその臨床的意義（4）拡大内視鏡による臨床分類—invasive patternの診断基準．早期大腸癌　2001；5：541-548
13) 今井　靖，工藤進英，鶴田　修，他：座談会—V型pit pattern診断の臨床的意義と問題点．早期大腸癌　2001；5：595-613
14) 工藤進英，倉橋利徳，小林泰俊，他：大腸腫瘍に対する拡大内視鏡観察と深達度診断—箱根シンポジウムにおけるV型亜分類の合意．胃と腸　2004；39：747-752
15) 斎藤　豊，和田祥城，池松弘朗，他：大腸病変に対するNBI分類とその診断における有用性（2）大腸NBI分類国内統一への取り組みと経過．INTESTINE　2013；17：223-231

（鶴田　修，河野弘志，野田哲裕，長田修一郎，前山泰彦）

## 3. 大腸

# 2 単離腺管と pit との比較
## ──組織発生

## はじめに

　高解像度拡大電子スコープを用いた検討では，pit pattern によって 90％以上の正診率で病理組織の予測が可能である．このことから，日常の大腸内視鏡検査における pit pattern 診断学は，ほぼ完成の域に近づいたといえる．

　pit pattern 診断学は，実体顕微鏡と病理組織診断の 1 対 1 対応という緻密な作業の集積の上に築かれたものであるが[1]，当初より pit pattern は何を見ているのか，どのような腺管を反映しているのかという疑問が，多くの内視鏡医から発せられた．この疑問に答えを出すためには，プレパラートによる二次元的な垂直断面像からの検討のみでは，推測の域を脱しえず不十分である．さらに，プレパラートの連続水平断面像から腺管を再構築し，その三次元構造を求めることは膨大な労力と時間を要するため，これまでほとんど行われなかった．本稿では，pit pattern と，対応する単離した腺管の三次元構造から，大腸腫瘍の組織発生と発育進展について述べる．

## I 腺管単離の方法

　内視鏡的ないし外科的に切除された標本を，ホルマリン固定後に実体顕微鏡観察を行い，目的とする pit pattern に対応する腺管部分を切り取り，単離に供した．採取する標本は，腺腫や m 癌では病理診断に差し支えない部位（pit pattern の整で均一な部分の辺縁など）とした．腺管の単離は塩酸消化法[2]にて行った．pit pattern 分類は工藤らの分類に準拠した[3]．

## II pit pattern と対応する腺管の三次元構造と組織発生[4]

　pit pattern 分類の各腺口形態に対応する実体顕微鏡像と，単離腺管の走査電子顕微鏡像を提示した．

### ■ 1．I 型 pit pattern に対応する単離腺管（図 1）

　正常腺管であり，表面平滑な試験管状の腺管で，分枝や結節は認めなかった．

## 2. Ⅱ型 pit pattern に対応する単離腺管（図2）

　　過形成性ポリープに認められる腺管は，腺頸部で広く腺底部で細くなるような逆三角形や，腺底部から裂開するような分枝状であるが表面平滑で結節は認めなかった．腺底部から裂開が認められるが，後述する陥凹型とは，腺管表面の性状や形状が異なる．

## 3. ⅢL型 pit pattern を呈する隆起型腫瘍に対応する単離腺管（図3）

　　管状腺腫の腺管は，逆三角形ないし舌状であり，表面はⅠ型やⅡ型の対応腺管に比し粗糙で，小結節や切れ込みを伴う腺管も認めた．

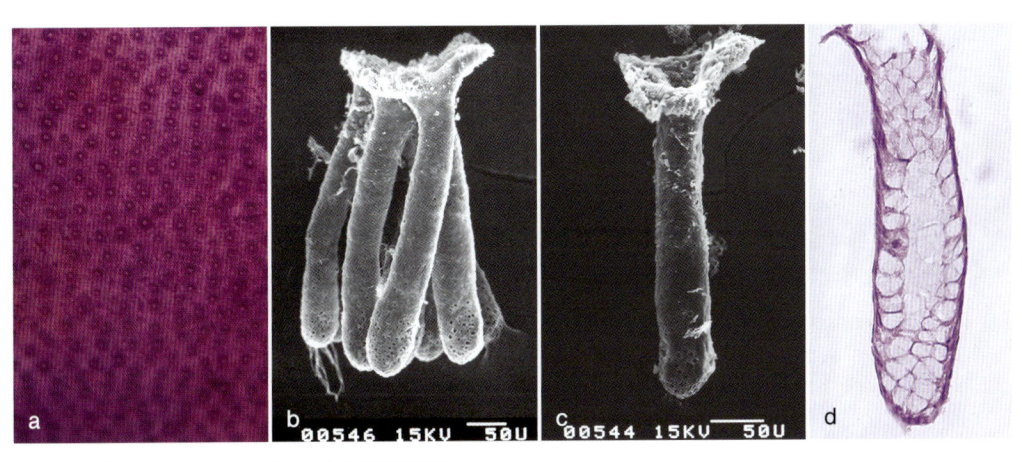

**図1　Ⅰ型 pit pattern に対応する単離腺管**
a：実態顕微鏡像
b：数個の正常腺管が崩れずに単離された走査電子顕微鏡像
c：1個の正常腺管の走査電子顕微鏡像
d：単離腺管に対応するHE染色の垂直断面の病理組織像
〔Tamura S, et al：J Gastroenterol　2002；37：798-806[4]より一部改変〕

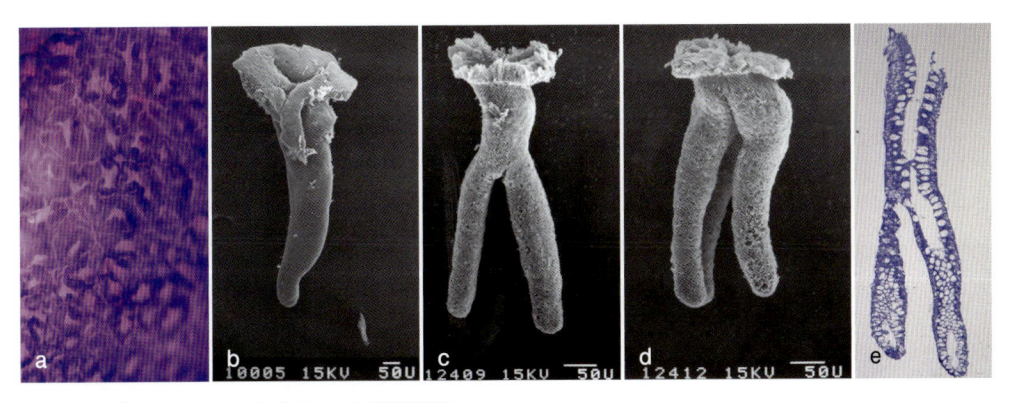

**図2　Ⅱ型 pit pattern に対応する単離腺管**
a：実態顕微鏡像
b：裂開していない1個の腺管の走査電子顕微鏡像
c：2個に裂開した腺管の走査電子顕微鏡像
d：3個に裂開した腺管の走査電子顕微鏡像
e：トルイジンブルー染色の病理組織像
〔Tamura S, et al：J Gastroenterol　2002；37：798-806[4]より一部改変〕

Ⅱ. 研究会の主題から　3-❷ 単離腺管とpitとの比較—組織発生

　ⅢL型pit patternを呈する病変から単離した腺管は，一般に逆三角形状であるが，腺管表面から突出する結節の程度はさまざまである（**図4**，ⅢL型pit patternを呈する隆起型腺腫の走査電子顕微鏡像）．その病理組織も，芽出状に突出する結節が腺底部から体部に目立つが頸部にも認める（図3d）．このことから，増殖帯で形成された結節は，表層へ移動することで，新たな一つの腺管を形成して，同様の結節を有する腺管に発育していく現象を繰り返し，腺管数が増加することで，隆起状の腫瘍形態ができ上がると

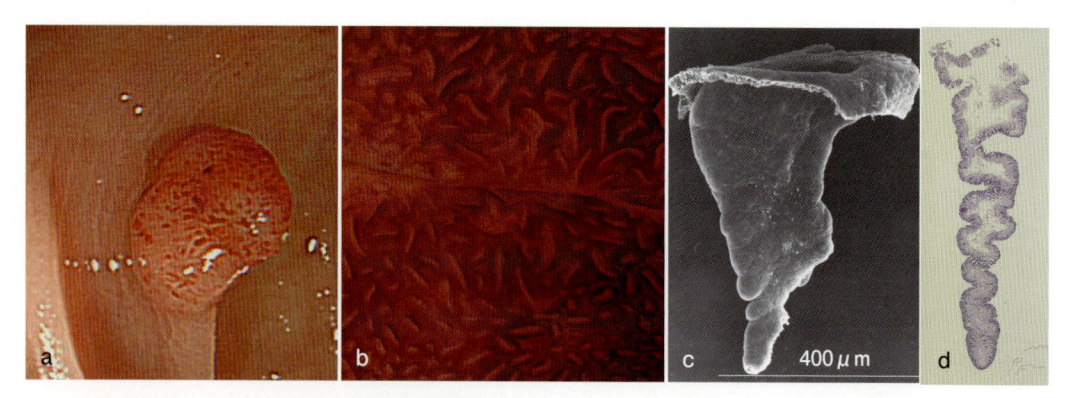

**図3　ⅢL型pit patternを呈する隆起型腫瘍**
a：通常内視鏡像
b：同病変の実体顕微鏡像
c：逆三角形の単離腺管の走査電子顕微鏡像
d：単離腺管のHE染色で，垂直断面の病理組織像

〔Tamura S, et al：J Gastroenterol　2002；37：798-806[4)]より一部改変〕

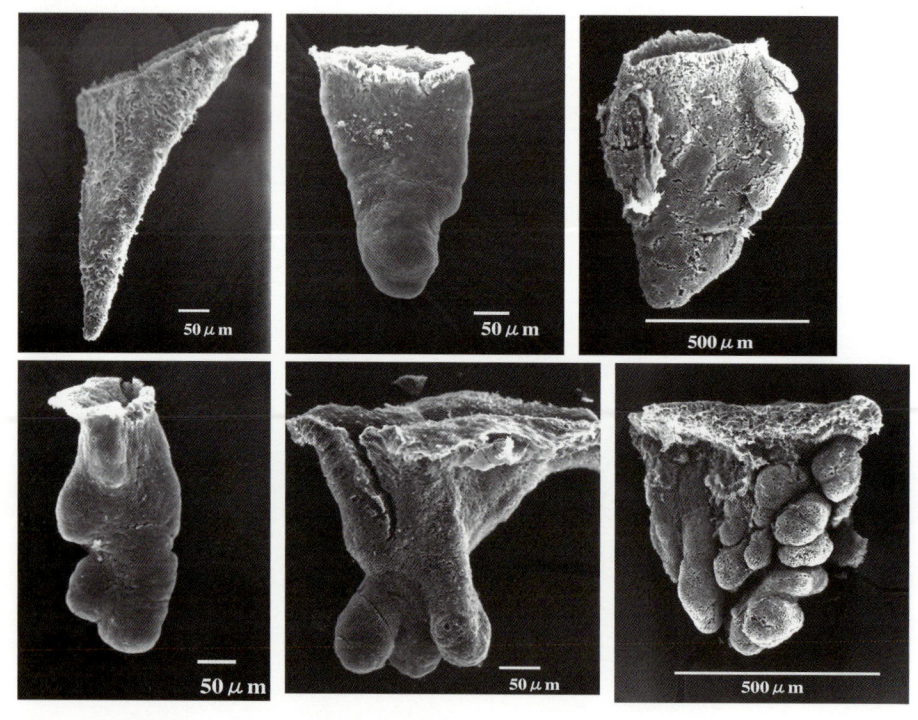

**図4　隆起型腫瘍における単離腺管の点数化**

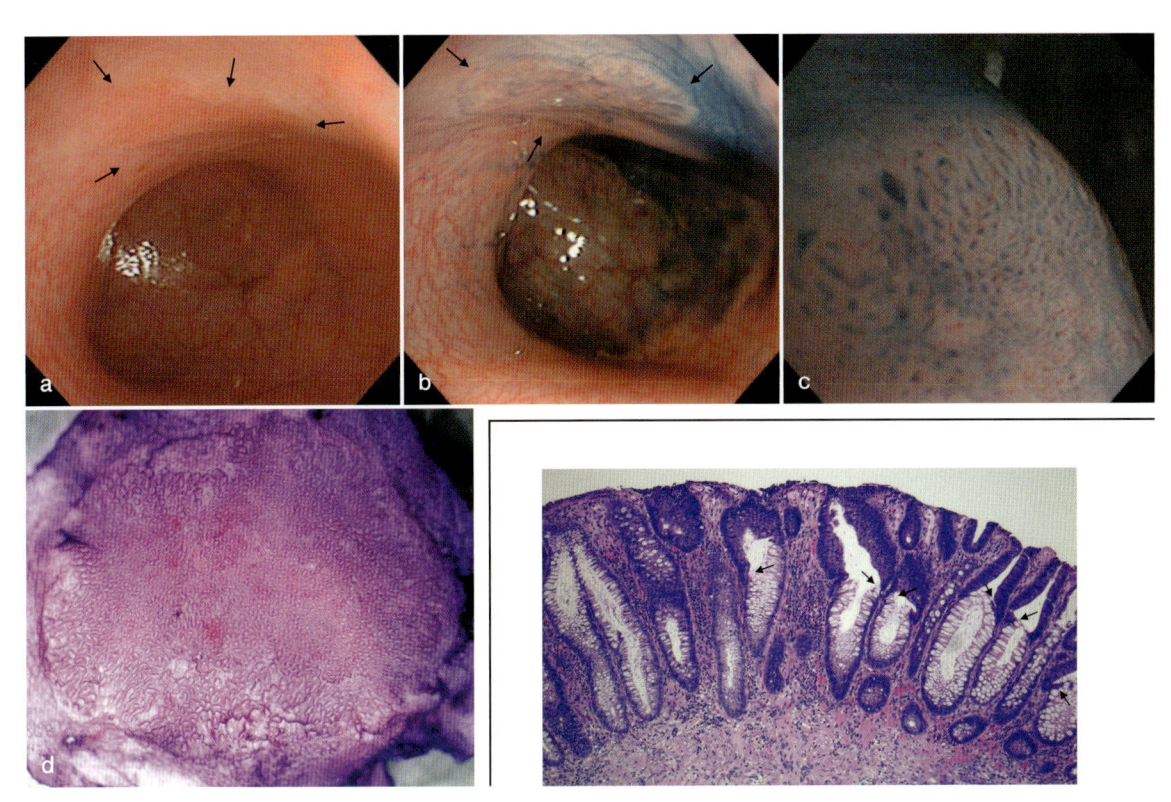

図5 LST-NG, 15 mm, Tubular adenoma moderately atypia

図6 LST-NG の病理組織像

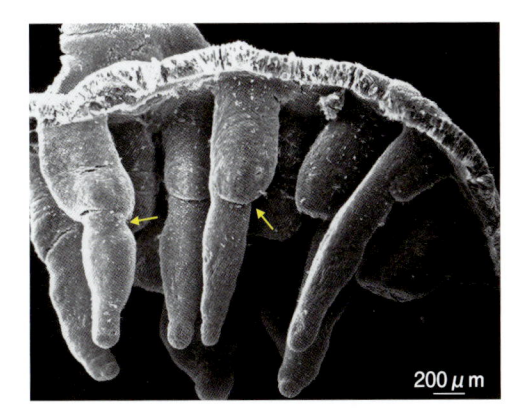

図7 LST-NG から得られた単離腺管

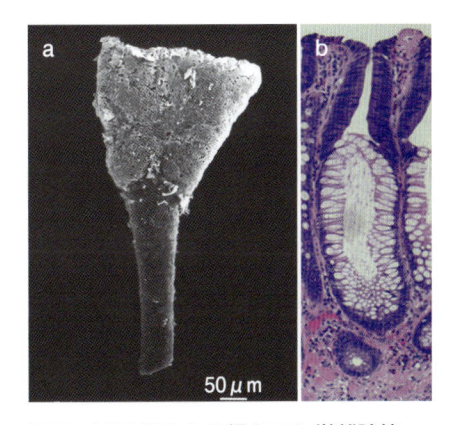

図8 LST-NG から得られた単離腺管
a：走査電子顕微鏡像
b：HE 染色の垂直断面病理組織像

考えられる.

## 4. ⅢL 型 pit pattern を呈する側方発育型腫瘍（LST-NG：Non-granular type laterally spreading tumor）に対応する単離腺管

　Non-granular type の側方発育型腫瘍（LST-NG：図5 矢印で囲まれた軽度発赤）は，ⅢL 型 pit pattern を呈するものの（図5 c, d），先に示した隆起型や granular type の側方発育型腫瘍（LST-G）とは異なる特異的な形態の腫瘍である．LST-NG の病理組

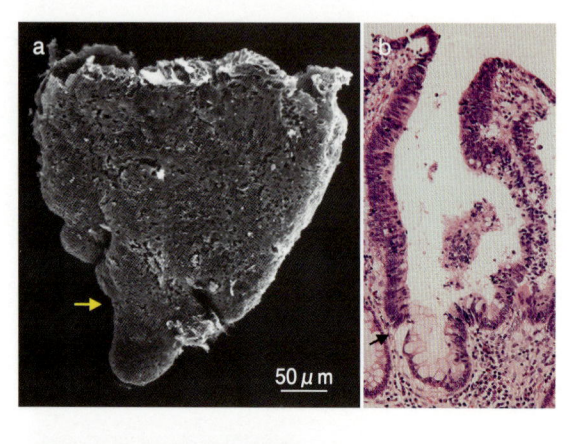

II．研究会の主題から　3-❷ 単離腺管と pit との比較—組織発生

**図 9　LST-NG から得られた単離腺管**
a：走査電子顕微鏡像で矢印はフロント部
b：HE 染色の垂直断面病理組織像

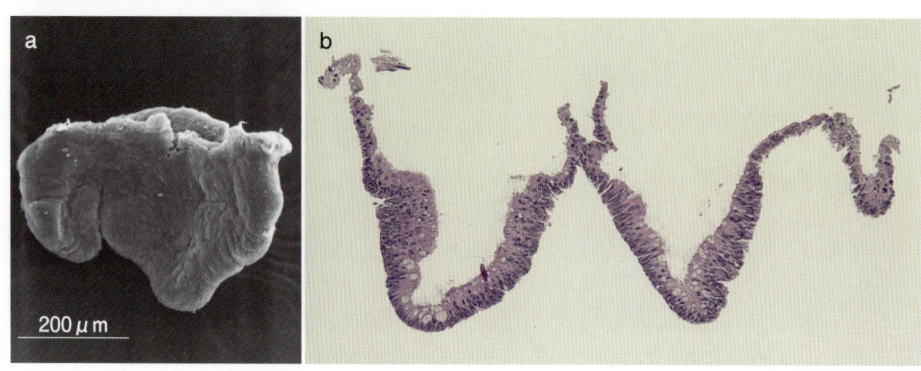

**図 10　LST-NG から得られた単離腺管**
a：走査電子顕微鏡像
b：HE 染色の垂直断面病理組織像

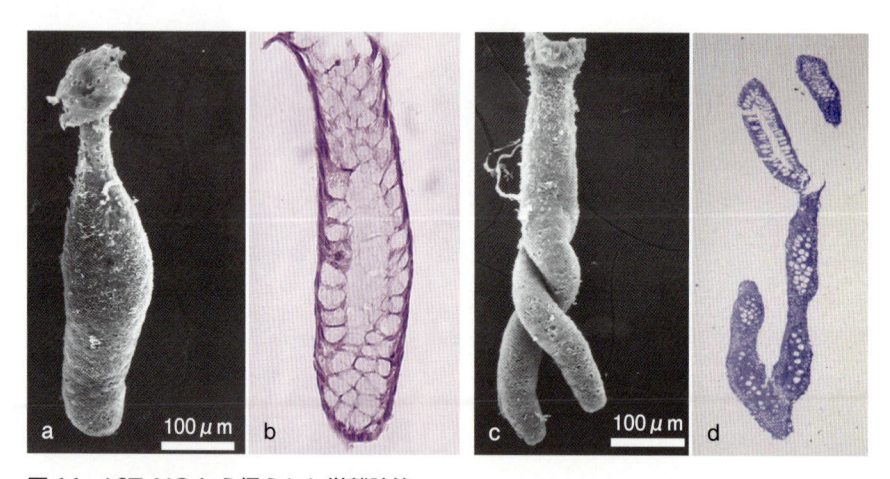

**図 11　LST-NG から得られた単離腺管**
a：走査電子顕微鏡像，b：HE 染色の垂直断面病理組織像
c：走査電子顕微鏡像，d：トルイジンブルー染色の病理組織像

　織像は，腫瘍腺管が二層性で，表層は腫瘍，腺底部は非腫瘍部からなる，フロント形成が特徴的である（**図 6** 矢印）．単離した腺管の走査電子顕微鏡像も二層性を呈する形態であり（**図 7** 矢印），病理組織像に合致する所見である．他の LST-NG から単離した

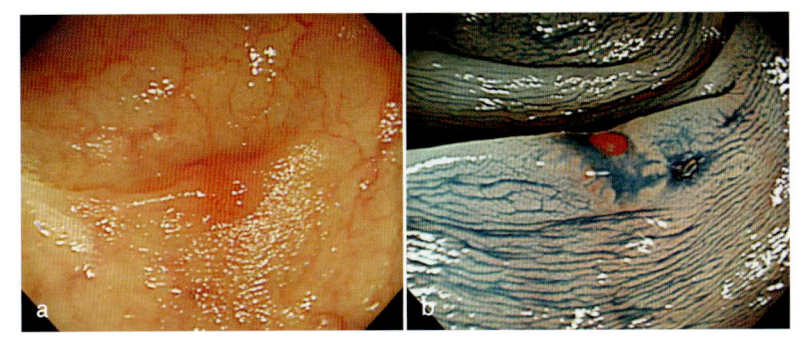

図12 陥凹型腫瘍の内視鏡像
〔Tamura S, et al：J Gastroenterol 2002；37：798-806[4]より一部改変〕

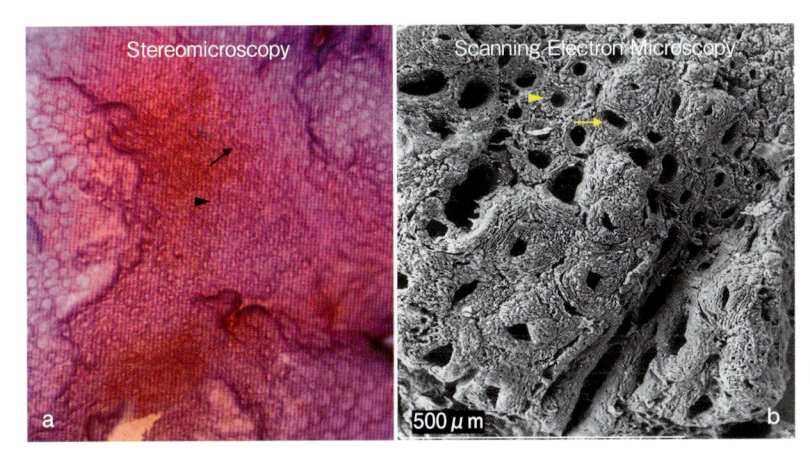

▶：Type Ⅲs pit pattern
→：Type small ⅢL pit pattern

図13 陥凹型表面の実体顕微鏡像（a）と走査電子顕微鏡像（b）

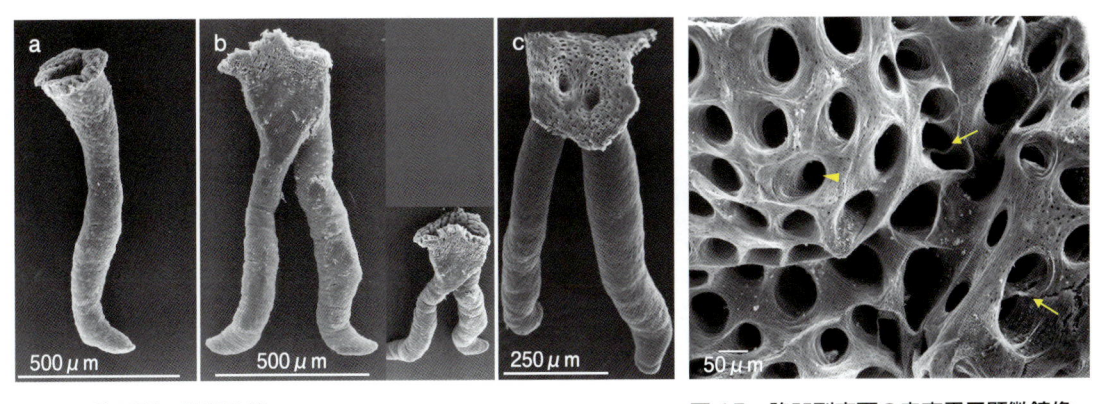

図14 陥凹型の単離腺管

図15 陥凹型表面の走査電子顕微鏡像

腺管も観察すると，腺頸部〜体部にのみ腫瘍を認める腺管（図8）や，腺底部近くまで腫瘍に置換された腺管（図9），完全に腫瘍に置換された腺管（図10）が認められる．

また，LST-NGから単離した非腫瘍腺管には，腺頸部が狭窄状で腺底部が嚢状に拡張したもの（図11a，b）や，らせん状に絡んだもの（図11c，d）がある．

LST-NGは，このように腫瘍腺管が正常腺管を置換性に発育していくことで，側方に発育する腫瘍の形態ができ上がると考えられる．

## 5. Ⅲs型 pit pattern に対応する腫瘍腺管（図 12）

　通常内視鏡検査で，淡い発赤として発見される陥凹型腫瘍（図 12a）は，インジゴカルミン撒布で陥凹面が明瞭になる（図 12b）．その pit pattern はⅢs が主体であるが，小型ⅢL 様の pit pattern も観察できる（図 13，a：実体顕微鏡像，b：走査電子顕微鏡像）．陥凹型腫瘍の腺管は，病変の垂直断面の病理組織所見から単一な腺管が垂直に発育すると予測されていた．実際に陥凹型腫瘍から腺管を単離してみると，結節や二層性を呈する腺管は認めず，正常腺管に似ているが，表面がやや粗糙で，腺底部で屈曲している単一腺管（図 14a）が特徴的である．しかし，腺底部で裂開して，腺頸部～体部はやや幅広くなり，開口部が小型のⅢL 様を呈する腺管（図 14b）も認めた．さらに，図 14c のように，腺管開口部でⅢs 型 pit pattern が接するように認められ，腺底部方向では下肢をやや開いたような構造を呈する腺管も認められる．

　実際に，陥凹型腫瘍の表面を，腺管を除いて鞘の部分のみにして走査電子顕微鏡で観察すると（図 15），Ⅲs 型（矢頭）だけでなく小型ⅢL 様（矢印）を呈する腺管も認めた．その小型ⅢL 様開口部に相当する腺管の鞘の中には薄い隔壁様の構造が認められる（矢印）．

　陥凹型腫瘍の発育は，単一腺管の垂直発育だけでは腫瘍腺管数の増加の機序を説明できなかったが，本稿で述べた事実から，陥凹型は腫瘍腺管が腺底部から裂開することにより，垂直に伸びた単一腺管数が倍々で増えていくことで，腫瘍辺縁で正常腺管を圧排しながら発育していくと考えられる[5]（図 16）．

## 6. Ⅳ型 pit pattern に対応する腫瘍腺管（図 17）

　ここに提示した分枝を伴う長く伸びた腺口形態を反映して，結節が目立つ表面粗糙な腺管であった．ⅢL 様の構造が，進展して形成された腺管であることが推測される．

## 7. Ⅴ型 pit pattern（提示したのは粘膜内癌の不整な腺口形態：ⅤI 型 pit pattern）に対応する腺管（図 18）

　癌の腺管は，単離して走査電子顕微鏡で観察すると，統一性を欠くさまざまな構造を呈する．"奇怪な"形態の腺管の集合からなっていた．癌腺管の多様性は，増殖帯の広がりとも関係していると考えられる．

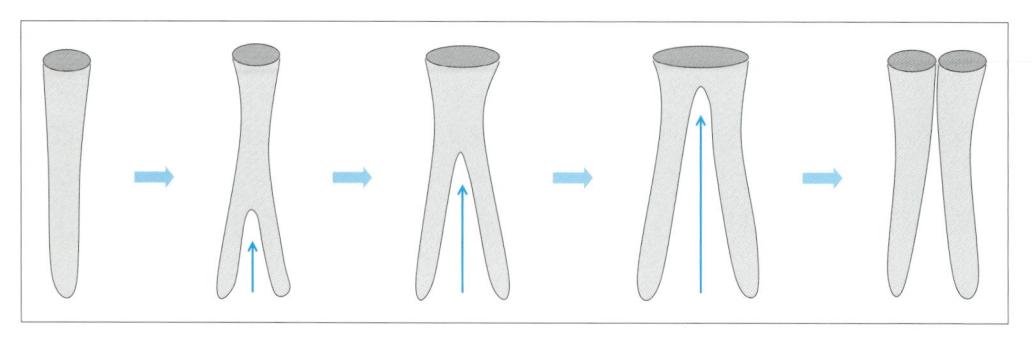

図 16　Ⅲs 型腫瘍の組織発生と発育
〔Kuratani Y, et al：J Gastroenterol　2008；43：597-602[5]より一部改変〕

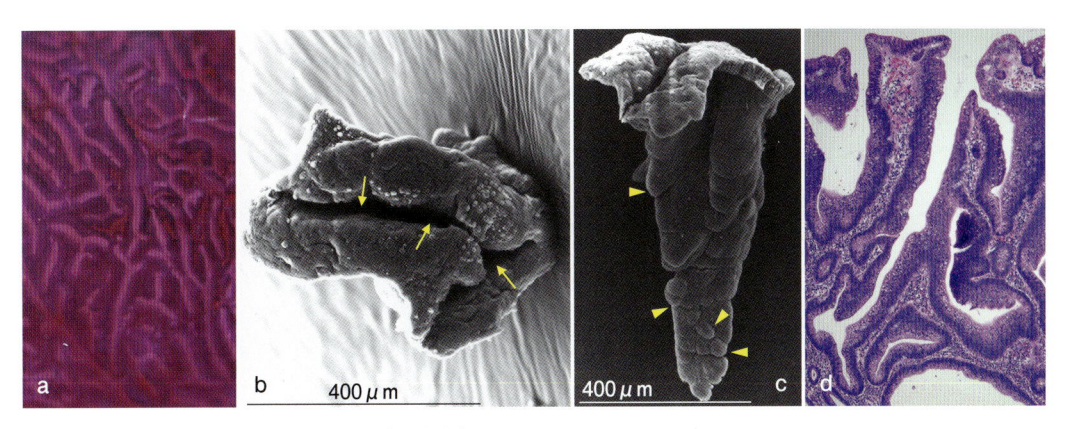

**図17 Ⅳ型 pit pattern を呈する隆起型腫瘍**
a：実体顕微鏡像，b, c：走査電子顕微鏡像，d：HE 染色の病理組織像
〔Tamura S, et al：J Gastroenterol 2002：37：798-806[4]より一部改変〕

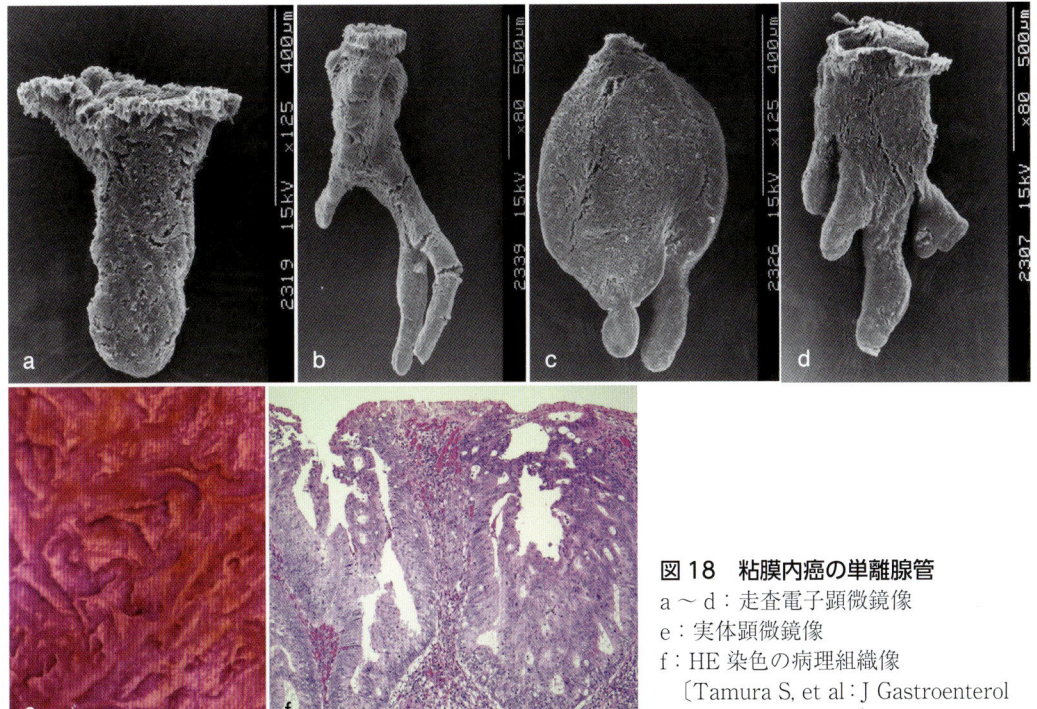

**図18 粘膜内癌の単離腺管**
a〜d：走査電子顕微鏡像
e：実体顕微鏡像
f：HE 染色の病理組織像
〔Tamura S, et al：J Gastroenterol 2002：37：798-806[4]より一部改変〕

## まとめ

　肉眼形態と pit pattern に対応した単離腺管の三次元構造は，特徴的な形態を呈しており，内視鏡的に pit pattern 診断ができれば，その病変を構成している腺管の三次元構造と病理組織像だけでなく，その組織発生まで推測可能である．

　隆起型は，増殖帯で形成された結節（budding）が表層へ移動しそこで独立した新たな腫瘍腺管を形成し，また結節（budding）をつくることの繰り返しで，その隆起状の形態になっていく，Budding 説[6]に則って発育していくと考えられる（**図19** 上段）．

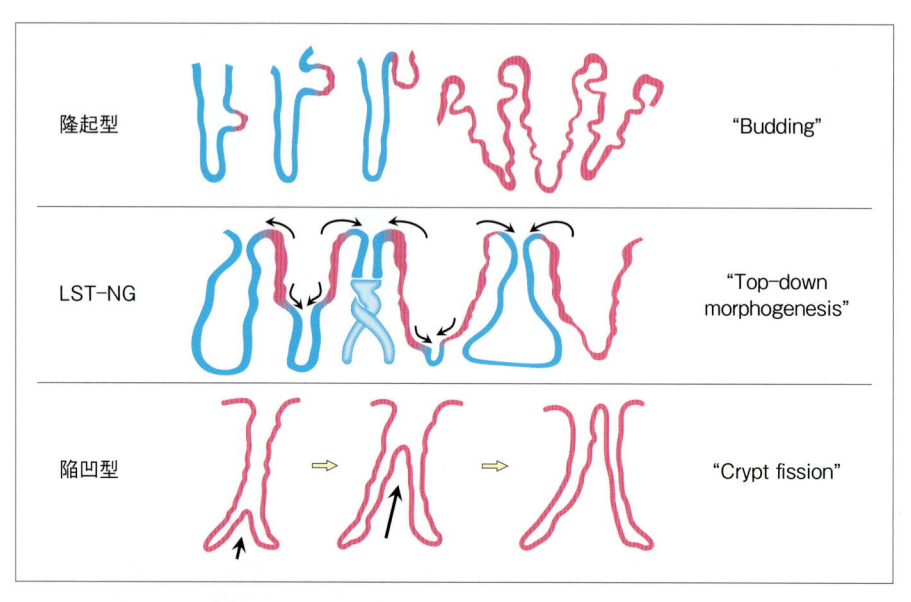

図19 大腸腫瘍の肉眼形態と発育様式

　LST-NG は，腫瘍腺管が正常腺管を置換性に発育していくことで，側方に発育する腫瘍の形態ができ上がる．正常腺管は，腺頸部から腫瘍腺管に置換されて最終的に腺底部まですべてが腫瘍となるものが主体である．しかし，LST-NG では，腫瘍腺管に混じって介在する正常腺管も観察される．これらの正常腺管を単離すると，らせん状や腺底部が囊胞状に拡張したものが走査電子顕微鏡で観察される．このような介在する正常腺管は，腫瘍の発育に従って消失していくのではないかと考えられる．LST-NG は Top-down morphogenesis 説[7]に則って発育していくと考えられる（図19中段）．

　陥凹型は，腫瘍腺管が腺底部から裂開することにより，腺管数が倍々で増加する．腫瘍腺管は，粘膜筋板を押し下げるようにして垂直方向に進展し，腫瘍辺縁では正常腺管を圧排しながら水平方向へ発育していく．陥凹型は，Crypt fission 説[8]に則って発育していくと考えられる（図19下段）．

　以上の結果から，ポリープに代表される adenoma-carcinoma sequence 経路は budding の繰り返しで発育し，陥凹型に代表される de novo cancer は crypt fission によって腺管数を増やすことで発育していくと推測される．しかし，LST-NG の組織発生には，adenoma-carcinoma sequence だけでなく，de novo cancer が存在するため，Top-down morphogenesis 説に従う発育が主体であると推測されるが，Crypt fission 説に従う発育も，混在していると考えられる（これは，LST-NG として分類される肉眼形態のなかに，陥凹型ときわめて類似した病変が存在していることを反映している）．

　**謝辞**：本研究の遂行において多大なご協力をいただいた，古屋泰雄博士（当時：高知大学医学部第一外科学教室，現在：松田外科胃腸科医院院長）に，感謝いたします．

## 文　献

1) 林　俊壱，鈴木　裕，吉田英毅，他：pit pattern 診断―その歴史と実体顕微鏡による診断

の実際. 早期大腸癌　1997；1：107-127
2) Araki K, Ogata T, Kobayashi M, et al：A morphological study on the histogenesis of human colorectal hyperplastic polyps. Gastroenterology　1995；109：1468-1474
3) Kudo S, Tamura S, Nakajima T, et al：Diagnosis of colorectal tumorous lesions by magnifying endoscopy. Gastrointest Endosc　1996；44：8-14
4) Tamura S, Furuya Y, Tadokoro T, et al：Pit pattern and three-dimensional configuration of isolated crypts from the patients with colorectal neoplasm. J Gastroenterol　2002；37：798-806
5) Kuratani Y, Tamura S, Furuya Y, et al：Morphogenesis of a colorectal neoplasm with a typeⅢs pit pattern inferred from isolated crypts. J Gastroenterol　2008；43：597-602
6) Nakamura S, Kino I：Morphogenesis of minute adenomas in familial polyposis coli. JNCI　1984；73：41-49
7) Shih I-M, Wang T-L, Traverso G, et al：Top-down morphogenesis of colorectal tumors. Proc Natl Acad Sci　2001；98：2640-2645
8) Wasan HS, Park HS, Liu KC, et al：APC in the regulation of intestinal crypt fission. J Pathol　1998；185：246-255

〔田村　智〕

## 3. 大腸

# 3 血管像の評価（pit との対比）

## はじめに

病変の質的診断は病理診断が gold standard であり，おもに細胞異型と構造異型から診断される．pit pattern（腺管開口部形態）診断は，腺管の構造異型を開口部で直接判断するので，理論的に pit pattern 診断と病理診断は直接的な相関がある．一方血管診断は，病理異型度診断の基準に含まれず間接的な関係となるため，pit pattern 診断とは異なった新たな診断軸としての診断学が形成されることになる．本稿では拡大 NBI 観察における血管評価と病理診断の関係について述べたい．

## I 大腸血管の構築像

大腸の血管の走行については，2001 年 Konerding らが大腸手術標本を使用し電子顕微鏡による大腸血管の 3D 構築像を詳細に報告しており図 1 に引用する．大腸（直腸・結腸および盲腸）の正常粘膜の表面血管は腺管周囲を六角形に取り囲んでおり，全体として蜂巣状（honeycomb like）構造を呈している（**図 1A**）[1]．個々の血管は緩やかならせん状をしており，粘膜下層〜粘膜固有層の動脈から分岐し粘膜上皮表層へ向かい，腺

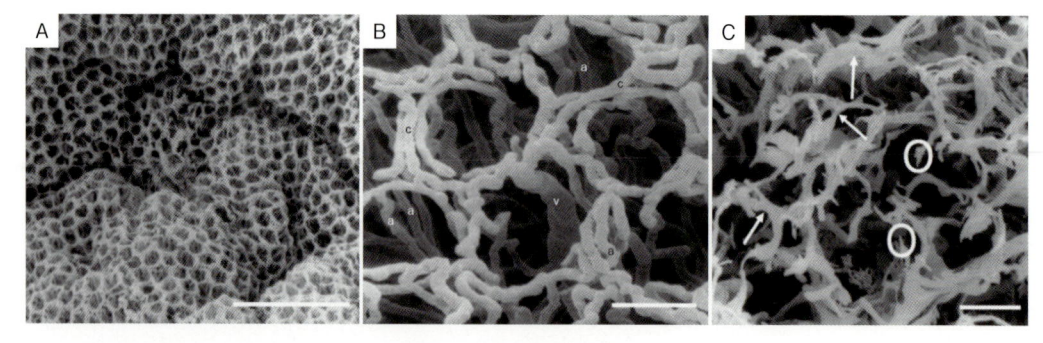

**図 1　3D electron micrograph of colorectal vascularity**
A：正常大腸粘膜の表面血管像．腺管周囲を囲む血管が集まり規則的な honeycomb like 構造を呈する．
B：A の拡大像．らせん状の毛細血管（c）が集まり六角形を構成している．(a：細動脈，v：細静脈)
C：大腸癌の表面血管像（拡大）．癌の血管は，口径不同（矢印）や途絶（○）を示す．
〔Konerding MA, et al：Br J Cancer　2001；84：1354-1362[1] より転載〕

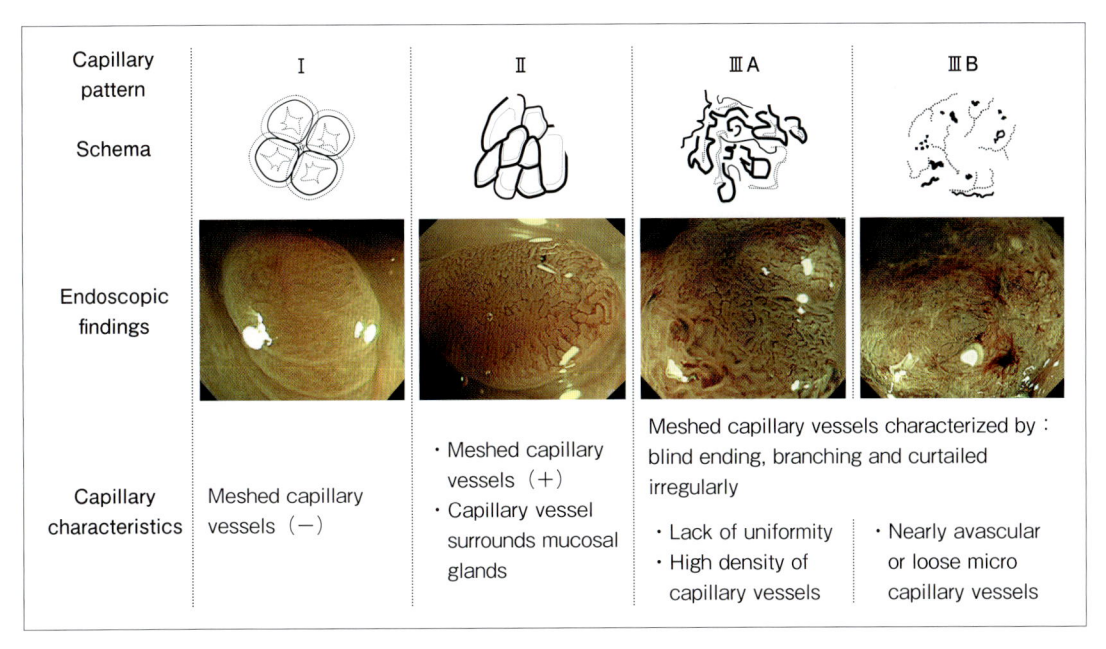

| Capillary pattern | I | II | IIIA | IIIB |
|---|---|---|---|---|
| Schema | | | | |
| Endoscopic findings | | | | |
| Capillary characteristics | Meshed capillary vessels（−） | ・Meshed capillary vessels（＋）<br>・Capillary vessel surrounds mucosal glands | Meshed capillary vessels characterized by：blind ending, branching and curtailed irregularly<br>・Lack of uniformity<br>・High density of capillary vessels | ・Nearly avascular or loose micro capillary vessels |

図2　Capillary pattern classification
〔Sano Y, Emura F, Ikematsu H：Narrow band imaging. Waye J, et al（eds）：Colonoscopy：principles and practice. 2009[4]〕

管開口部を約2/3周した後に静脈系となり下行していく（**図1B**）．また大腸癌になると，血管の口径不同や途絶といった不整所見を伴い蜂巣状構造が崩れていく（**図1C**）．また血管径については，正常大腸粘膜では $8.6 \pm 1.8 \sim 12.4 \pm 1.9 \mu m$（ほとんど $10 \mu m$ 未満），腺腫では $13.1 \pm 3.3 \mu m$，癌では $18.3 \pm 1.8 \sim 19.8 \pm 7.6 \mu m$ と異型度が上昇するにつれて血管径が太くなる[1〜3]．これら血管の評価は従来の白色光では限界があり臨床的な血管の診断学はあまり発展しなかったが，2006年に病変表層の血管および表面構造を強調するNarrow Band Imaging（NBI）の登場により内視鏡でreal timeに血管の評価ができる時代が来たことは周知のとおりであり，世界に先駆けて大腸病変の血管分類である佐野分類（capillary pattern 分類）が本邦から報告された（**図2**）[4]．

## II 拡大NBI観察による血管評価

### 1. 腫瘍と非腫瘍病変鑑別における血管評価

われわれは，拡大NBI観察で腺管開口部を取り囲む蜂巣状血管〔meshed capillary（MC）vessel〕が腫瘍性病変で観察され，非腫瘍との鑑別に有用であることを報告してきた（**図3**）[5]．2009年Horimatsuらにより，非腫瘍である過形成性ポリープの血管（n＝25）と腫瘍である低異型度腺腫の血管（n＝45）の相違について詳細な臨床病理学的検討が報告された[6]．拡大NBI観察で観察されたMC vesselは，低異型度腺腫では98%（44/45）であったが，過形成性ポリープでMC vesselが観察されたのは，わずか8%（2/25）であった．この違いを過形成性ポリープと低異型度腺腫における血管径と血管個数を免疫染色（CD31）を用いて検討した結果，細い血管（血管径 $\phi \leq 10\mu m$）の個数は両者

Meshed brown capillary vessel（－）　　　Meshed brown capillary vessel（＋）

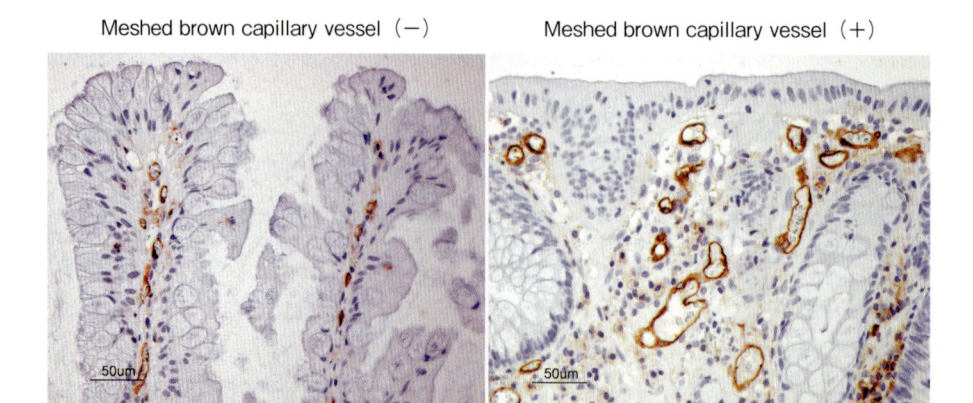

図3　CD 31 immunostaining

〔Sano Y, et al：Dig Endosc　2006；18：S44-S51[5)]〕

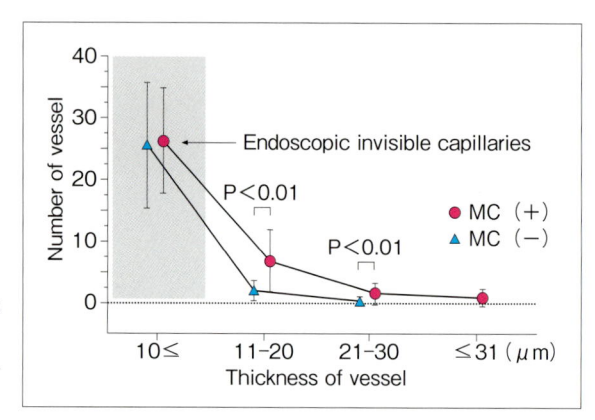

図4　Density of capillary vessels with MC（＋）and MC（－）
〔Horimatsu T, Sano Y, et al：Hepatogastroenterology　2009；56：372-377[6)]〕

に差はなかったが，中間血管（φ：11〜20μm）および太い血管（φ＞20μm）は，低異型度腺腫に有意に多く存在していた．拡大NBI観察で視認可能なMC vesselは，11μm以上の血管を反映しており，低異型度腺腫と過形成性ポリープの鑑別に有用であると報告された（図4）．MC vesselの腫瘍／非腫瘍鑑別における臨床的有用性はprospective studyでも証明され，MC vesselの腫瘍性病変に対する診断能は，感度96.4％，特異度92.3％，正診率95.3％と高い診断能であり，拡大NBI観察による血管評価（capillary pattern；CP type I vs II）の有用性が高いエビデンスをもって示されている[7)]．

近年，過形成性ポリープと同様の鋸歯状の腺管構造をもつ病変群を鋸歯状病変群（serrated lesion）と呼び，新たな癌化経路（serrated pathway）としても注目されている．このなかで，明らかな腫瘍性の細胞異型を伴う鋸歯状病変はtraditional serrated adenoma（TSA）と分類され，NBI所見は松毬状の表面構造を呈する辺縁部に沿って蛇行した血管（セミの羽様所見）が観察される．また細胞異型には乏しいものの腺底部の拡張や不規則分岐などの構造異型を伴う鋸歯状病変はsessile serrated adenoma/polyp（SSA/P）と分類され，発癌のポテンシャルを有することが報告されている．SSA/PのNBI血管所見は，腺管開口部周囲に，口径が整で平滑な淡い血管が観察されたり，病変内に拡張蛇行した血管〔浦岡らによりvaricose microvascular vessel（VMV）

として報告〕を認めることもあるが，過形成性ポリープとの鑑別は必ずしも容易ではなく，今後の症例集積に期待したい[8]．

## 2. 腺腫と癌鑑別における血管評価

腺腫と癌の鑑別に関しては，2008年Katagiriらによるprospective studyが報告されている[9]．RegularなMC vessel（CP type II）が観察される病変を低異型度腺腫の指標，IrregularなMC vessel（CP type III）が観察される病変を高異型度腺腫/癌の指標とした場合の診断能は感度90.3%，特異度97.1%，正診率95.5%と高い診断能であり，腺腫/癌鑑別における拡大NBI観察の血管評価（CP type II vs III）の有用性が証明されている．

## 3. 癌の深達度診断における血管評価

IrregularなMC vesselが癌の指標となることは証明されたが，治療方針の決定に必要なM/SM1癌（内視鏡治療）とSM2癌（手術）を鑑別する血管所見についてはFukuzawaらが詳細に報告している[10]．vessel density, vessel regularity, caliber regularity, vessel length, mendering, caliberの6所見のうち，多変量解析でSM2癌と有意に相関があったものは，vessel density（non-dense）およびvessel regularity（negative）であり，CP type IIIB所見と概ね一致する結果であった．CP type IIIBをSM2癌の指標，CP type IIIAをM/SM1癌の指標とした際の診断能がIkematsuらのprospective studyで報告され，感度84.8%，特異度88.7%，正診率87.7%であった[11]．検討している対象が異なるもののpit pattern（invasive pattern）のSM2癌に対する診断能は，感度85.6%，特異度99.4%，正診率98.8%と報告されており，癌の深達度診断に関しては，最終的に色素内視鏡診断が必須であると考えられる[12]．

## III 拡大NBI観察による血管評価とpit pattern

拡大NBI観察による血管評価（CP classification）は，質的診断（腫瘍/非腫瘍および癌/非癌）において高い診断能を有しているが，癌の量的診断においては，pit patternを凌駕することはできない．拡大NBI観察は利便性が高いことから，病変のふる

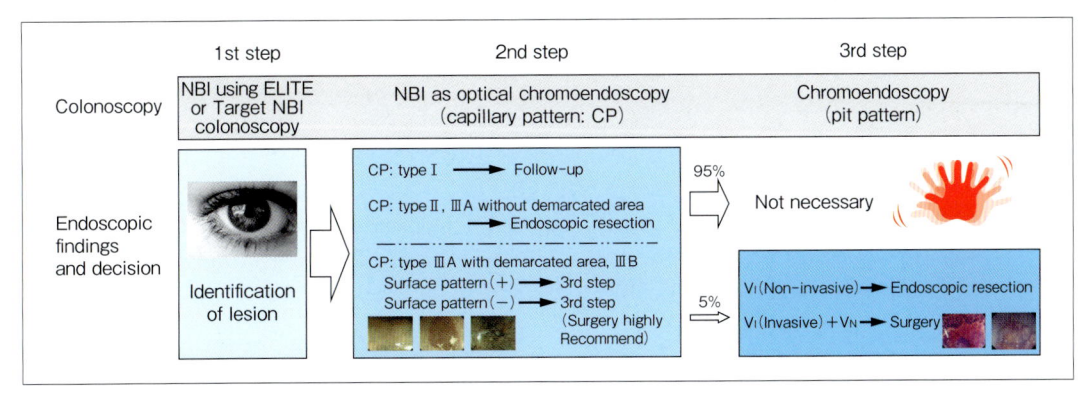

図5 Modified 3 step strategy：NBI Colonosocpy（Proposal）

〔Sano Y 2013, Kobe, Japan〕

い分け（治療不要，内視鏡治療，pit pattern 精査，手術）として使用するのが理想的であり，われわれは 3 step strategy を提唱している（**図 5**）．

　**謝辞**：本稿を作成するにあたり以下の先生方に深謝申し上げます．
　藤原克昌先生（藤原内科循環器科），深水眞知子先生（深水内科医院），藤田能久先生（真部クリニック），比江森玲子先生（田原内科医院），草別秀行先生（くさわけ整形外科），小野辰久先生（小野胃腸科外科），出口賢司先生（でぐち内科クリニック），山川　眞先生（やまかわ消化器クリニック），池垣なつ先生（池垣クリニック），山崎　亨先生（山崎内科）

**文　献**

1) Konerding MA, Fait E, Gaumann A：3D microvascular architecture of pre-cancerous lesions and invasive carcinomas of the colon. Br J Cancer　2001；84：1354-1362
2) Fait E, Malkusch W, Gnoth SH：Microvascular patterns of the human large intestine：morphometric studies of vascular parameters in corrosion casts. Scanning Microsc 1998；12：641-651
3) Skinner SA, Frydman GM, O'Brien PE：Microvascular structure of benign and malignant tumors of the colon in humans. Dig Dis Sci　1995；40：373-384
4) Sano Y, Emura F, Ikematsu H, et al：Narrow band imaging. Waye J, Rex D, Williams C (eds)：Colonoscopy：principles and practice. 2009, 514-526, Blackwell Publishing, Oxford
5) Sano Y, Horimatsu T, Fu KI, et al：Magnifying observation of microvascular architecture of colorectal lesions using a narrow band imaging system. Dig Endosc　2006；18：S44-S51
6) Horimatsu T, Sano Y, Kaneko K, et al：Relationship between MVD and meshed-capillaries using magnifying NBI colonoscopy in colorectal precursor lesions. Hepatogastroenterology　2009；56：372-377
7) Sano Y, Ikematsu H, Fu KI, et al：Meshed capillary vessels by use of narrow-band imaging for differential diagnosis of small colorectal polyps. Gastrointest Endosc　2009；69：278-283
8) 浦岡俊夫, 東　玲治, 大原信哉, 他：大腸鋸歯状病変の内視鏡診断—pit pattern を中心に. 胃と腸　2011；46：406-416
9) Katagiri A, Fu KI, Sano Y, et al：Narrow band imaging with magnifying colonoscopy as diagnostic tool for predicting histology of early colorectal neoplasia. Aliment Pharmacol Ther　2008；27：1269-1274
10) Fukuzawa M, Saito Y, Matsuda T, et al：Effectiveness of narrow-band imaging magnification for invasion depth in early colorectal cancer. World J Gastroenterol　2010；16：1727-1734
11) Ikematsu H, Matuda T, Sano Y, et al：Efficacy of capillary pattern type IIIA/IIIB by magnifying narrow band imaging for estimating depth of invasion of early colorectal neoplasms. BMC Gastroenterology　2010；10：33
12) Matsuda T, Fujii T, Saito Y, et al：Efficacy of the invasive/non-invasive pattern by magnifying chromoendoscopy to estimate the depth of invasion of early colorectal neoplasms. Am J Gastroenterol　2008；103：2700-2706

（岩舘峰雄，佐野　寧，藤盛孝博）

## 3. 大　腸

# 4 早期大腸癌に対する pit pattern 診断
## ── 肉眼型別検討：IIc，LST-NG に注目して

### はじめに

　大腸内視鏡診断の目的は，治療の必要性とその治療方法を的確に判断することにある．通常観察に拡大観察による pit pattern 診断を加えることにより，腫瘍・非腫瘍の鑑別のみならず[1〜5]，リンパ節郭清を伴う外科的切除を要する病変の抽出が，より高い精度で可能となることが数多く報告されている[6〜9]．

　pit pattern 診断を行ううえで，質的診断（腫瘍・非腫瘍の鑑別）は，初学者でも比較的容易に可能となるが[10]，深達度診断（粘膜内癌；Tis 〜 SM 軽度浸潤癌；T1a と，SM 高度浸潤癌；T1b の鑑別）には，ある程度の熟練を要する．工藤・鶴田分類における V 型 pit の診断は，2004 年の箱根コンセンサスミーティング以降，$V_N$ 型および $V_I$ 型高度不整 pit をより厳密に評価することで，過大手術例の減少に繋がったが[11]，その一方で，$V_I$ 型 pit の幅が広がり，治療方針決定のための $V_I$ 型軽度不整と $V_I$ 型高度不整 pit との線引きが難しい症例が存在することも明らかとなった．さらに，早期大腸癌は多彩な肉眼形態を呈することから，pit pattern 診断を行う際には各肉眼型の特性を加味した深達度診断が求められる．

　本稿では，10 周年を迎える「拡大内視鏡研究会」にて，数多くの議論が繰り広げられてきた IIc 型および LST-NG 型（laterally spreading tumor, non-granular type）早期大腸癌に注目し，pit pattern 診断による肉眼型別診断精度を明らかにしながら，pit pattern 診断を行う際に注意すべき病変について論じてみたい．

### I 当院における早期大腸癌に対する pit pattern 診断

　当院では，以前より拡大内視鏡診断による SM 高度浸潤癌；T1b の指標として "$V_I$ (Invasive pattern)" を提唱してきた．この臨床分類では，不整形 pit が領域性をもって認められる場合に $V_I$ (Invasive pattern) と診断し，基本的に外科手術を推奨する．工藤・鶴田分類における V 型 pit 診断との大きな違いは，無構造領域（$V_N$ 型 pit）を指標とした診断法ではなく，染色性の良好な部分で V 型の不整性の評価を行う点である．また，純粋に pit pattern のみから診断する手法ではなく領域性を加味する診断法である．

　当院において定義づけている不整形 pit と領域性とは，それぞれ以下のとおりである（図 1）．

Ⅱ．研究会の主題から　3-❹ 早期大腸癌に対するpit pattern診断―肉眼型別検討：Ⅱc，LST-NGに注目して

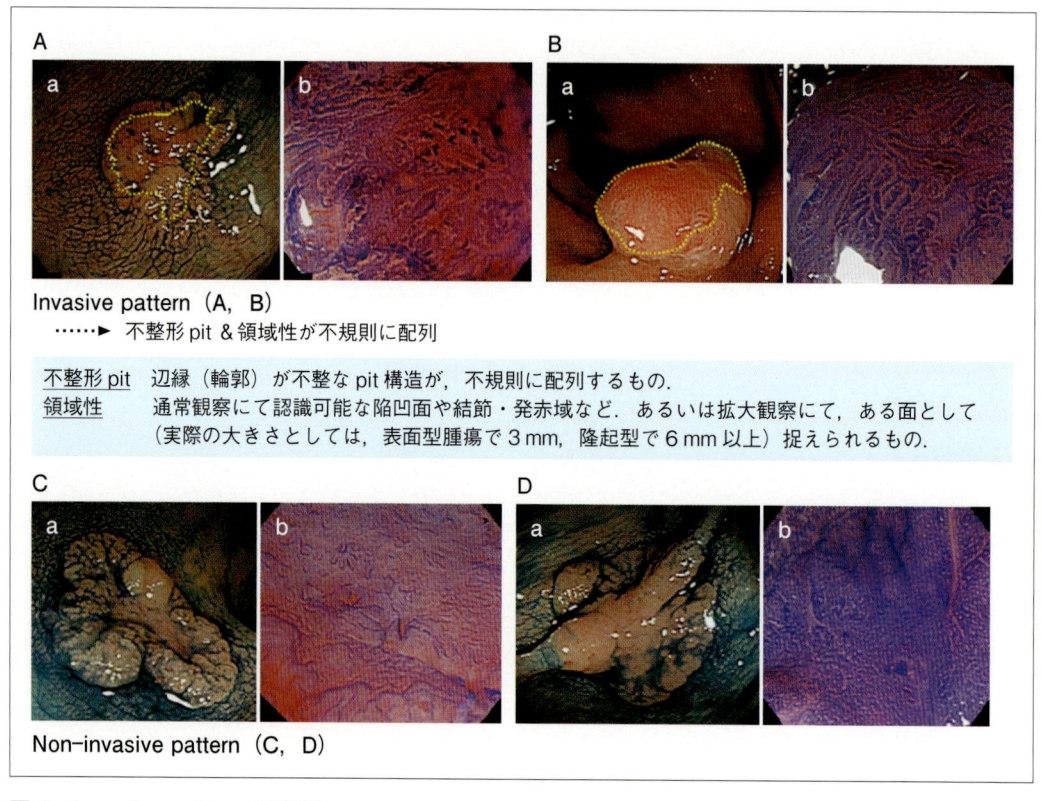

**図1 Invasive patternの定義**

Invasive pattern（A，B）
……▶ 不整形pit & 領域性が不規則に配列

| 不整形pit | 辺縁（輪郭）が不整なpit構造が，不規則に配列するもの． |
| --- | --- |
| 領域性 | 通常観察にて認識可能な陥凹面や結節・発赤域など．あるいは拡大観察にて，ある面として（実際の大きさとしては，表面型腫瘍で3mm，隆起型で6mm以上）捉えられるもの． |

Non-invasive pattern（C，D）

① **不整形pit**：辺縁（輪郭）が不整（ギザギザ）なpit構造が，不規則に配列するもの（Ⅴɪ型中等度不整～高度不整pitに相当）．

② **領域性**：通常観察において認識可能な陥凹面や結節・発赤域など．あるいは拡大観察にて，ある面として（実際の大きさとしては，表面型腫瘍で3mm，隆起型で6mm以上）捉えられるもの[12]．

つまり，この両者の所見を組み合わせることで，Ⅴɪ型pit patternを手術適応のⅤɪ（Invasive pattern）とEMR適応のⅤɪ（Non-invasive pattern）とに大別していることになる．もちろん，この定義に従って診断する際にも，不整形pitには境界病変が存在するため，そこに面としての領域性が認められるか否かが重要なポイントとなる．

なお，質的診断（腫瘍・非腫瘍の鑑別）の際には，インジゴカルミン色素散布下の拡大観察のみで十分な場合がほとんどであるが，早期癌（とくにT1，SM癌）を疑った場合には，クリスタルバイオレット染色下でのより詳細なpit診断が必須となる．

## Ⅱ 早期大腸癌に占めるT1bの割合―肉眼型別検討

当院にて2000年から2006年までに，内視鏡的あるいは外科的切除が行われた全早期大腸癌1,133病変中，有茎性（Ⅰp型）病変216病変を除く917病変を対象とした．各肉眼型別内訳は，0-Ⅱc：23病変，0-Ⅱa＋Ⅱc：98病変，0-Ⅰs＋Ⅱc：33病変，0-Ⅱa：

表1 肉眼型別にみたT1bの割合

| 肉眼型 | n（%） | 深達度（Tis/T1a/T1b） | T1b（%） |
|---|---|---|---|
| Ⅱc | 23（2.5） | 11/ 6/ 6 | 26.1 |
| Ⅱa＋Ⅱc | 98（10.7） | 17/ 7/74 | 75.5 |
| Ⅰs＋Ⅱc | 33（3.6） | 4/ 7/22 | 66.7 |
| Ⅱa | 107（11.7） | 96/ 9/ 2 | 1.9 |
| Ⅰs | 171（18.6） | 133/ 7/31 | 18.1 |
| Ⅰsp | 275（30） | 235/ 6/34 | 12.4 |
| LST-G（uni） | 61（6.7） | 61/ 0/ 0 | 0 |
| LST-G（mix） | 71（7.7） | 55/ 5/11 | 15.5 |
| LST-NG | 78（8.5） | 54/19/ 5 | 6.4 |

107病変，0-Ⅰs：171病変，0-Ⅰsp：275病変，LST-G（uniform type）〔0-Ⅱa（LST-G）〕：61病変，LST-G（mixed type）〔0-Ⅰs＋Ⅱa（LST-G）〕：71病変，LST-NG〔0-Ⅱa（LST-NG），0-Ⅱa＋Ⅱc（LST-NG），0-Ⅱc（LST-NG）〕：78病変である．

　各肉眼型別にみたT1b（SM高度浸潤癌）の割合は，0-Ⅱc：26.1%，0-Ⅱa＋Ⅱc：75.5%，0-Ⅰs＋Ⅱc：66.7%，0-Ⅱa：1.9%，0-Ⅰs：18.1%，0-Ⅰsp：12.4%，LST-G（uniform type）：0%，LST-G（mixed type）：15.5%，LST-NG：6.4%であり，明らかな陥凹局面を有する病変群において高いT1b率を示した（**表1**）．

　このデータが意味することは，深達度診断を行う際，インジゴカルミン色素散布を含めた通常観察において，的確に陥凹局面の存在を認識することの重要性である．つまり，段差のある陥凹面を有する病変は，その時点で粘膜下層への浸潤を疑いながら深達度診断を進める必要がある．

## Ⅲ 肉眼型別にみたpit pattern診断成績

　当院では1998年より拡大内視鏡をルーチンに使用しており，先に述べたような診断手順〔SM高度浸潤癌；T1bの指標としての"Ⅴɪ（Invasive pattern）"〕で早期大腸癌に対する深達度診断を行ってきた．全対象病変（917病変）におけるpit pattern診断の正診率は94.9%（870/917）であり，感度（最終病理診断T1b病変に対するpit診断の正診率）は87.0%（161/185），特異度（最終病理診断Tis〜T1a病変に対するpit診断の正診率）は96.9%であった．

　各肉眼型別にみた感度・特異度は，0-Ⅱc：100%/94.1%，0-Ⅱa＋Ⅱc：95.9%/75%，0-Ⅰs＋Ⅱc：95.5%/72.7%，0-Ⅱa：100%/100%，0-Ⅰs：74.2%/97.1%，0-Ⅰsp：70.6%/99.2%，LST-G（uniform type）：（−）/100%，LST-G（mixed type）：90.9%/93.3%，LST-NG：80%/95.9%であった（**表2**）．本検討は，単施設での内視鏡所見レポートに記載されたpit pattern診断と最終病理深達度診断との比較からなる横断研究的なデータであるが，隆起型（Ⅰs，Ⅰsp）におけるT1bの診断能の低さが目立つ．この結果は，過去に報告されているデータと合致する．また，0-Ⅱa＋Ⅱc，0-Ⅰs＋Ⅱcにおける特異度の低さについて検証してみると，いずれの肉眼型でもnon-polypoid growth（NPG）typeでは良好な診断成績であるものの，polypoid growth（PG）type

表2 肉眼型別にみた pit pattern 診断能

| 肉眼型 | n | 深達度（Tis〜T1a/T1b） | pit 診断能 感度（%） | 特異度（%） |
|---|---|---|---|---|
| Ⅱc | 23 | 17/ 6 | 100 | 94.1 |
| Ⅱa+Ⅱc | 98 | 24/74 | 95.9 | 75 |
| Ⅰs+Ⅱc | 33 | 11/22 | 95.5 | 72.7 |
| Ⅱa | 107 | 105/ 2 | 100 | 100 |
| Ⅰs | 171 | 140/31 | 74.2 | 97.1 |
| Ⅰsp | 275 | 241/34 | 70.6 | 99.2 |
| LST-G（uni） | 61 | 61/ 0 | （−） | 100 |
| LST-G（mix） | 71 | 60/11 | 90.9 | 93.3 |
| LST-NG | 78 | 73/ 5 | 80 | 95.9 |

感度：T1b 病変に対する pit 診断の正診率
特異度：Tis 〜 T1a 病変に対する pit 診断の正診率

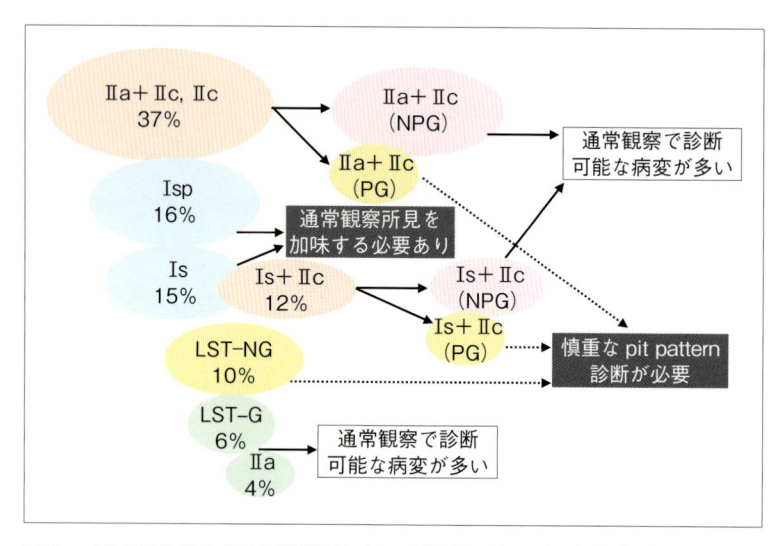

図2 大腸 SM 癌の肉眼型別頻度（Ⅰp 型を除く）と深達度診断のポイント

において若干「深読み」する傾向がみられた．これは，おもに病変頂部に存在する陥凹面を過大評価した可能性がある．また，LST-NG 病変における感度が 80% と低めに評価された理由については，T1b 症例数が少なかったことに加え，通常観察にて，同病変に特有の「非顆粒内隆起」として認識し SM 浸潤癌を疑いながらも，pit pattern 診断において「Invasive pattern」と判断するのに十分な領域性を評価しきれなかった病変が含まれていた．

以上の結果と当院における大腸 SM 癌の肉眼型別頻度から，各肉眼型別の深達度診断時の留意点を**図2**にまとめた．通常観察にて比較的正診が得られやすい病変として，0-Ⅱa 型，LST-G 病変および NPG type の 0-Ⅱc/0-Ⅱa+Ⅱc/0-Ⅰs+Ⅱc 型が挙げられる．一方，より慎重な pit pattern 診断が必要となる病変として，LST-NG 病変および PG type の 0-Ⅱa+Ⅱc/0-Ⅰs+Ⅱc 型，また，通常観察を十分に加味しながら深達度診断すべき病変として，0-Ⅰs/0-Ⅰsp 型が挙げられる．

## Ⅳ 症例提示

### ❖ 症例1 ❖ Rb：0-Ⅱa+Ⅱc（NPG type），最終病理診断：高分化腺癌，T1b

　通常観察にて，病変中央部の深い陥凹が目立つ．病変周囲は非腫瘍性粘膜で覆われ non-polypoid growth type（NPG type）の病変．一見して SM 高度浸潤癌を強く疑い拡大観察を行うと，陥凹面に一致して $V_I$（Invasive pattern）を認め，深達度 T1b の早期直腸癌と診断．リンパ節郭清を伴う外科手術を選択した（図3）．

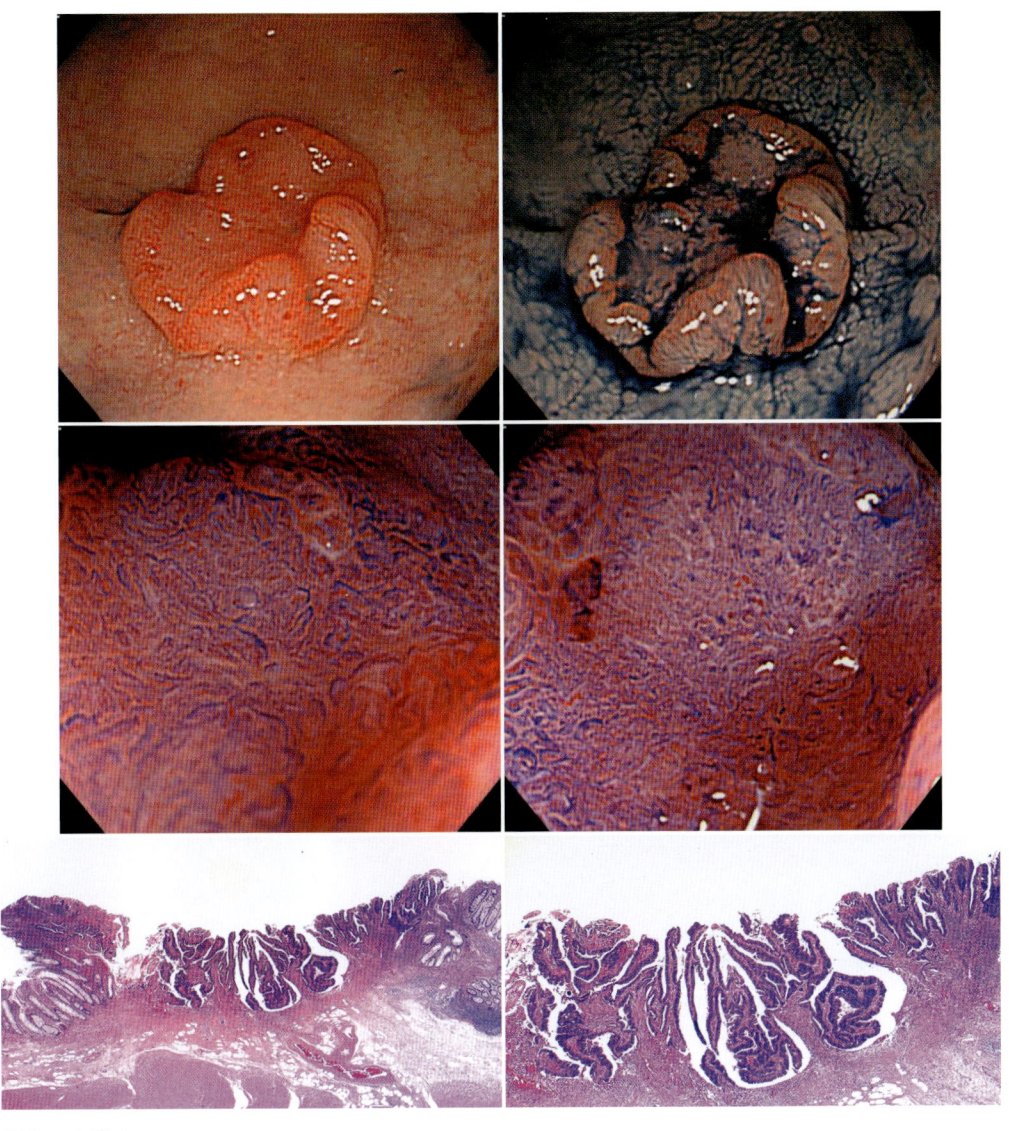

図3　症例1

❖ **症例2** ❖ T/C：0-Ⅱa+Ⅱc（NPG type），最終病理診断：中〜高分化腺癌，T1b

　腫瘍径6mmの小さな陥凹型早期大腸癌．病変中央部の発赤域に境界明瞭な陥凹面を有し，同部を拡大観察するとⅤI型軽度不整pitを認めⅤI（Non-invasive pattern）と診断．診断的EMRを施行したが，中分化腺癌が粘膜筋板を完全に破壊しながら粘膜下層に深く浸潤していた．表層部の腺管構造は比較的保たれており，pit pattern診断にて正診できなかった症例である．その後，追加外科手術を施行した（**図4**）．

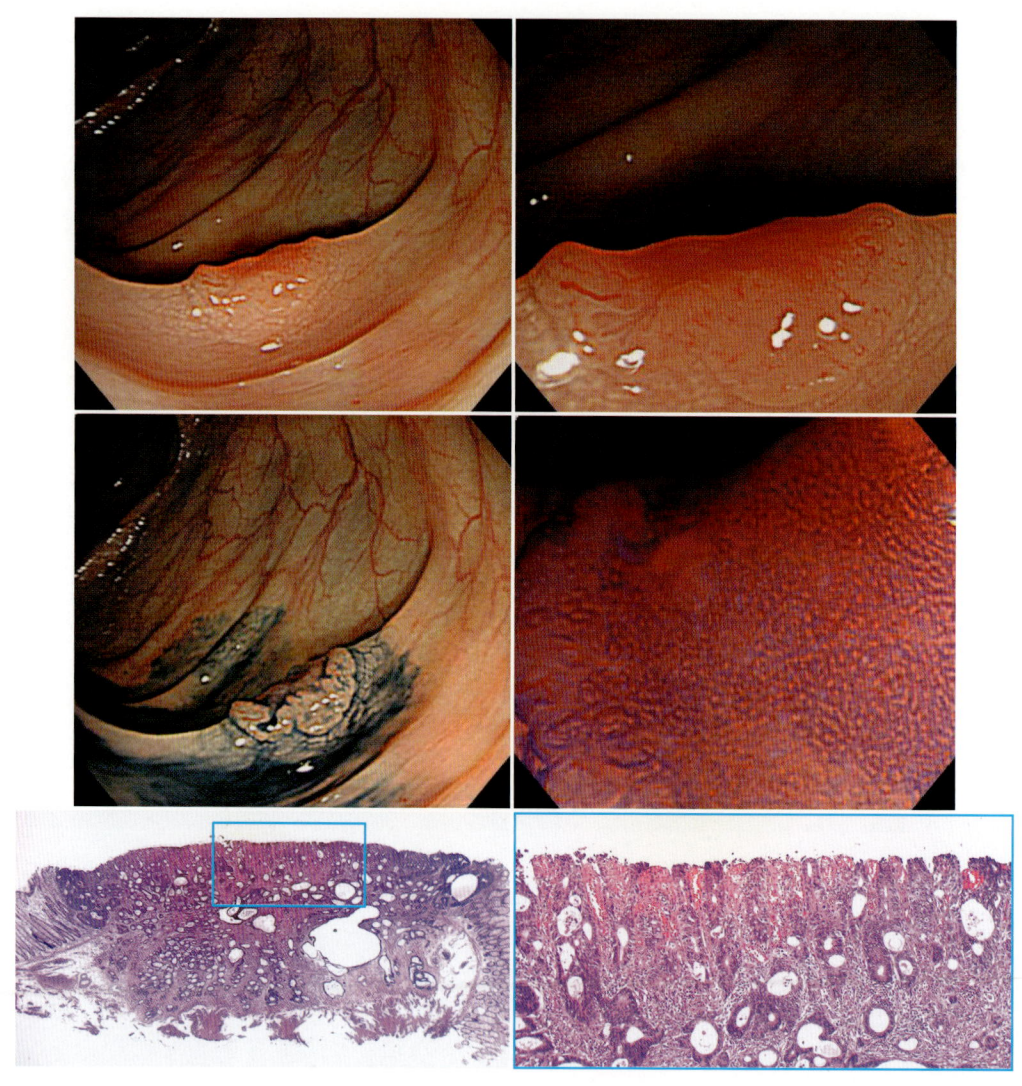

図4　症例2

❖ **症例 3** ❖ S/C：0-Ⅰs（PG type），最終病理診断：高分化腺癌，T1b

　腫瘍径 15 mm のⅠs 型 villous tumor．病変頂部に周囲と表面構造の異なる発赤域を有する．拡大観察にて同部にⅤ₁型 pit を認めたが，明らかなⅤ₁型高度不整 pit を認めず診断的 EMR を施行．高異型度癌が粘膜下層深く浸潤しており，追加外科手術を施行した（**図5**）．

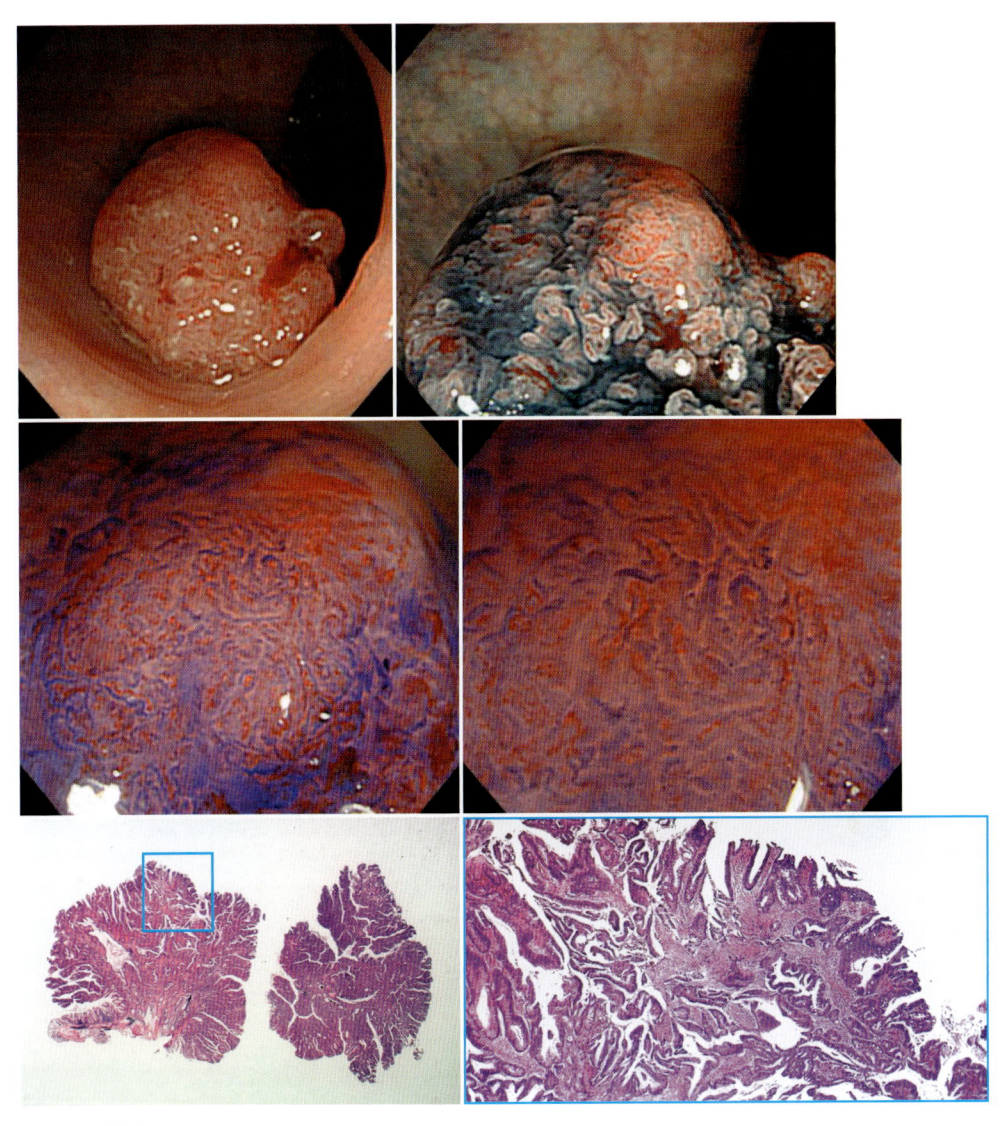

図5　症例3

❖ **症例 4** ❖ S/C：0-Ⅰs＋Ⅱc（PG type），最終病理診断：高分化腺癌，Tis（M）

Ⅰs型隆起性病変の頂部に陥凹所見あり．病変の立ち上がりを見るとpolypoid growth typeであり，肉眼型0-Ⅰs＋Ⅱc（PG type）と診断．陥凹部にはⅤɪ型pitを認めたが，不整性に乏しくⅤɪ（Non-invasive pattern）と診断しEMRを施行した．陥凹部に一致して高異型度癌を認めたが粘膜内癌であった（**図6**）．

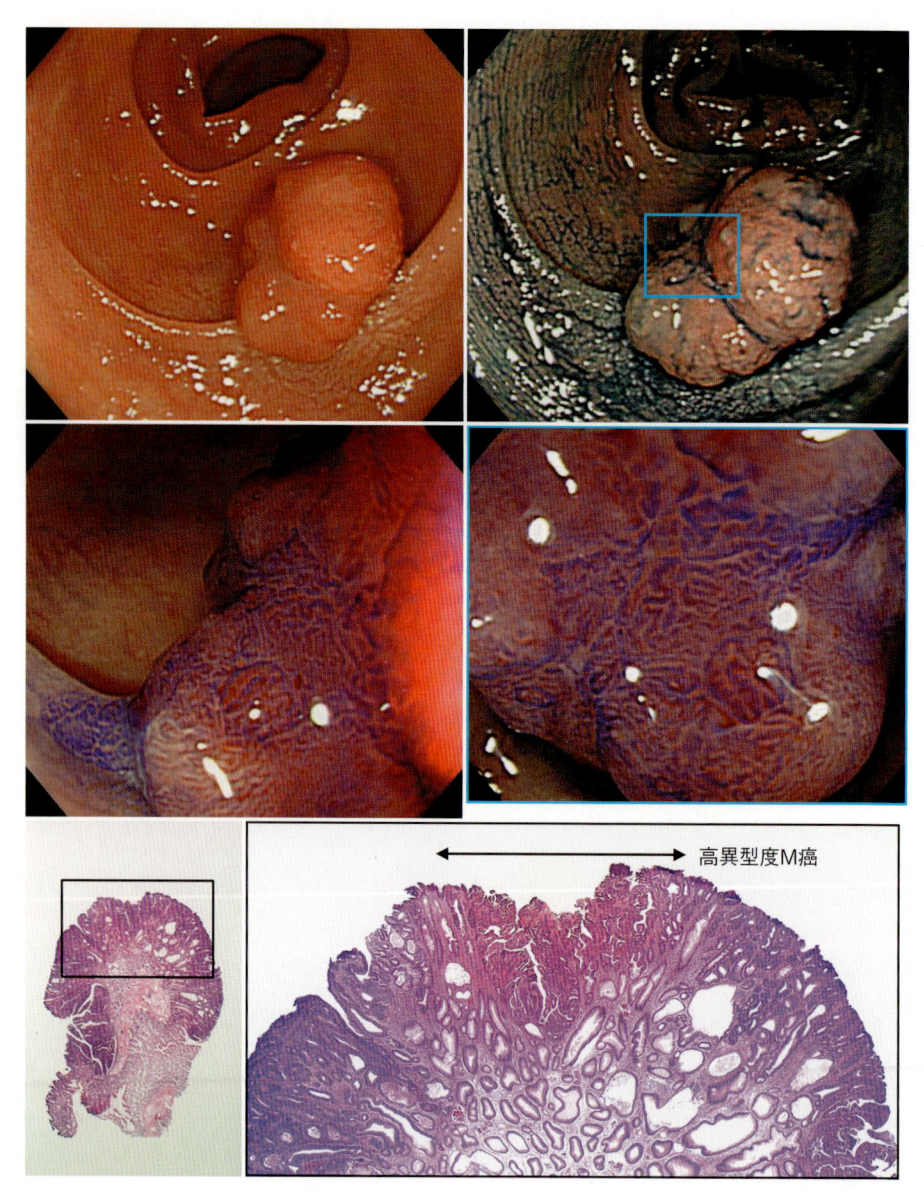

図6 症例4

### ❖ 症例 5 ❖ Rb：0-Ⅱa+Ⅱc（PG type），最終病理診断：高分化腺癌，T1a（750μm）

　腫瘍径 20 mm の 0-Ⅱa+Ⅱc 病変．病変中央部に境界明瞭な陥凹面を有し，同部の拡大観察にて V<sub>I</sub> 型 pit を認めた．クリスタルバイオレット染色にて，一部に染色性の低下を認め V<sub>I</sub>（Invasive pattern）と診断．外科手術を選択したが，最終病理診断は T1a：750μm の浸潤に留まり，粘膜筋板も保持されていた．また，病変周囲の立ち上がりは polypoid growth を呈していた．遡及的に内視鏡像を見直すと，染色性が低下した部分の周囲にはⅢ<sub>L</sub> 型から V<sub>I</sub> 型軽度不整に留まる pit を認め，術前診断が深読みであった可能性がある（**図7**）．

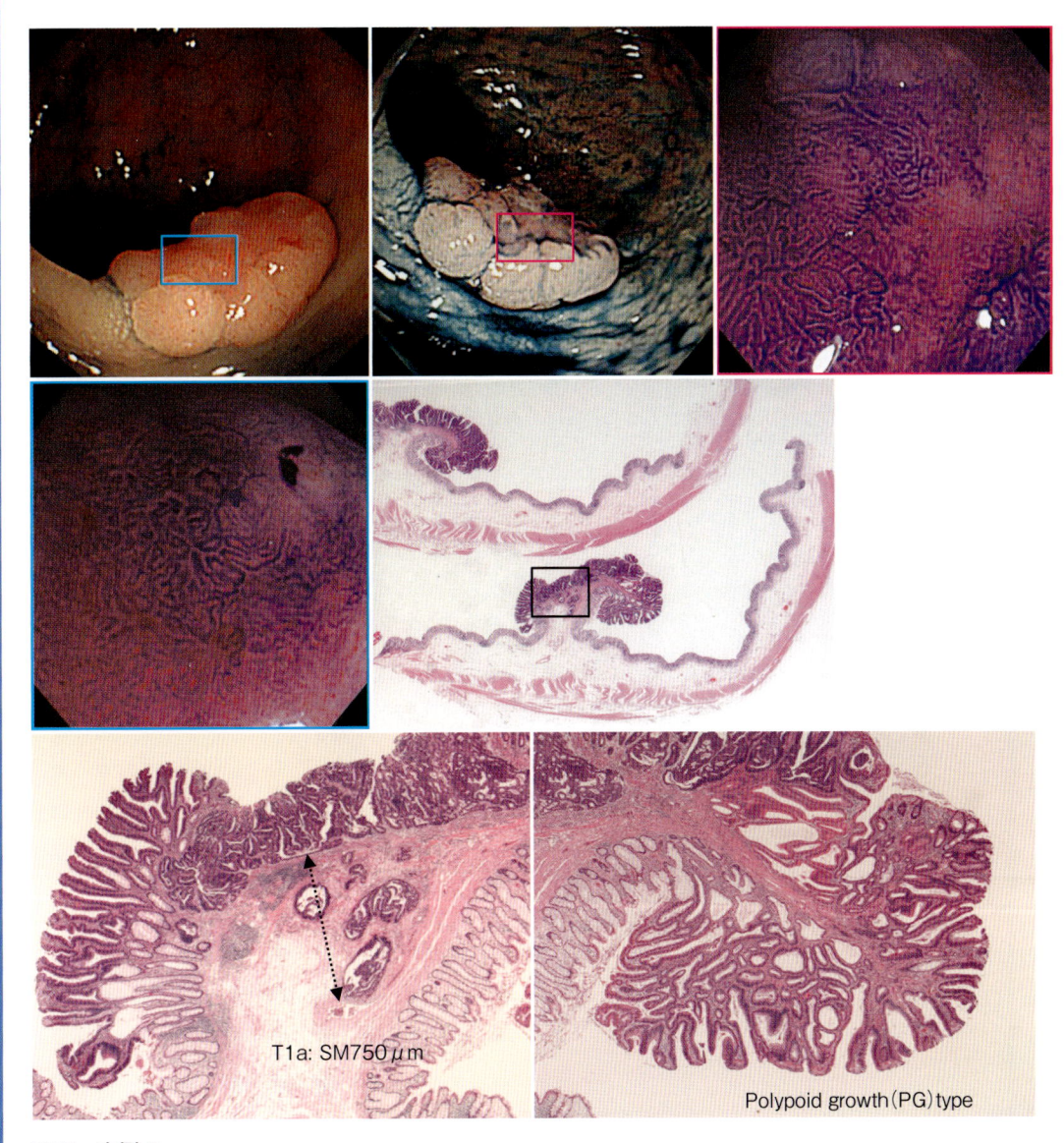

図7　症例5

❖ **症例6** ❖ Rb：0-Ⅱa+Ⅱc（LST-NG）（NPG type），最終病理診断：高～中分化腺癌，T1b

インジゴカルミン色素散布像にて，陥凹内に非顆粒内隆起と評価すべき部分を認める．同部の拡大観察にてⅤ<sub>I</sub>型高度不整 pit を認めるも，その範囲が狭いと判断し診断的 ESD を施行したが，病理組織学的に分化度の低い癌が粘膜下層深く浸潤しており T1b の診断となった．後日，追加外科手術を施行した（図8）．

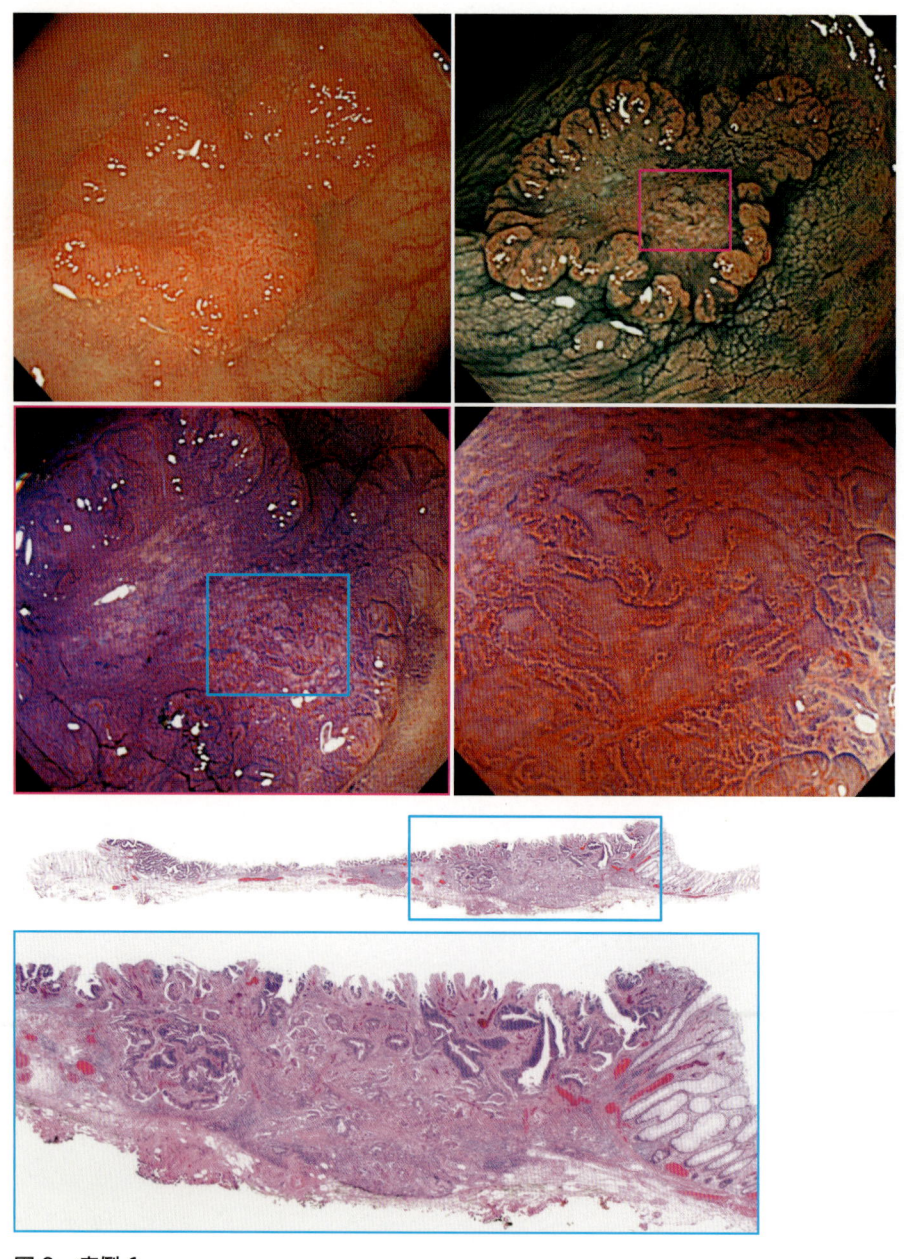

図8 症例6

## おわりに

　大腸癌治療ガイドライン[13]により，EMRの根治判定基準としてSM：1,000μm（未満）という基準線が設けられ，術前検査において，いかにその線引きができるかが重要視されている．拡大内視鏡による深達度診断は，EMRにて根治可能な粘膜内癌（Tis）～SM軽度浸潤癌（T1a）と，リンパ節郭清を伴った外科手術を必要とするSM高度浸潤癌（T1b）の線引きをする際に有用であることは間違いない．

　当院における大腸SM癌のリンパ節転移危険因子の検討からも，確かにSM浸潤度は重要なファクターの一つと考えられるが，脈管侵襲や先進部低分化腺癌，粘膜筋板状態（完全破壊型）など，そのほかの因子も複雑に絡んでいる可能性が高い．したがって，一概にSM：1,000μmという数字だけに振り回されてはいけない．また，pitの不整性のみの判断で"高度不整群＝外科手術適応病変"と決め付けてしまうことは，過大手術を招きかねないため慎重な対応が必要である．

　今回の肉眼型別検討から，0-Ⅱa＋Ⅱc, 0-Ⅰs＋Ⅱcに分類される病変で，polypoid growth type（PG type）の発育様式をとるTis～T1a癌，0-Ⅰs，0-Ⅰsp型T1b癌，LST-NG型T1b癌のなかにpit pattern診断の難しい病変が多く含まれることが明らかとなった．このような病変に対する深達度診断を行う際には，通常観察所見を十分考慮に入れることは勿論のこと，Image-Enhanced Endoscopy（IEE），とくにNBI（Narrow Band Imaging）拡大所見を参考にすることが正診率向上に繋がる可能性がある[14]〜[18]．今後，早期大腸癌の深達度診断におけるpit pattern診断とNBI拡大診断の位置づけ（使い分け）を，肉眼型別に検証することも重要な課題である．

## 文　献

1) Kudo S, Hirota S, Nakajima T, et al：Colorectal tumours and pit pattern. J Clin Pathol　1994；47：880-885
2) Kato S, Fujii T, Koba I, et al：Assessment of colorectal lesions using magnifying colonoscopy and mucosal dye spraying：can significant lesions be distinguished? Endoscopy　2001；33：306-310
3) Konishi K, Kaneko K, Kurahashi T, et al：A comparison of magnifying and nonmagnifying colonoscopy for diagnosis of colorectal polyps：A prospective study. Gastrointest Endosc　2003；57：48-53
4) Fu KI, Sano Y, Kato S, et al：Chromoendoscopy using indigo carmine dye spraying with magnifying observation is the most reliable method for differential diagnosis between non-neoplastic and neoplastic colorectal lesions：a prospective study. Endoscopy　2004；36：1089-1093
5) Kato S, Fu KI, Sano Y, et al：Magnifying colonoscopy as a non-biopsy technique for differential diagnosis of non-neoplastic and neoplastic lesions. World J Gastroenterol　2006；7：1416-1420
6) Kudo S, Tamura S, Nakajima T, et al：Diagnosis of colorectal tumorous lesions by magnifying endoscopy. Gastrointest Endosc　1996；44：8-14
7) Fujii T, Hasegawa RT, Saitoh Y, et al：Chromoscopy during colonoscopy. Endoscopy　2001；33：1036-1041
8) 藤井隆広, 松田尚久：大腸sm癌に対する色素内視鏡と拡大観察. 消化器外科　2005；

28：689-695

9) Matsuda T, Fujii T, Saito Y, et al：Efficacy of the invasive/non-invasive pattern by magnifying chromoendoscopy to estimate the depth of invasion of early colorectal neoplasms. Am J Gastroenterol　2008；103：2700-2706

10) Kobayashi N, Matsuda T, Saito Y, et al：Is pit pattern diagnosis possible even for beginners? Gastrointest Endosc　2004；59：AB123

11) 工藤進英, 倉橋利徳, 樫田博史, 他：大腸腫瘍に対する拡大内視鏡観察と深達度診断―箱根シンポジウムにおけるV型亜分類の合意. 胃と腸　2004；39：747-752

12) Ohta A, Tominaga K, Sakai Y：Efficacy of magnifying colonoscopy for the diagnosis of colorectal neoplasia：Comparison with histopathological findings. Dig Endosc　2004；16：308-314

13) 大腸癌研究会 編：大腸癌治療ガイドライン医師用 2010年版. 2010, 金原出版, 東京

14) Sano Y, Ikematsu H, Fu KI, et al：Meshed capillary vessels using narrow band imaging for differential diagnosis of small colorectal polyps. Gastrointest Endosc　2009；69：278-283

15) Kanao H, Tanaka S, Oka S, et al：Narrow-band imaging magnification predicts the histology and invasion depth of colorectal tumors. Gastrointest Endosc　2009；69：631-636

16) Wada Y, Kudo SE, Kashida H, et al：Diagnosis of colorectal lesions with the magnifying narrow-band imaging system. Gastrointest Endosc　2009；70：522-531

17) Ikematsu H, Matsuda T, Emura F, et al：Efficacy of capillary pattern type ⅢA/ⅢB by magnifying narrow band imaging for estimating depth of invasion of early colorectal neoplasms. BMC Gastroenterol　2010；10：33

18) Saito S, Tajiri H, Ohya T, et al：Imaging by magnifying endoscopy with NBI implicates the remnant capillary network as an indication for endoscopic resection in early colon cancer. Int J Surg Oncol　2011；2011：242608

（松田尚久，斎藤　豊，藤井隆広）

## 3. 大腸

# 5 鋸歯状病変
## ❶大腸の serrated pathway について

### はじめに

　われわれは，1995年頃より serrated adenoma（SA）の内視鏡所見には，過形成性ポリープ（hyperplastic polyp；HP）に類似する病変（serrated hyper；SH）と，絨毛状構造からなる病変（serrated villous；SV）の二つの形態が存在することを報告してきた（図1，2）．さらに，拡大観察上，SH にみられるⅢL様の管状 pit に鋸歯状所見を伴うものをⅢH型 pit，SV にみられる松毬様に肥大する絨毛状Ⅳ型類似所見をⅣH型 pit（松毬鱗片に鋸歯状所見を伴う）に分類し，SA の内視鏡診断に有用であるとしてきた（図1）．また，1997年には「大腸 Serrated adenoma と過形成性ポリープの比較検討」を報告している[1]が，その検討のなかで内視鏡的に完全切除された SV 37病変の組織学的所見では，SV とした絨毛状腺管の辺縁には SH に類似する腺管の共存を78％（29/37）に認めるとしている．内視鏡的にも SV と診断した隆起の基部を詳細に観察すると，高頻度に SH の共存が確認された．SA には，HP 成分を共存する病変があり Mixed polyp と呼称されており，これらの SA と HP は collision とする指摘もあったが，1999年 Iino, Jass ら[2]は同一病変の HP，SA 部より DNA を抽出し，microsatellite instability の pattern の類似性から collision の可能性を否定している．このような背景からも，われわれは，一部の HP から→SH→SV，そして後述する villous tumor（VT）への発育進展の可能性について報告してきた[3,4]．

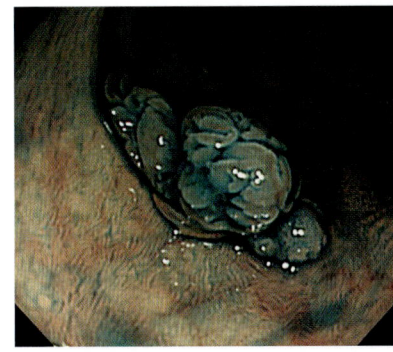

松毬様所見（pine-cone appearance）　　　ⅣH型 pit　　　ⅢH型 pit（fern like）

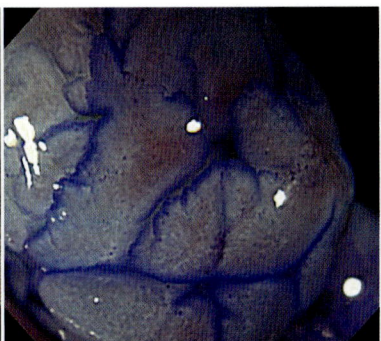

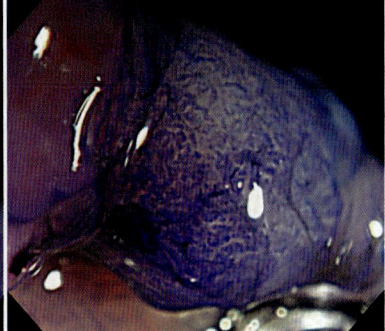

**図1　serrated villous（SV）＋serrated hyper（SH）の内視鏡像**
　SV とする松毬様の個々の突起部には鋸歯状所見を伴う（ⅣH型 pit），その基部には SH がみられⅢH型 pit を認める．

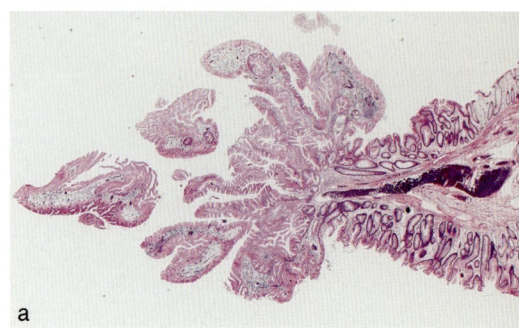

**図2 Mixed polyp（TSA＋HP 類似病変）と診断された HE 染色の組織像**
a：組織ルーペ像．内視鏡的に SV と診断した隆起部は，papillary な発育を示している．
b, c：拡大像．好酸性に染まる細胞質と核異型を伴い，traditional serrated adenoma（TSA）と診断した．その基部には内視鏡的に SH と診断した（c）鋸歯状腺管がみられる．この腺管には明らかな細胞異型を伴わないため，hyperplastic polyp と診断したが SSA/P も否定できない．

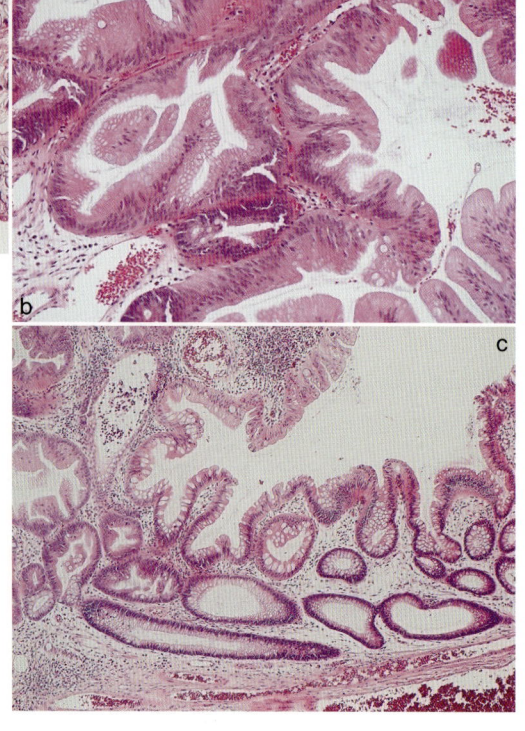

　HP → SH → SV → VT という解釈を，現在の統一された名称で表現するならば，SH は sessile serrated adenoma/polyp（SSA/P），SV は traditional serrated adenoma（TSA）に相当する．また，HP は以下の 3 型に分かれる．HP のなかでもっとも多く存在し，鋸歯状所見の目立つ BRAF 変異陽性であることが特徴の MVHP（microvesicular type HP），鋸歯状所見に乏しく杯細胞豊富，BRAF 変異陰性の GCHP（goblet cell rich variant HP），HP のなかではもっとも少なく鋸歯状所見が目立たない杯細胞の少ない MPHP（mucin poor variant HP）の三つである．約 20 年前にわれわれが提唱した serrated pathway の仮説から，現在ほぼ確定された serrated pathway について解説するとともに，他の疑問点などを含めて考察した．

## I SSA/P の前駆病変

　SSA/P の由来は，鋸歯状所見の目立つ MVHP が最有力候補とされている．WHO の書籍[5]には，MVHP の一部が SSA/P に発育し，cystological dysplasia を介し，癌化へと進展することについて明確に記載されている．BRAF 変異陽性，KRAS 変異陰性など，遺伝子学的背景においても MVHP は SSA/P に一致しており，MVHP → SSA/P の発育進展ルートの根拠となっている．

## II TSAの前駆病変

### 1. TSAの遺伝子背景

　TSAの由来については，明確にされていない．2006年頃にはO'Brienら[6]やMäkinenら[7]が，serrated pathwayについて，HP → TSA → TSA/high grade dysplasia（HGD）→ TSA/invasive cancer（ICA）のtraditional serrated pathwayとHP → SSA → SSA/HGD → SSA/ICAのsessile serrated pathwayに分けて，各pathwayの遺伝子変異を含めた報告を行っている．小西ら[8]は，大腸鋸歯状腫瘍について部位別に遺伝子背景を検討しており，右側結腸では約半数がSSA/PあるいはMixed polypであり，CpG island methylator phenotype（CIMP）が高率であり，HP → SSA/Pを介しCIMPを特徴とする発癌のpathwayを示唆するのに対し，直腸～左側結腸では約80%がTSAであり，HP → TSAを介し，KRAS変異やマイクロサテライト不安定性（microsatellite instability；MSI）のLow frequency（MSI-L）を特徴とする発癌のpathwayを推定し，Mäkinenらの報告を裏づけた結果を示している．そのなかで，注目すべきことはsessile serrated adenomaの由来であるHPは，MVHPとして遺伝子学的にも矛盾しないが，TSAの由来であるHPについては，MVHPでは遺伝子学的に説明がつかない．どのようなHPがTSAへ進展するのか，臨床病理学的にも分子生物学的にも解明を進めていくことが必要である，と結んでおり，TSAの由来は，後述するようにACFも含めた検討が必要であろう．

　TSAはKRAS変異陽性で，BRAF変異陰性が主体であることから，KRAS変異陰性でBRAF変異陽性であるMVHPとの一致性に乏しく，TSAがMVHP由来とは断定できない．しかしながら，3型のHPのうち，KRAS変異陽性率が高いものにGCHPがあるが，鋸歯状変化に乏しく豊富な杯細胞を有することからも，腺管形態からはTSAの前駆病変とは考え難い．すなわち現段階ではTSAの由来を断定できるHPは同定できない．むしろHP以外のaberrant crypt foci（ACF）をその候補病変として考慮する必要がある．ACFは，1987年Bird[9]により大腸発癌物質（アゾキシメタン）を投与したマウスやラットの大腸に出現する微小病変として報告された．ACFは，メチレンブルーに濃染する腺管の集まりで，さまざまな程度のdysplasiaを有する．KRASやβカテニンなどの遺伝子異常を認め，動物大腸発癌の前癌病変と考えられている．その後，ヒトにおいてもACFの存在が報告され，KRASなどの遺伝子異常が報告されている．しかしながら，ACFについてはdysplasticとnon-dysplasticに分けられているが，いずれも鋸歯状変化を認めるものではなく，高山ら[10]はdysplastic ACFは腺腫の前病変であると報告していることからも，TSAの前病変とは考え難い．

### 2. TSAの内視鏡的特徴像

　TSAの内視鏡的特徴像として，内視鏡・組織像ともにTSAの基部には，鋸歯状所見を伴うHP様病変，またはSSA/P様病変を伴うことが多く経験される．前述したようにわれわれの検討では[1]，TSAの基部にHPまたはSSA/Pに類似する鋸歯状病変を78%（29/37）に認めていた．菅井ら[11]は，TSAの基部の組織像についてSSA/P，HP両者のいずれであるかは，決定的な根拠はないものの，「個人的には，基部病変は，

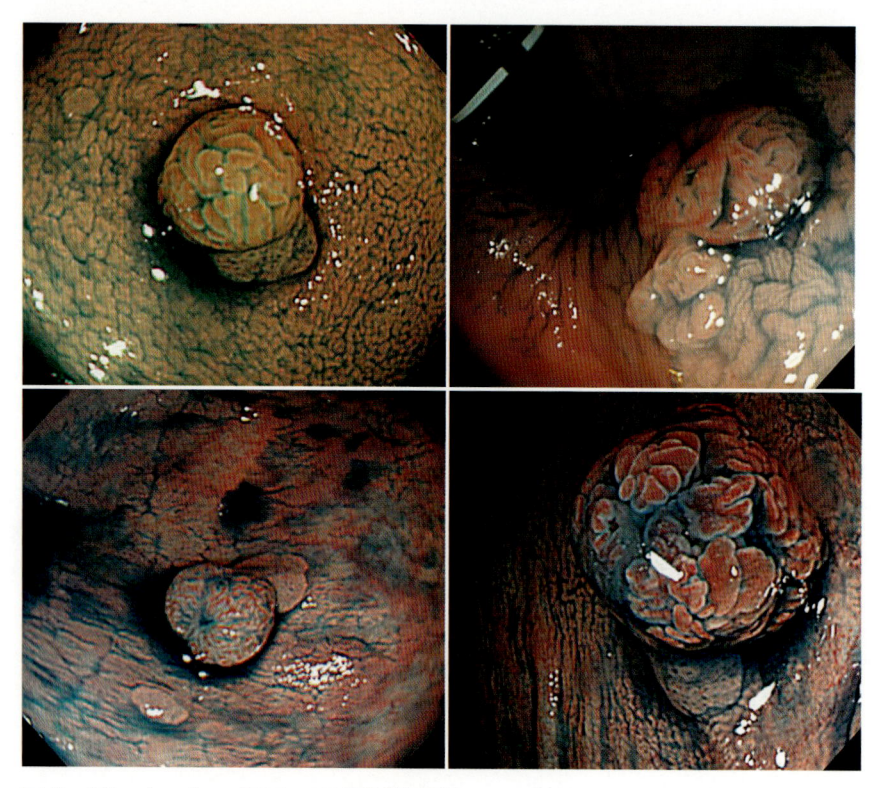

**図3 Mixed polyp（TSA＋HP類似様病変）の4病変**
松毬様の隆起性病変であるTSAの基部にはHP様の平坦隆起性病変を伴うことを多く認める．

SSA/Pとしても，鋸歯状病変としても典型的ではない，いわば中間的な組織像を示しているようにみえる」としている．内視鏡的にもTSAの基部をみると，高頻度にHP様の平坦な隆起性病変を伴うことを多く認め（**図3**），そのHP様隆起の表面構造をみると，Ⅱ型pitやⅢH型pitを認めるものの，SSA/Pの特徴とされる開Ⅱ型pitを認めることは少ない．菅井ら[11]は，「TSAの基部の鋸歯状病変は，HPやSSA/Pを断定できるものではなく，これら両者の中間的な組織像を示している」としている．

## Ⅲ Mixed polyp

　Mixed polyp（MP）については前述したが，mixed hyperplastic polypやadmixed polypとも呼ばれており，基本的には異なる二つ以上の組織型が1個のポリープ内に並存する病変である．たとえばTSA＋HP，TSA＋SSA/Pのような鋸歯状病変の併存，またはTSAと通常型腺腫のように鋸歯状病変と非鋸歯状病変の組み合わせなどさまざまである．これらの異なる病変の組み合わせについては，冒頭で述べたように，collision tumorまたは異なる組織型への移行の二つが考えられるが，確証はないもののcollisionよりも移行性の可能性が高いとみられている．
　前述したように，TSAの基部を拡大内視鏡観察を詳細に行うと高頻度にHP類似の鋸歯状病変，HPまたはSSA/PのHP様病変を認める．このことは，collisionという偶

然性よりも HP 類似病変からの TSA への移行性のほうが妥当と考える．また，このような TSA 基部の HP 類似病変についての病態解明は興味がもたれるところではあり，遺伝子学的解析を含めた検証が必要であろう．また，Mixed polyp の診断基準に従えば，TSA のほとんどは Mixed polyp ということにはなるが，SSA＋HP を SSA/P と診断しているように，TSA＋HP 様病変についても TSA とする考え方が一般的ではある[11),12)]．Mixed polyp の定義・診断基準についても今一度整理する必要性があるものと考える．

## IV TSA の発育進展

　TSA は，SSA/P とは異なり，その由来や発育進展については明確にされていない．TSA と VT は，通常観察による内視鏡所見上，松毬様，脳回状の外観を示し，互いにきわめて類似している．ほかに TSA と VT の共通点として，粘液が豊富である隆起性病変であり，好発部位が直腸〜 S 状結腸である．さらに遺伝子学的にも KRAS 変異の陽性率が高いことが挙げられる．一方，異なる点としては，組織学的 H＆E 染色上，VT は TSA のような浮腫状に腫大した乳頭状腺管ではなく，樹枝状腺管の villous feature であり，しかも好酸性細胞質を認めない．しかしながら，このような組織学的には異なる点を認めるものの，VT のなかには鋸歯状様所見や，鋸歯状所見そのものを評価せずにいたことも事実である．Riddell ら[13)] は，鋸歯状所見を伴う VT について，一般の病理医は，その鋸歯状所見を無視して tubulo-villous adenoma と診断されることの問題点を指摘している．

　すなわち，TSA → VT の発育進展については，これまで注目されていなかったため，VT についての鋸歯状所見が見逃されていた可能性が高いともいえる．また，このような TSA → VT の発育進展仮説については，いくつかの具体例が示されている．「INTESTINE」誌の「直腸（Rb）癌の謎」の特集のなかで，小西ら[14)] は直腸（Rb）に存在する 40 mm の LST-G で，VT と TSA が併存する症例を提示しており，TSA → VT を示唆している．また，著者も同誌の「大腸 villous tumor の問題点を探る」の特集のなかで，病変の平均径が TSA 9.5 mm（4 〜 20 mm）＜VT 12.2 mm（3 〜 35 mm）であり，TSA → VT の発育進展過程で，乳頭状所見や鋸歯状所見が目立たなくなるという可能性について言及している[15)]．今後，TSA → VT の発育進展について，内視鏡・病理・分子生物学的にも検討されることが期待される．

　次に TSA → VT → invasive cancer への発育進展を示唆する症例を提示する．

❖ 症例 ❖ 56 歳，男性

半年前より血便を 1 〜 2 回/月に認め，排便時の肛門痛を主訴に大腸内視鏡検査を施行．直腸(Rb)に大きさ 25 mm の 2 型進行癌，その周堤の辺縁には，松毬様所見が認められた．拡大観察ではⅣ$_H$型 pit も確認された．その部位より，ピンポイントに組織生検を施行したところ，serrated carcinoma が認められた（**図 4**）．同病変に対し超低位前方切除術が施行され，深達度 A（T3），pN2（4/26），sH0，sP0，stage Ⅲ であった（**図 5**）．病理組織学的に，図 5d に認めるように鋸歯状腺管を伴う癌腺管を認め，serrated carcinoma と診断された．

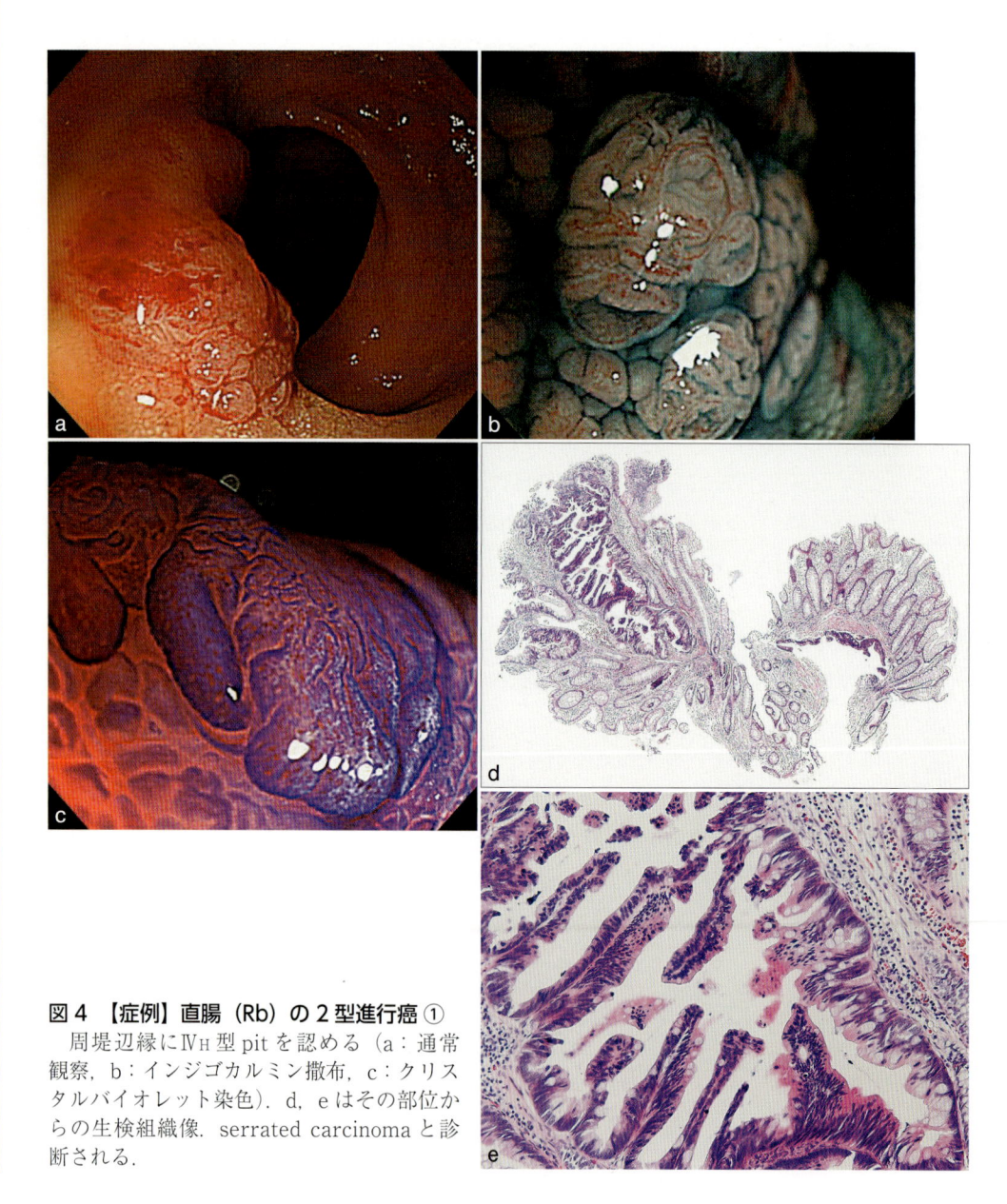

**図4 【症例】直腸（Rb）の 2 型進行癌 ①**
周堤辺縁にⅣ$_H$型 pit を認める（a：通常観察，b：インジゴカルミン撒布，c：クリスタルバイオレット染色）．d，e はその部位からの生検組織像．serrated carcinoma と診断される．

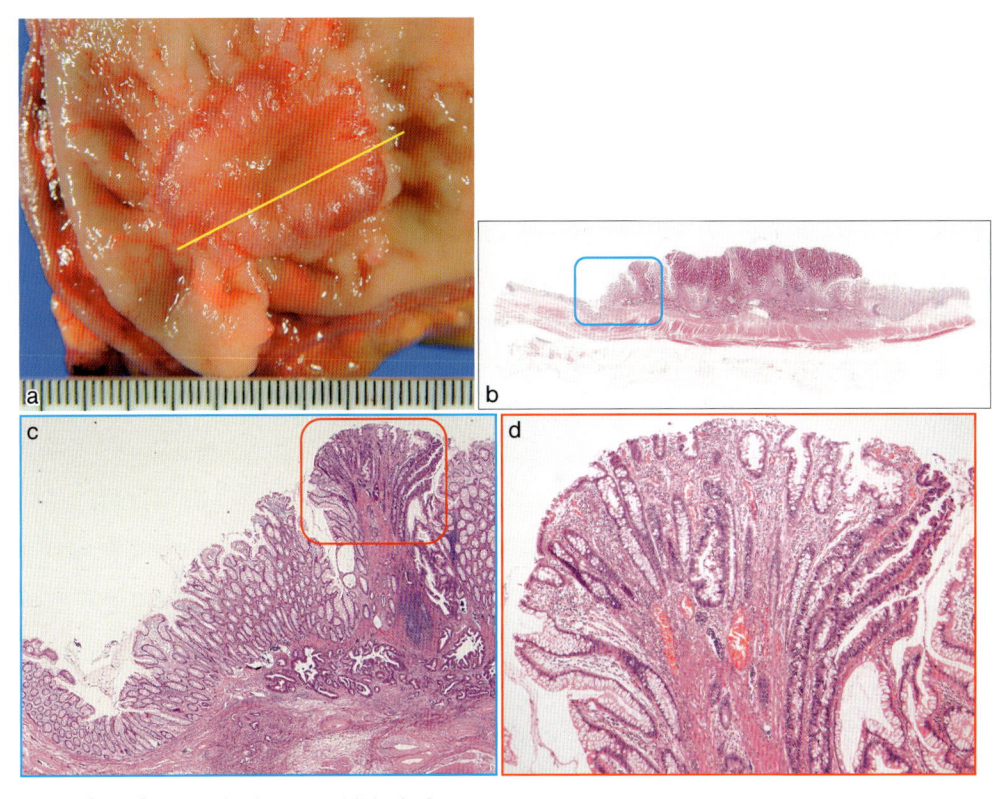

**図5 【症例】直腸（Rb）の2型進行癌②**
a：超低位前方切除術で得られた切除標本．大きさ 28×25 mm の2型進行癌．
b：a に示す黄色線の割面，組織ルーペ像．
c：b に示す青枠の拡大像．
d：c に示す赤枠の拡大像．図4の生検組織像同様に鋸歯状所見を伴う癌腺管を認め，serrated carcinoma と診断できる．

## おわりに

　図6には serrated pathway として右半結腸における MVHP → SSA/P → SSA/P with cytological dysplasia → invasive cancer の pathway と，左半結腸，とくに直腸〜

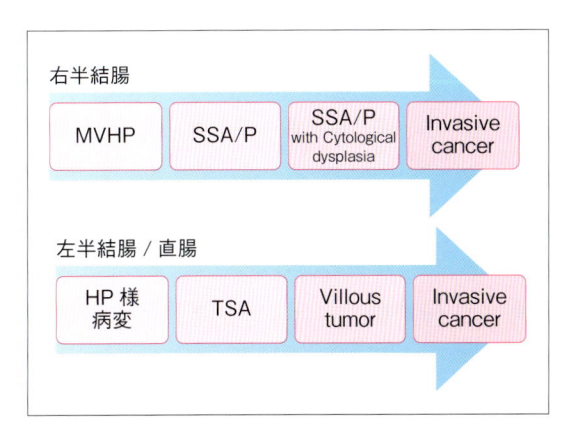

**図6 大腸鋸歯状病変の発育進展　—serrated pathway**
　serrated pathway（仮説）．右半結腸と左半結腸/直腸では図示するように発育進展が異なると考えている．

S状結腸におけるHP類似病変→TSA→VT→invasive cancerの発育進展ルートを考えている。前者のpathwayについては，WHOの書籍[5]にも掲載されるほどに確証の得られたものである．それに対し，後者のpathwayについては，HP類似病変の正体は不明であり，TSA→VTの発育進展については，推論にすぎない．今後，TSAの発育進展について多くの検討がなされることを願っている．

## 文献

1) 藤井隆広：大腸 Serreated adenoma と過形成性ポリープの比較検討．J Med Soc Toho Japan　1997；44：279-287
2) Iino H, Jass JR, Simms LA, et al：DNA microsatellite instability in hyperplastic polyp, serrated adenomas, and mixed polyps, a mild mutator pathway for colorectal cancer? J Clin Pathol　1999；52：5-9
3) 藤井隆広，永田和弘，斎藤　豊，他：大腸拡大内視鏡診断はどこまで病理診断に近づいたか—大腸上皮性腫瘍を対象として．胃と腸　1999；34：1653-1664
4) 藤井隆広，斎藤　豊，佐野　寧，他：大腸 serrated adenoma の由来と発育進展—過形成ポリープ・絨毛状腫瘍との対比から．早期大腸癌　2000；4：443-451
5) Bosman FT, et al（eds）：WHO Classification of Tumors of the Digestive Systems（4th ed）. 2010, IARC, Lyon
6) O'Brien MJ, Yang S, Mack C, et al：Comparison of microsatellite instability, CpG island methylation phenotype, BRAF and KRAS status in serrated polyps and traditional adenoma indicates separate pathway to distinct colorectal carcinoma endpoints. Am J Surg Pathol　2006；30：1491-1501
7) Mäkinen MJ：Colorectal serrated adenocarcinoma. Histopathology　2007；50：131-150
8) 小西一男，久保田祐太郎，矢野雄一郎，他：SSA/Pと過形成ポリープにおける分子生物学的特徴．INTESTINE　2012；16：541-548
9) Bird RP：Observation and quantification of aberrant crypts in the murine colon treated with a colon carcinogen：preliminary findings. Cancer Lett　1987；37：147-151
10) 高山哲治，六車直樹，岡久稔也，他：大腸癌化学療法（2）GST-πを標的分子とした戦略．臨牀消化器内科　2008；23：1677-1682
11) 菅井　有，山野泰穂，木村友昭，他：大腸鋸歯状病変の臨床病理学的特徴および分子病理学的意義．胃と腸　2011；46：373-383
12) Torlakovic EE, Gomez JD, Driman DK, et al：Sessile serrated adenoma（SSA）vs. traditional serrated adenoma（TSA）. Am J Surg Pathol　2008；32：21-29
13) Riddell RH：大腸鋸歯状病変の特徴と臨床的意義　1）Classification, criteria, rationale and implications of the diagnosis of colorectal serrated polyps．武藤徹一郎 監修：大腸疾患 NOW 2008．2008, 73-79, 日本メディカルセンター，東京
14) 小西一男，片桐　敦，矢持淑子，他：鋸歯状病変；直腸と結腸病変の違い—腫瘍占居部位からみた鋸歯状腫瘍の臨床病理学的および分子生物学的特徴．INTESTINE　2010；14：593-599
15) 藤井隆広，池松弘朗，藤盛孝博：大腸 villous tumor の定義と問題点—traditional serrated adenoma との対比．INTESTINE　2011；15：507-515

（藤井隆広）

3. 大 腸

# 5 鋸歯状病変
## ❷ SSA/P, TSA

## はじめに

　非腫瘍性病変として扱われてきた大腸過形成性病変において近年，病理学的に腫瘍性変化のある病変が指摘されるようになり，さらには癌化の症例報告や遺伝子学的検討によりpre-malignant potentialを有することを指摘されるなど，従来の過形成性病変群に対する考え方が大きく変わりつつある．本項では拡大内視鏡の視点からこれらの病変へのアプローチを解説する．

## I 大腸鋸歯状病変とは

　大腸過形成性病変では以前から病理組織学的に判断に苦慮する病変があり，さまざまな名称が付けられてきた経緯があった．1990年にLongacreら[1]により過形成性病変群の一部において鋸歯状腺管構造に腺腫性細胞異型のある病変の存在が指摘され鋸歯状腺腫（serrated adenoma）の提唱がなされ，さらに2003年Torlakovicら[2]により構造異型を有する病変としてsessile serrated adenoma/polyp（SSA/P）が提唱されたことで，それ以外の鋸歯状腺腫をtraditional serrated adenoma（TSA）とした．

　また遺伝子学的検討によりSSA/Pが高度のmicrosatellite instability（MSI）を示すことからMSI陽性大腸癌の前駆病変とするserrated pathwayが提唱[3〜7]され，実際にもSSA/Pに付随した腺腫様所見や癌の存在が指摘されるようになった．

　その結果2010年のWHO分類では表1に示すようにhyperplastic polyp，SSA/P，TSA，SSA/P with cytological dysplasiaとし，総称して大腸鋸歯状病変としている．

表1　鋸歯状病変群の組織分類（WHO 2010）

1. Hyperplastic polyp
    1-1. Goblet cell rich variant
    1-2. Microvesicular variant
    1-3. Mucin poor variant
2. Sessile serrated adenoma/polyp
3. Traditional serrated adenoma
4. SSA/P with cytological dysplasia

その一方で大腸鋸歯状病変ではいくつかの問題点もある．まず病理組織診断において，統一した診断基準や各病理医間の標準化が成立していないことが挙げられる．また病理組織診断に基づいて内視鏡診断学も構築されるのが一般的であるため，大腸鋸歯状病変に対する内視鏡所見を見出すことができない．そして実臨床においての大腸鋸歯状病変に対する取り扱いが不明確であることが挙げられる．

## ⅠⅠ 大腸鋸歯状病変に対する拡大内視鏡からの挑戦

前述のように大腸鋸歯状病変は大変注目されている一方で臨床および病理学的問題も内在していたため，われわれは拡大内視鏡所見を基盤として病理および遺伝子学的検討を行う translational research を行った．

### 1．拡大内視鏡所見の定義と検索方法

まず拡大内視鏡所見であるが，いわゆる過形成性病変は pit pattern 分類（工藤・鶴田分類）においてⅡ型 pit に相当するとされ，病理組織像で腺管内腔に鋸歯状に飛び出した構造が反映されていると理解してきた．直腸における過形成性病変ではベンツマークのような典型的なⅡ型 pit を観察できるが，同じⅡ型 pit であっても病変によってさまざまなバリエーションが存在していた．そこでわれわれは典型的Ⅱ型のほかにⅡ型で

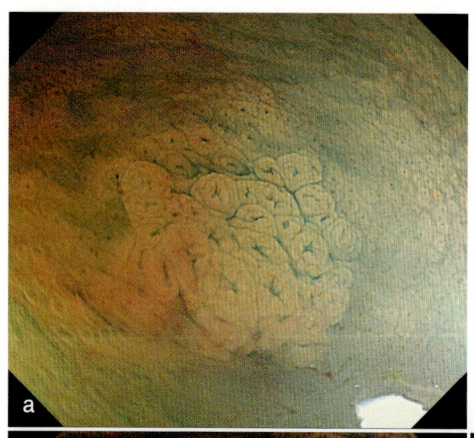

図 1
a：Ⅱ型
b：開Ⅱ型
c：伸Ⅱ型

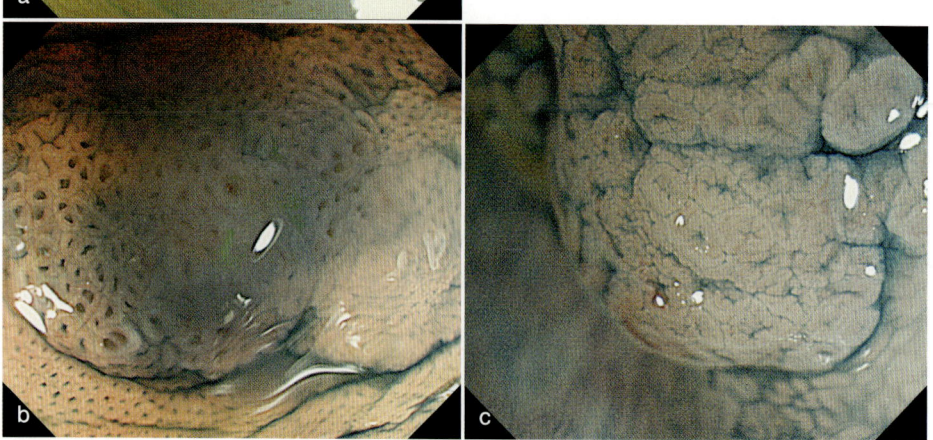

ありながら腺管開口部が開大した開Ⅱ型と，開口部が伸長した伸Ⅱ型に亜分類した（**図1**）．またⅣ型pitも開口部や表層に鋸歯状構造を認めるものを鋸Ⅳ型に亜分類（**図2**）し[8),9)]．これらを示す病変を内視鏡治療を行い拡大内視鏡で観察できた部分が検索できるように標本処理と遺伝子検体をとりわけて各部門へ提示した．

病理診断に関しては岩手医大病理診断学講座・菅井 有教授1名のみに統一し行われ，WHO分類に準拠した．またSSA/Pの診断基準（**表2**）に関しては大腸癌研究会プロジェ

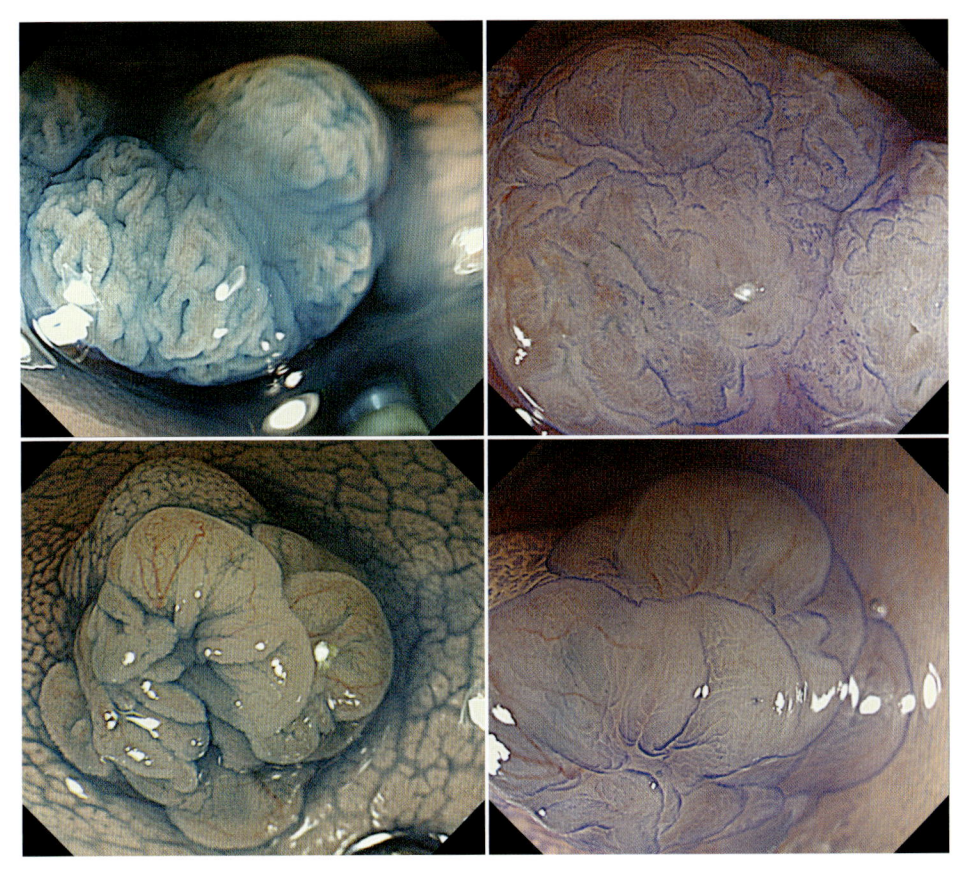

図2 鋸Ⅳ型

**表2 Revised diagnostic criteria of SSA/P**

1. Increased crypt branching, including crypt fission
2. Dilated (distorted) crypts
3. Dilatation of the base of the crypt
   (boot-shaped crypt, Inverse T, L shape)

・Abnormal proliferation
・Heterogeneous histological feature within same polyp
・Gastric metaplasia

Cytologic atypia＜architectural atypia

（大腸癌研究会プロジェクト委員会案）

表3 遺伝子学的解析

| Materials | Biopsy specimens of serrated lesions (SPs) before endoscopic mucosal resection |
|---|---|
| Methylation analysis | Quantitative bisulfite pyrosequencing analysis |
| Methylation markers | MINT1, MINT2, MINT12, MINT31<br>2,3,4 loci ; CIMP+　0,1 loci ; CIMP− |
| Evaluated genes | p16, IGFBP7, hMLH1 |
| Mutation analysis | *Kras* : Direct sequence, pyrosequencing analysis<br>*BRAF* : Pyrosequencing analysis |
| Microsatellite instability (MSI) | BAT25, BAT26, D5S346, D2S123, D17S250<br>MSI-H : two or more of five marker, MSS : one or none |

クト研究提示案に従った．

また遺伝子学的検討は札幌医大分子生物学講座が行い，遺伝子変異，メチル化について検討した（**表3**）．

なお本研究では病理診断，遺伝子解析を担当した両施設には臨床情報を提示せず，純粋に検体のみを検討することとし，結果のみを秋田赤十字病院消化器病センターで集約した．

### 2. 拡大内視鏡所見と病理組織像，遺伝子検索の結果

その結果，開Ⅱ型pitをほぼ単独に示す病変では，開Ⅱ型pitを示す部分で病理学的にはSSA/Pの診断基準を満たし，遺伝子学的にはほぼ*BRAF*変異を示し高い頻度で高メチル化を示した（**図3**）．さらに開Ⅱ型にⅣ型pit，鋸Ⅳ型pitおよびⅥI型pitを伴う病変では，やはり開Ⅱ型単独病変と同様の傾向を示したが，Ⅳ型pit部分で腺腫様変化，鋸Ⅳ型pit部分でTSA，ⅥI型部分では癌を示した．また遺伝子学的には各部分では基盤となっている開Ⅱ型部分（背景）と同じ変異とメチル化を示したが，ⅥI型部分でのみMSI陽性もしくはhMLH1のメチル化が認められた（**図4**）．

一方伸Ⅱ型pitを示す病変では，伸Ⅱ型pit単独病変とⅣ型を伴う病変とに分かれた．伸Ⅱ型pit単独病変は少数例であったが病理学的にはSSA/Pの診断基準を満たし，遺伝子学的にはほぼ*BRAF*変異を示し高い頻度で高メチル化を示した点で開Ⅱ型と同一であった．しかし伸Ⅱ型を示す病変の多くは鋸Ⅳ型を示し病理学的には伸Ⅱ型部分も鋸Ⅳ型部分もTSAと判断されることが多かった．また遺伝子学的検討では*BRAF*変異，*Kras*変異および変異なしと多彩であり，メチル化の頻度もさまざまであり，一定の傾向が認められなかった（**図5**）．

### 3. 考　察

以上の結果より拡大内視鏡所見で開Ⅱ型pitと判断できれば，病理学的にも遺伝子学的もSSA/Pと見なすことができ，さらに開Ⅱ型pitを基盤になんらかの表面構造が加わる病変では腺腫の付随なのかTSAの付随なのかは議論の余地はあるがSSA/P with cytological dysplasiaと見なすことができ，ⅥI型pitを認めることでSSA/P癌化例を

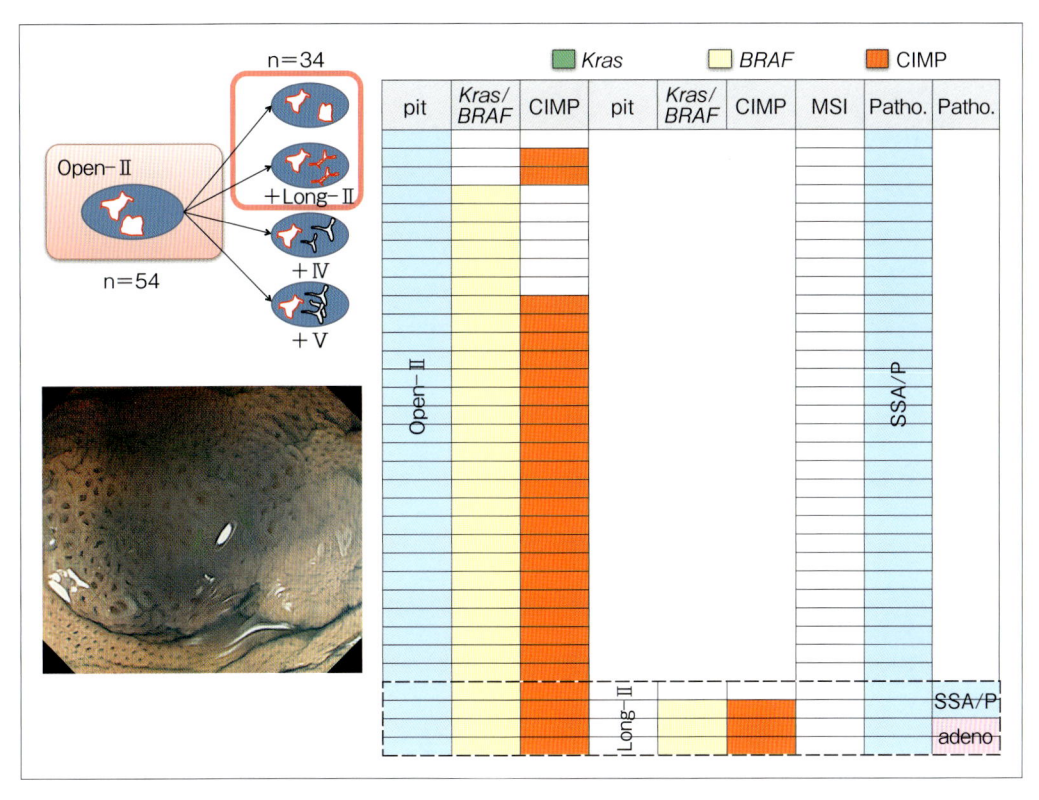

図3 開Ⅱ型 pit を示す病変の病理・遺伝子背景との比較

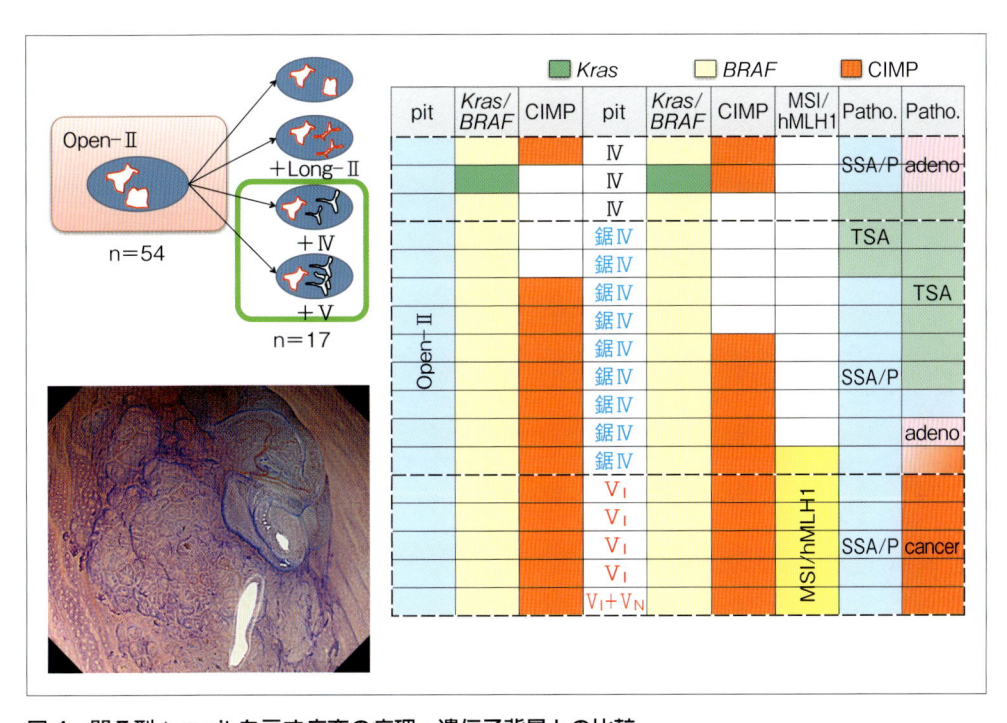

図4 開Ⅱ型＋α pit を示す病変の病理・遺伝子背景との比較

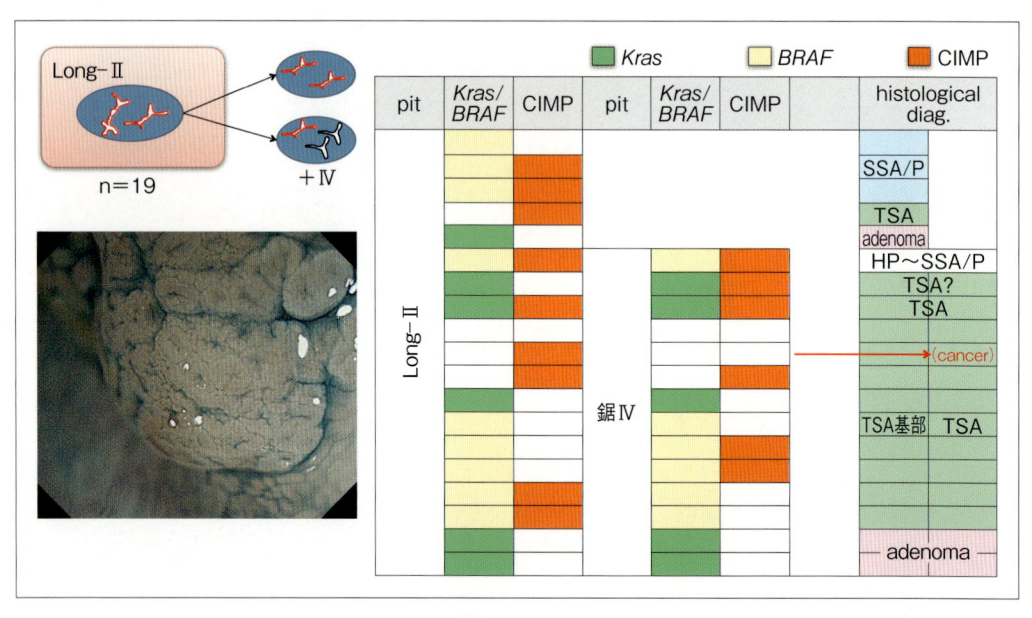

図5　伸Ⅱ型 pit を示す病変の病理・遺伝子背景との比較

指摘できる可能性を示した．それに対して伸Ⅱ型を伴う病変では病理組織学的および遺伝子学的にも多彩であり一定の見解は得られずさらなる検討を要すると考えられた．

## Ⅲ 鋸歯状病変への今後の課題

　拡大内視鏡所見を基盤とした病理および遺伝子学的検討を行う translational research を行った結果，拡大内視鏡所見における開Ⅱ型 pit およびその派生した拡大所見が病理組織診断ばかりではなく遺伝子学的所見にも一致した繋がりをもつ意義を見出すことができた．本リサーチが腫瘍の発育進展を解き明かす新たな手法としての可能性を秘めていることを示唆することができた．
　その一方で TSA の遺伝子背景が多彩であったことから，現行の TSA に対する病理診断基準の問題点もしくは遺伝子変異では説明がつかない TSA を形成する別の遺伝子変化の存在，SSA/P における hMLH1 メチル化の時間軸も含めた制御機構の解明，鋸歯状病変の左右結腸の偏在に関する意義の解明等々の新たな課題も見出すことができ，さらなる研究が待たれると考える．

## おわりに

　古来より諺に「名は体を表す」とあるが，まさに拡大内視鏡所見においても同様であると感じられた．現在の高画素拡大内視鏡を用いてより純粋な病変群の抽出，腫瘍や癌の初期段階の病変群を収集し，translational research を行うことで新知見が見出される可能性に期待して本項を終えたい．

## 文　献

1) Longacre TA, Fenoglio-Preiser CM：Mixed hyperplastic adenomatous polyps/serrated adenomas；A distinct form of colorectal neoplasia. Am J Surg Pathol　1990；14：524-537
2) Torlakovic EE, Skovlund E, Snover DC, et al：Morphologic reappraisal of serrated colorectal polyps. Am J Surg Pathol　2003；27：65-81
3) Jass JR：Hyperplastic polyps of the colorectum—innocent or guilty? Dis Colon Rectum　2001；44：163-166
4) Jass JR：Serrated route to colorectal cancer：back street or super highway? J Pathol　2001；193：283-285
5) Jass JR：Classification of colorectal cancer based on correlation of clinical, morphology and molecular features. Histopathology　2007；50：113-130
6) Mäkinen MJ：Colorectal serrated adenocarcinoma. Histopathology　2007；50：131-150
7) Toyota M, Ahuja N, Ohe-Toyota M, et al：CpG island methylator phenotype in colorectal cancer. Proc Natl Acad Sci USA　1999；96：8681-8686
8) Kimura T, Yamamoto E, Yamano H, et al：A novel pit pattern identifies the precursor of colorectal cancer derived from sessile serrated adenoma. Am J Gastroenterol　2012；107：460-469
9) 山野泰穂，木村友昭，吉川健二郎，他：右側における大腸鋸歯状病変の内視鏡的特徴．胃と腸　2012；47：1955-1964

（山野泰穂，田中義人，菅井　有，山本英一郎，鈴木　拓）

## 3. 大腸

# 6 Endocytoscopy
## ——これまでの歴史, そして未来へ

## I Endocytoscopy の歴史

　Endocytoscopy の原点ともいうべき contact endoscopy は，1980 年に婦人科領域で Hamou らが硬性鏡（Karl Storz 社）による細胞観察を報告したのが始まりである[1]．その後，さまざまな研究の後に消化管上皮の生体内での観察を目的として，外径 3.4 mm のカテーテル型の軟性鏡，超拡大内視鏡（Endo-Cytoscopy, prototype, Olympus）の開発が行われた．Endocytoscopy は光学レンズ系による接触型拡大内視鏡であり，画質および画像獲得の再現性の高さは優れており，生検診断に匹敵するものになり得る可能性が期待されている[2]．さらに Inoue らは，通常内視鏡観察，拡大内視鏡観察に引き続き，一気に連続して生体内細胞観察を行うために，内視鏡本体に endocytoscopy を搭載した一体型エンドサイト・スコープ（integrated endo-cytoscopy, prototype, Olympus）をオリンパスと共同開発した．内視鏡に一体化させることにより Endocytoscopy としての画角が広がるとともに，画像ファイリングへの取り込みも容易になった．また得られた画像は，プローブ型の画像より鮮明であり，消化管診断における gold standard の一つとされる生検診断，細胞診に匹敵する画像をリアルタイムに生体内で得ることが可能になった．

　大腸においては，カテーテル型の超拡大内視鏡により腫瘍・非腫瘍の鑑別，さらには粘膜下層浸潤癌の診断の有用性について報告されている[3]．病理組織診断との比較において，Endocytoscopy の正診率が 93.3％，Kappa 値が 0.910 と良好な成績を報告しており，病理診断と有意な相関があるとしている．さらにわれわれは，一体型 Endocytoscopy による検討で，EC1 から EC3 まで大きく三つに大別される超拡大内視鏡 Endocytoscopy（EC）分類を提唱した．腺腔形態，腺腔縁の形態，核形，核のメチレンブルー染色性，核の偽重層の有無および核/細胞質比の高低をもとに判定され，分類がなされている．この EC 分類は，病理組織像との対応において質的診断の有用性が示され，大腸腫瘍性病変における Edocytoscopy の可能性が言及されている[4]．

## II 大腸 EC の現在, そして未来

　従来の一体型 EC は通常拡大観察レンズと超拡大レンズをスコープ先端に備えた二眼タイプであったが，近年，一つのレンズで通常拡大観察から超拡大観察が手元のレバー

を操作することで可能となった"一眼タイプ"が開発された．これにより，病変の通常観察と超拡大観察の1対1対応がより容易となった．現在，ECは世界でも市販化されていないが，臨床応用の面でも臨床研究の面でも，大きな可能性を秘めたデバイスである．現在までの臨床試験により，大腸病変においてECの診断能が生検診断に対し非劣性であることがRCTにより証明され[5]，またわれわれは，SM深部浸潤癌の診断能においてpit pattern診断への上乗せが期待できると報告した[6]．また，生体内の血管や赤血球を直接観察可能であることは，ECの大きな特徴の一つである．われわれは現在，ECにおける血管の形態を大きく三つに分類し，病理所見との対比を試みている．また，近年，上皮間葉系移行（epithelial-mesenchymal transition；EMT）が癌の浸潤・転移，とくに脈管内への侵入に関連することが示唆されており，ECの血管に対する動的観察がこの理論の証明に役立つことを期待する．

## III 鋸歯状病変におけるEC観察

近年，注目が集まっている大腸鋸歯状病変のEC像についても検討した[7]．2005年から2013年10月までに当院で内視鏡的もしくは外科的切除をされた病変のうち，大腸鋸歯状病変と診断された病変を対象とした．今回の検討では，シンプルにhyperplastic polyp（HP），sessile serrated adenoma/polyp（SSA/P），traditional serrated adenoma（TSA）のEC所見を明らかにするため，mixed polypは除外した．また，鋸歯状病変からの癌化症例数はわずかであり，所見として提唱するには少なすぎると判断し，検討から除外した．

EC所見は，腺腔と核の所見に注目した．腺腔は，短い直線状の「straight」（図

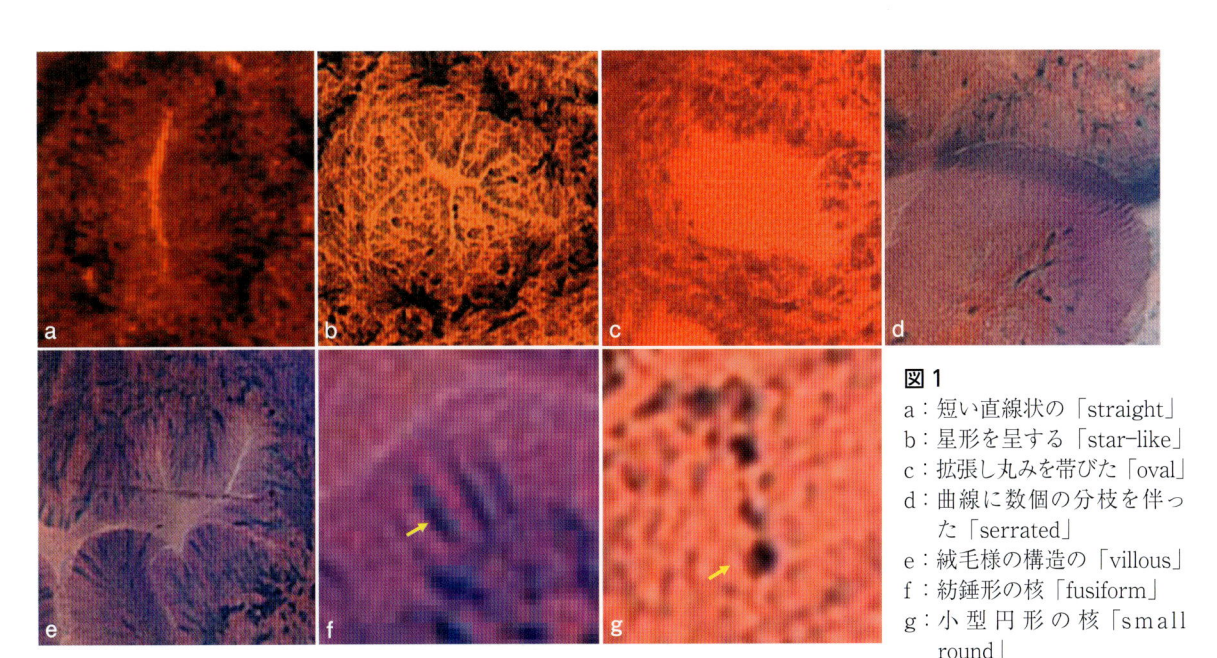

図1
a：短い直線状の「straight」
b：星形を呈する「star-like」
c：拡張し丸みを帯びた「oval」
d：曲線に数個の分枝を伴った「serrated」
e：絨毛様の構造の「villous」
f：紡錘形の核「fusiform」
g：小型円形の核「small round」

f, gは，腺腔と核の所見を分かりやすく示すため，オリジナルサイズから切り取った写真である．

1a），星型の「star-like」（図 1b），拡張し丸みを帯びた「oval」（図 1c），曲線に数個の分枝を伴った「serrated」（図 1d），絨毛様の構造をした「villous」（図 1e）の五つに分類した．核は，紡錘状の「fusiform」（図 1f）と小型で円形の「small round」（図 1g）の二つに分類した（**図 1**）．

　最終的に 83 病変が対象とされた．内訳は HP 39 病変，SSA/P 24 病変，TSA 20 病変であった．腺腔に関しては，HP の 31 病変（79.5％）が star-like，6 病変（15.4％）が straight，2 病変（5.1％）が oval であった．また SSA/P の 18 病変（75.0％）が oval，6 病変（25.0％）が star-like であった．TSA では 7 病変（35.0％）が serrated，13 病変（65.0％）が villous であった．核に関しては，HP では 37 病変（94.9％），SSA/P では 21 病変（87.5％）が small round であった．TSA では全病変が fusiform であった．TSA では fusiform（P＜0.001），villous（P＜0.001），serrated（P＝0.002）が有意な所見であった．HP では star-like（P＝0.002），SSA/P では oval（P＜0.001）が有意な所見であった．

　内視鏡医がもっとも知りたいのは HP と SSA/P の鑑別であろう．腺腔に関しては SSA/P は「oval」であり，「straight」や「star-like」の腺腔を呈する HP とは異なっていた．これらは，Higuchi ら[8]の分類や，WHO 分類[9]，大腸癌研究会プロジェクト研究委員会の分類[10]における"陰窩の拡張"を反映しているものと考える．核の形状に関しては SSA/P と HP で有意差は認めなかったが，Higuchi らの分類では陰窩上部の核分裂像や陰窩上部における細胞異型を診断基準の項目に含めており，今後は表層部の細胞異型や核異型を診断することが必要であると考えている．

### ❖ 症例 ❖ SSA/P（図 2）

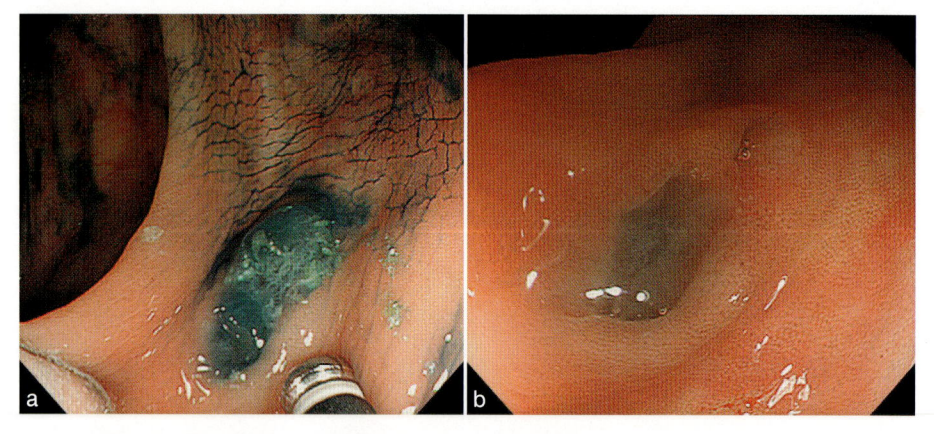

**図 2　症例（XX 歳，女性）：上行結腸，8 mm の SSA/P**
a：通常観察像．病変表面は多量の粘液に覆われている．他病変の観察後のためインジゴカルミンが付着している．
b：通常観察像．数回の水洗後の状態．辺縁の粘液は除去できたが，陥凹内に粘液が残っている．

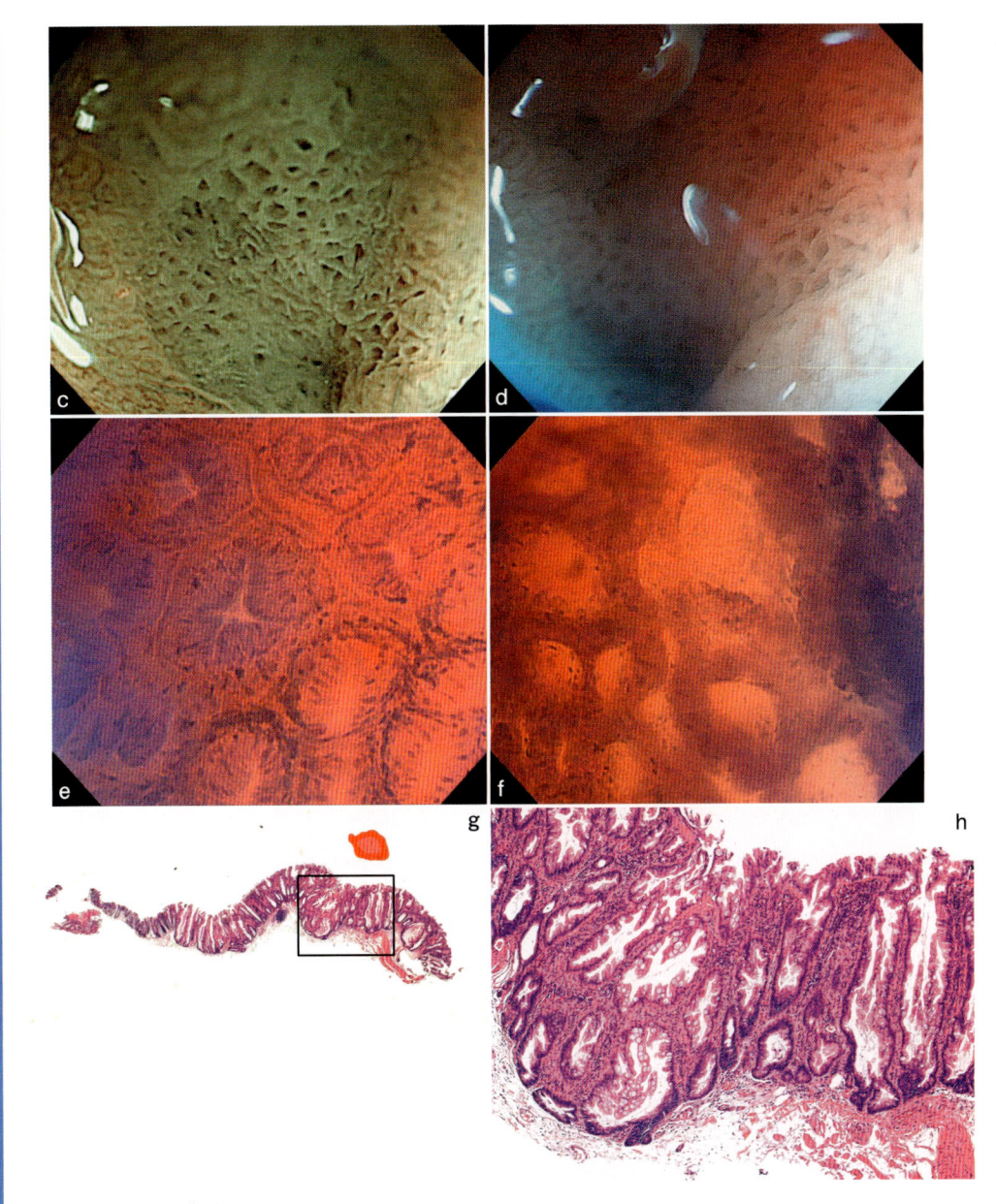

**図 2　症例（つづき）**
c：NBI 拡大観察像．陥凹部分の拡大像．腺管開口部は拡張している．血管はあまり目立たない．
d：インジゴカルミン散布拡大観察像．陥凹部分の拡大像．開 II 型 pit pattern を多く認める．
e：Endocytoscopy 観察像．辺縁隆起部の観察像．straight な腺腔と small round の核を認める．
f：Endocytoscopy 観察像．陥凹部分の観察像．oval な腺腔と small round の核を認める．
g：病理組織標本；全体像
h：標本顕微鏡像；g の四角部分の拡大．SSA/P．

## Ⅳ LSTにおけるEC観察

　laterally spreading tumor（LST）においてもEC観察は非常に有用であり，得られたEC画像はわれわれに多くの情報を供給してくれる．LSTのような平坦病変，とりわけLST-NG（non-granular type）の凹凸の少ない病変においては，ほかの肉眼形態と比べてEC観察が比較的容易であり，前述したようにEC診断はスコープ先端を病変表層に接触させて観察するため，腫瘍径の大きい平坦型腫瘍であるLSTにおいてはわれわれの経験からも非常に良好な画像取得が可能である．しかし，LSTはそのいくつかある亜型からもわかるように，顆粒，結節，隆起，平坦，陥凹や辺縁の偽足様はみ出し所見など，多彩な形態を呈する病変であるがゆえにEC画像も単一ではなく異なる様相を呈する．

　亜分類別の特徴を見てみると，LST-G（homogenous；H）はSM癌率が1%未満でほとんどのEC像はEC分類のEC2所見であり，いわゆるスリット状の腺腔と軽度腫大した紡錘形もしくは類円形の核が特徴である（**図3**）．LST-G（nodular mixed；M）では，粗大結節部やその周囲の陥凹部において腺腔不整や核腫大像を伴うEC3a，もし

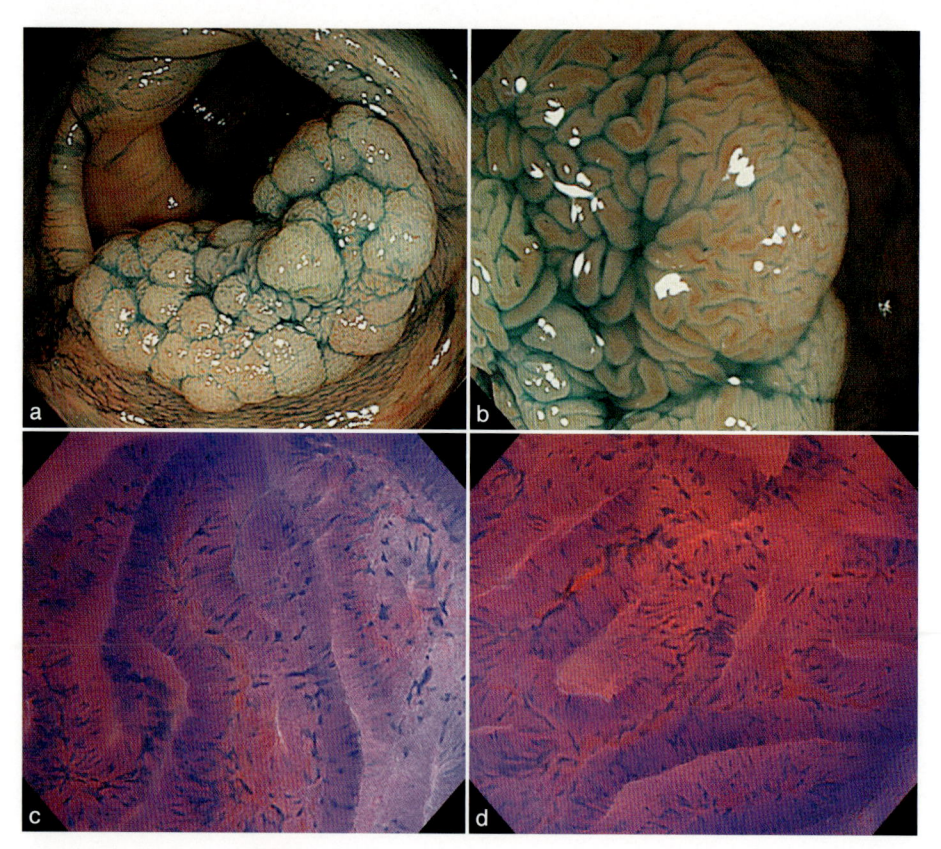

**図3　LST-G（H），上行結腸，30 mm**
a：インジゴカルミン散布像
b：拡大内視鏡像でⅣb pit pattern所見
c, d：EC像ではスリット状の腺腔と類円形，紡錘形の核を認めEC2の所見である．

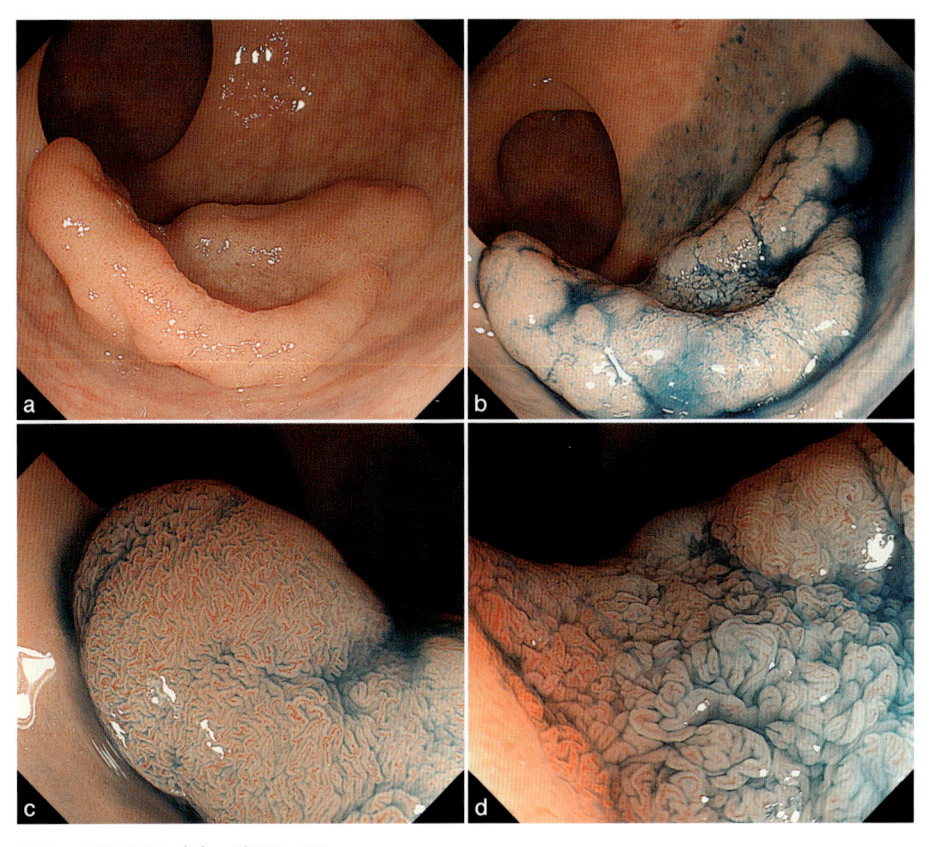

**図 4** LST-NG（F），直腸，30 mm
a，b：通常観察像．インジゴカルミン散布像．病変中央部が陥凹している．
c，d：拡大内視鏡像では辺縁部でⅢL・Ⅳb pit，中央陥凹部でⅣv pit と一部にⅤI 軽度不整を認める．

くは腺腔不明瞭や核変形像を伴う EC3b の所見を呈することが多い．通常観察において上記のような肉眼形態所見や，拡大観察にて不整な pit pattern 所見が得られれば，必ず超拡大観察にて核の形態所見も加味した EC 診断を行うようにしている．当センターにおける LST-G（M）の SM 癌率は 17.6％ であるが，そのほとんどが前述した粗大結節部や周囲陥凹部に認められる．EC 診断にて EC3a もしくは EC3b 所見を呈することが多いため，同部における詳細観察により治療方針を決定することが重要である．LST-NG においても腫瘍表層の詳細な EC 観察が大切であることは同じであるが，とくにLST-NG（pseudo-depressed；PD）においては multifocal に SM 浸潤する傾向があるため，拡大観察による pit pattern 診断においても深達度診断が困難な症例も多く，安易な分割切除は避けるべきとされている[11)〜13)]．LST-NG（flat elevated；F）の EC 像も EC2 所見を呈することが多いが，癌化すると腺腔の不整像や核の腫大が目立ちいわゆる EC3a 所見を認めるようになる（**図 4**）．EC 所見が EC3a や EC3b を呈する部位は，陥凹を伴うなど何かしら肉眼形態が変化していることが多いため，まずは通常観察で形態変化に注意しながら観察し，続いて pit pattern 診断，EC 診断などの詳細観察へと移行していくことになる．ただ EC 観察はスコープ先端部を病変に接触させたうえでの観

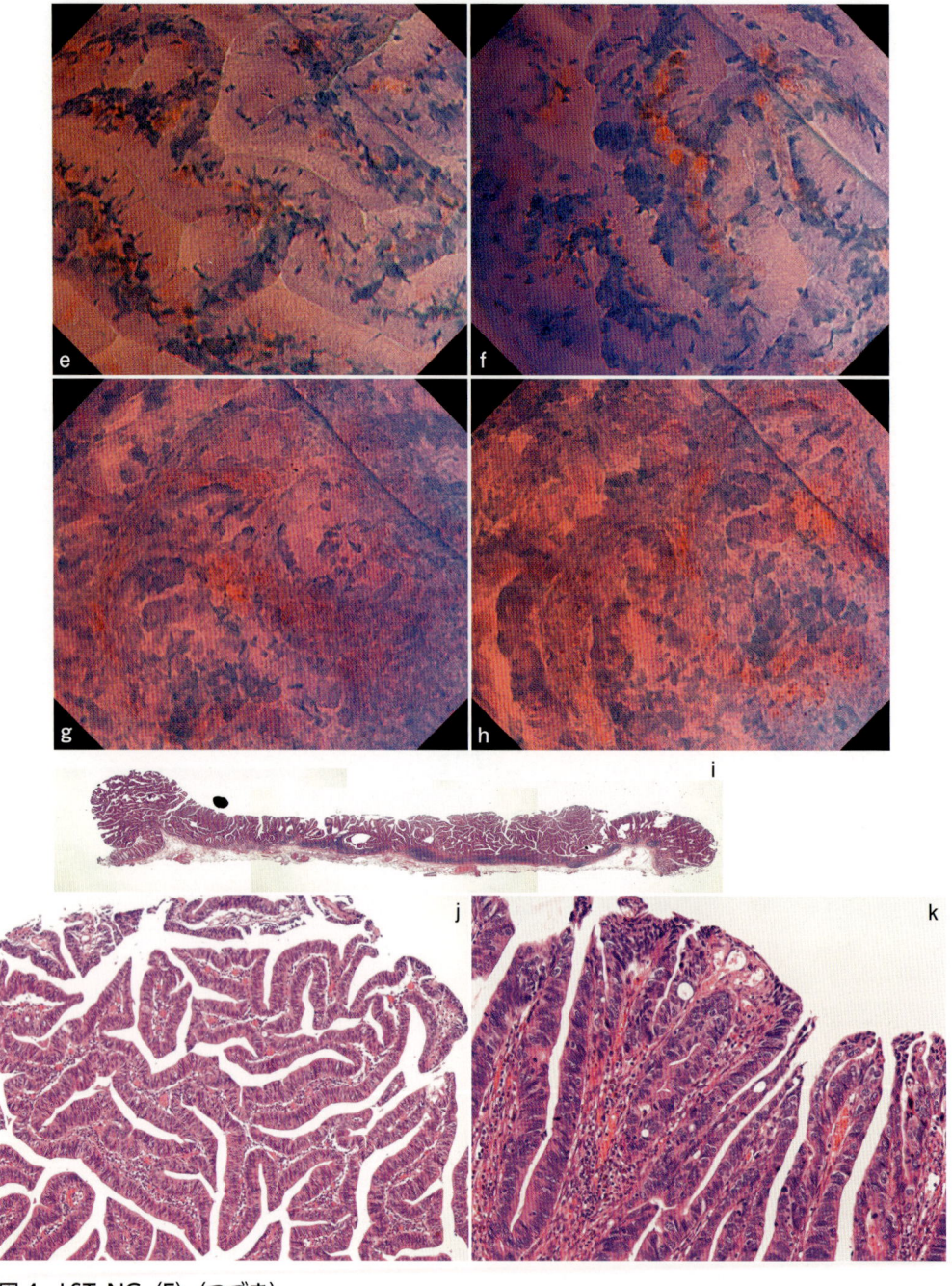

**図4 LST-NG（F）（つづき）**

e, f：辺縁部の EC 像はスリット状の腺腔と軽度の核腫大の所見で EC2 と診断．
g, h：病変中央陥凹部の EC 像では腺腔は辛うじて残存しているが，不整は高度，また核腫大も高度である．EC3a と診断したがきわめて EC3b に近い所見である．
i：最終病理診断は Adenocarcinoma（tub1）with adenoma, pSM 1,800 $\mu$m, ly0, v0.
j：EC2 所見が観察された部位にて管状絨毛腺腫の病理組織像を認める．
k：EC3a 所見が観察された部位に一致して高分化管状腺癌（tub1）を認め，また同部位にて SM 深部浸潤していた．

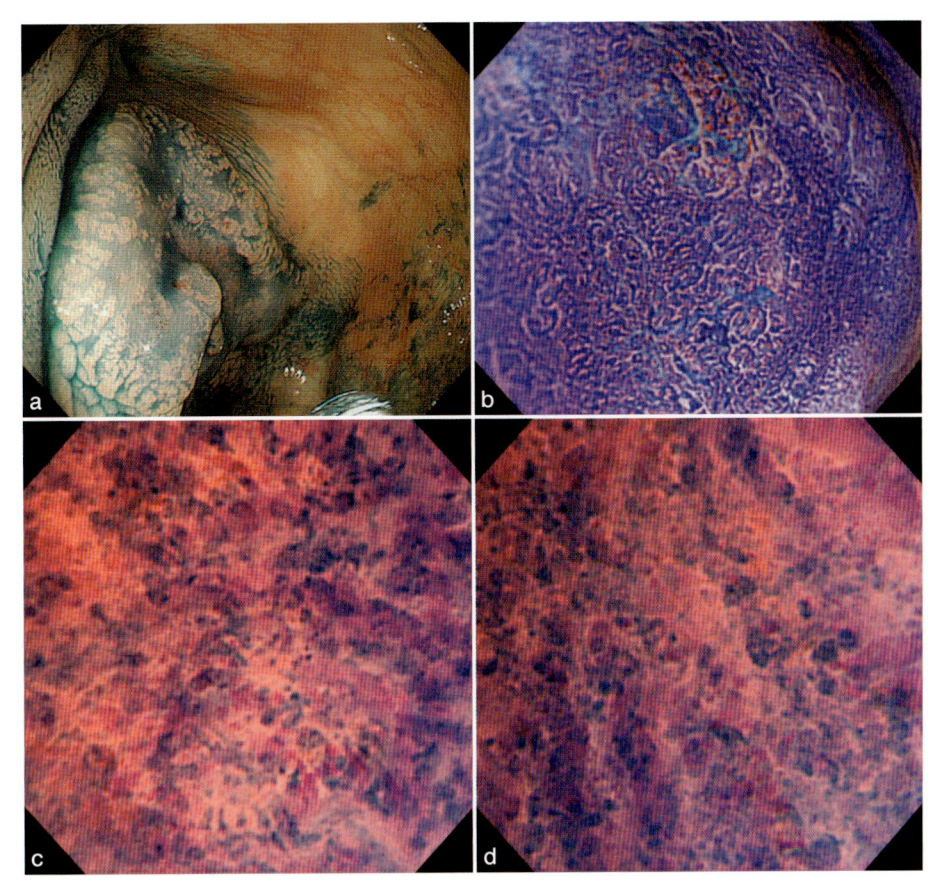

**図5** LST-NG（PD），盲腸，20 mm
a：インジゴカルミン散布像．
b：拡大内視鏡像では病変中央部でVI高度不整 pit を認める．
c, d：EC像では核の著明な腫大所見を認める．腺腔所見も不明瞭である．EC3bと診断した．

察なので，とくにSM癌やMP癌などの易出血病変などは観察するにつれて出血やmucusの付着などを伴うことがあり，ある程度異形を強く疑われる部位からの観察が条件の良い画像を得るコツである．LST-NG（PD）も pit pattern 診断でVI型不整を呈する部位に一致してEC3aもしくはEC3b所見を認める（**図5**）．

前述したようにEC診断のもっとも優れた点は，実際に生体内で核の異型を観察できる点にある．pit pattern 診断ではできないこの新しい modality の登場により今後はさらに症例を重ねて，他施設をも含めたより精度の高い診断体系を構築していくことが責務だろうと考えている．

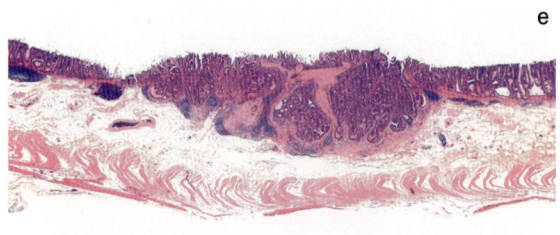

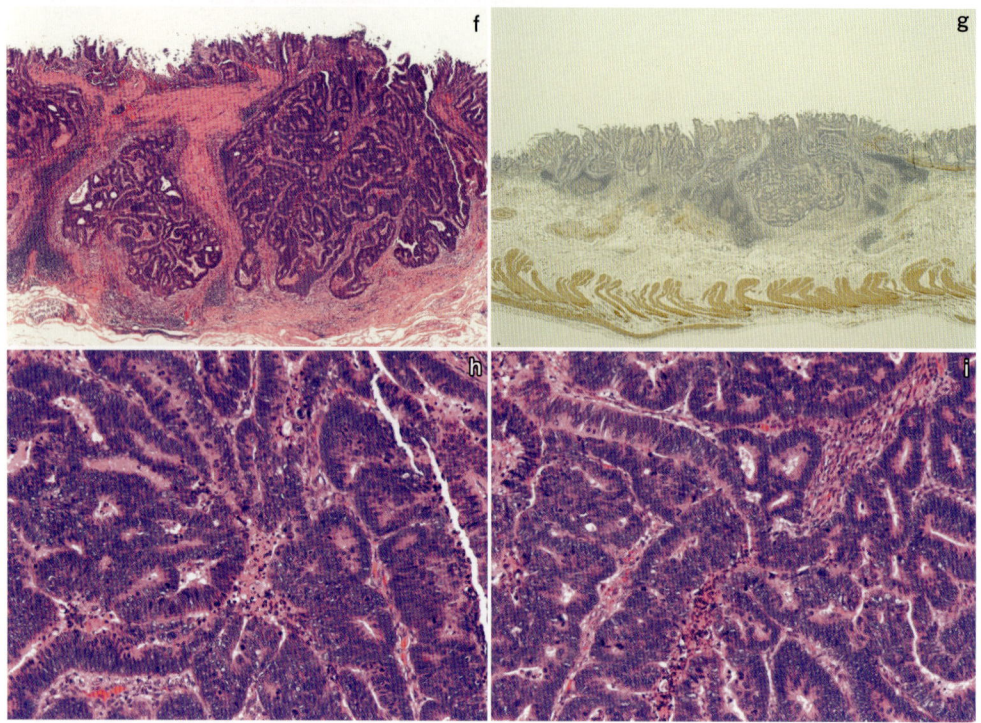

**図5 LST-NG（PD）（つづき）**
e～g：腺癌細胞が管状構造を呈し，下降性，膨張性に浸潤しており，デスミン染色では粘膜筋板が消失している．
h, i：高分化型管状腺癌（tub1）の像．最終病理診断は Adenocarcinoma（tub1），pSM 1,750 μm, int, INFb, ly0（D2-40），v0（VB），pN0.


## 文　献

1) Hamou JE：Microhysteroscopy—A new technique in endoscopy and its applications. Acta Endoscpia　1980；10：415-422
2) Inoue H, Kazawa T, Satodate H, et al：In vivo observation of living cancer cells in the esophagus, stomach, and colon using catheter-type contact endoscope, "Endo-Cytoscopy system". Gastrointest Endosc Clin N Am　2004；14：589-594
3) Sasajima K, Kudo SE, Inoue H, et al：Real-time in vivo virtual histology of colorectal lesions when using the endocytoscopy system. Gastrointest Endosc　2006；63：1010-1017
4) Kudo SE, Wakamura K, Ikehara N, et al：Diagnosis of colorectal lesions with a novel endocytoscopic classification—a pilot study. Endoscopy　2011；43：869-875
5) Mori Y, Kudo S, Ikehara N, et al：Comprehensive diagnostic ability of endocytoscopy compared with biopsy for colorectal neoplasms：A prospective randomized noninferiority trial. Endoscopy　2013；45：98-105

6) Kudo SE, Mori Y, Wakamura K, et al：Endocytoscopy can provide additional diagnostic ability to magnifying chromoendoscopy for colorectal neoplasms. J Gastroenterol Hepatol 2014；29：83-90
7) Kutsukawa M, Kudo SE, Ikehara N, et al：Efficiency of endocytoscopy in differentiating types of serrated polyps. Gastrointest Endosc 2014；79：648-656
8) Higuchi T, Jass JR：My approach to serrated polyps of the colorectum. J Clin Pathol 2004；57：682-686
9) Snover DC, Ahnen DJ, Burt RW, et al：Serrated polyps of the colon and rectum and serrated ("hyperplastic") polyposis. Bosman FT, Carneiro F, Hruban RH, et al（ed）：WHO classification of tumours of the digestive system（4 th ed）. 2010, IARC, Lyon
10) 八尾隆史，菅井　有，岩下明徳，他：大腸 SSA/P の病理組織学的特徴と診断基準．胃と腸　2011；46：442-448
11) Hurlstone DP, Sanders DS, Cross SS, et al：Colonoscopic resection of lateral spreading tumours：a prospective analysis of endoscopic mucosal resection. Gut 2004；53：1334-1339
12) Kiesslich R, Neurath MF：Endoscopic mucosal resection：an evolving therapeutic strategy for non-polypoid colorectal neoplasia. Gut 2004；53：1222-1224
13) Uraoka T, Saito Y, Matsuda T, et al：Endoscopic indications for endoscopic mucosal resection of laterally spreading tumours in the colorectum. Gut 2006；55：1592-1597

〈工藤進英，若村邦彦，久津川誠，工藤豊樹〉

## 3. 大　腸

# 7 SM癌病理診断
## ——今までの経緯と現状

## はじめに

　癌の生物学的特徴は，局所での癌細胞の増殖に留まらず，浸潤性発育を示し，さらに転移巣を形成するところにある．本邦では，この25年の間に大腸癌の罹患数は約4倍に増え，大腸癌による死亡者数も増加傾向にある．死亡原因は転移によるところが大きく，浸潤・転移への対応が治療戦略上のポイントとなる．とくにpT1（SM）癌は，約10～15％にリンパ節転移があり[1),2)]，内視鏡的摘除術によって根治が期待できるのか，あるいはさらにリンパ節郭清を伴う外科的腸切除が必要となるのかの治療戦略上の境界に位置する病変といえる．リンパ節転移リスクの低いpT1（SM）癌の同定は，患者侵襲軽減および医療経済的に大きな意味をもつものであるが，その判断を誤った場合の損益は計り知れない．したがって，現在の病理診断では原発巣の状態からリンパ節転移の高危険群と低危険群をより的確に選別することが重要な責務となっている．

　本稿では，大腸pT1（SM）癌の臨床病理学的な取り扱いについて，歴史的な経緯と現状の課題について言及する．なお，深達度は可能なかぎり現行の大腸癌取扱い規約（第8版）に準じて表記する[3)]．

## I 大腸T1（SM）癌取り扱いの変遷

　大腸癌治療ガイドライン（以下，ガイドライン）のClinical Questionsに，内視鏡的摘除後のpT1（SM）大腸癌の追加治療の適応基準が示されている（**図1**）[1),2)]．癌の組織型，浸潤度，脈管侵襲，簇出，および垂直断端を指標としているが，現在のところリンパ節転移を確実に予知する診断法には至っていない．現在示されているこの基準は，最終的な到達点に向かうまでのひとつの道標であるが，ここに至る過程において多くの道標が残されてきた（**表1**）．

### 1. 相対分類とレベル分類によるSM浸潤度判定

　大腸pT1（SM）癌の浸潤度の亜（細）分類法として，工藤らによる相対分類が最初に提唱された（**図2**）[4)]．この分類では，垂直方向は粘膜下層を3等分（$sm_1$, $sm_2$, $sm_3$）し，さらに水平方向への広がり（a, b, c）を加味している．手術標本が多く隆起型を主体とした解析であったが，$sm_{1c}$, $sm_2$, $sm_3$をリンパ節転移の高危険群である

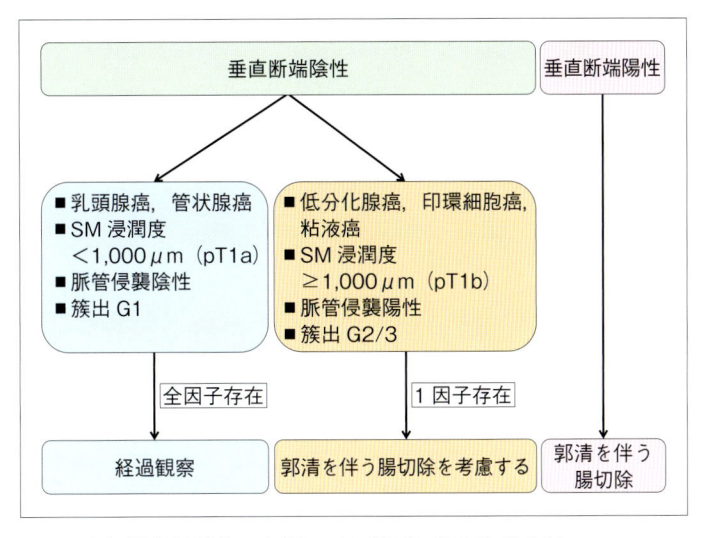

**図1 内視鏡的摘除後の大腸 pT1（SM）癌の治療方針**
〔大腸癌治療ガイドライン医師用 2009 年版[1]，2014 年版[2] より引用，改変〕

**表1 大腸 T1（SM）癌の取扱い変遷の概要**

| 年 | 報告者（掲載誌） | おもな内容 |
|---|---|---|
| 1984 | 工藤ら[4]<br>（胃と腸 19） | 大腸 sm 癌の sm 浸潤度の分析と治療方針―sm 浸潤度分類について |
| 1985 | Haggitt ら[5]<br>（Gastroenterology 89） | Prognostic factors in colorectal carcinomas arising in adenomas：implications for lesions removed by endoscopic polypectomy |
| 1995 | Kikuchi ら[6]<br>（Dis Colon Rectum 38） | Management of early invasive colorectal cancer. Risk of recurrence and clinical guidelines |
| 1998 | 大腸癌研究会[7]<br>（大腸癌取扱い規約 第6版） | 内視鏡的摘除後の SM 癌の外科的追加腸切除の条件として，① 明らかな脈管内癌浸潤，② 低分化腺癌あるいは未分化癌，③ 断端近傍までの massive な浸潤癌が示された |
| 2004 | Kitajima ら[11]<br>（J Gastroenterol 39） | Correlations between lymph node metastasis and depth of submucosal invasion in submucosal invasive colorectal carcinoma：a Japanese collaborative study |
| 2005 | 大腸癌研究会[12]<br>（大腸癌治療ガイドライン 2005 年版） | 内視鏡的摘除後の SM 癌の外科的追加腸切除を考慮する条件として，1）SM 浸潤度 1,000 μm 以上，2）脈管侵襲陽性，3）低分化腺癌・未分化癌が示された |
| 2006 | 大腸癌研究会[13]<br>（大腸癌取扱い規約 第7版） | SM 癌の浸潤距離の測定法が記載された |
| 2009 | 大腸癌研究会[1]<br>（大腸癌治療ガイドライン 2009 年版） | 内視鏡的摘除後の SM 癌の外科的追加腸切除を考慮する条件に，4）浸潤先進部の簇出（budding）Grade 2/3 が追加された |
| 2011 | Matsuda ら[17]<br>（Cancer Sci 102） | Risk of lymph node metastasis in patients with pedunculated type early invasive colorectal cancer：a retrospective multicenter study |
| 2013 | 大腸癌研究会[3]<br>（大腸癌取扱い規約 第8版） | 壁深達度に T 分類が導入された．<br>pT1（SM）癌の浸潤距離の測定法に関する説明が修正された |

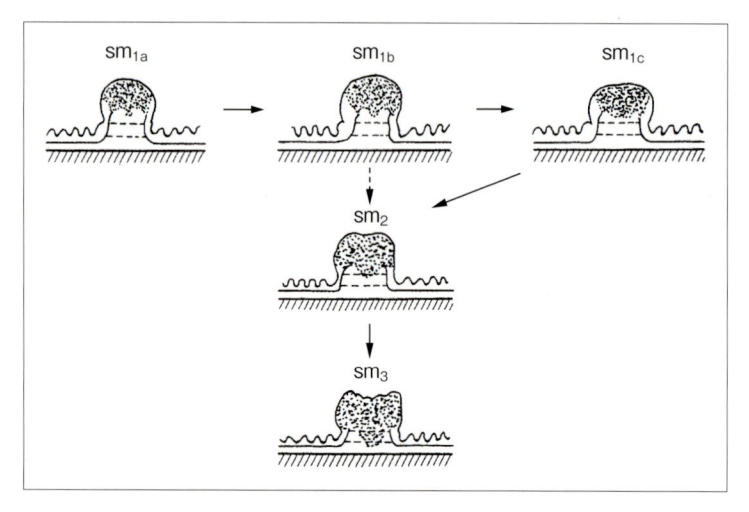

**図2 工藤らによるSM癌の浸潤度分類**
〔工藤進英, 他：胃と腸 1984；19：1349-1356[4] より転載〕

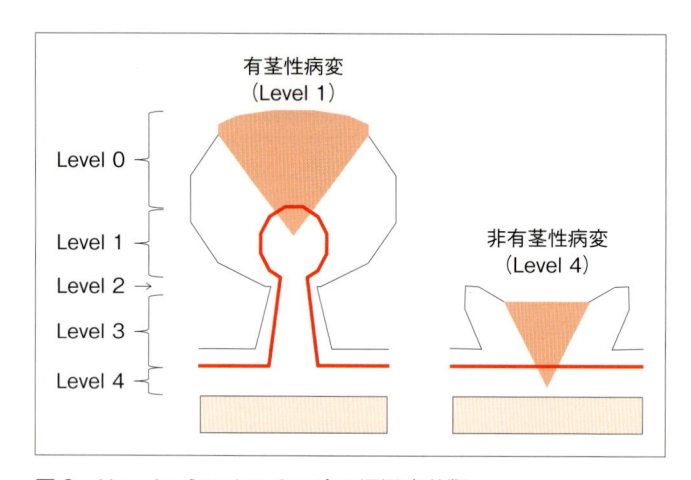

**図3 HaggittらによるSM癌の浸潤度分類**
〔文献5）に基づいて著者作成〕

ことを指摘し，その後の臨床および研究の礎となっている．

次いで，HaggittらによりLevel分類が示された（**図3**）[5]．この分類は，解剖学的位置関係からzoneを設定し，癌がどのzoneまで浸潤しているかによってLevelが決定される．Level 4症例の予後が不良であったと報告されている．

Kikuchiらは，sm1を粘膜筋板からの浸潤距離が200〜300$\mu$m，sm3を固有筋層近傍までの浸潤，sm2をその中間とする粘膜下層浸潤の層別化（level of invasion）を行っている[6]．sm1では局所再発例やリンパ節転移例がなかったと報告されている．

遡及的な立場から見ると，工藤ら，Kikuchiらの分類は固有筋層の含まれない内視鏡的摘除検体では分類に限界があること，粘膜筋板の同定が困難な症例はどうするのか，肉眼型を配慮していない，などの問題が挙げられる．また，Haggittらの分類では，非有茎性pT1（SM）癌はすべてLevel 4となり粘膜下層への軽度浸潤が過大評価されている，などが問題として挙げられる．これらの研究成果は道標として揺るぎないものであ

るが，その後のわが国における加速度的な大腸内視鏡診断学・治療学の進歩，さらには分子生物学的な解明の度合からすれば，運用上の諸問題を生じてきたとしても致し方ないところであろう．

## 2.「大腸癌取扱い規約 第6版」の見解

大腸癌取扱い規約（以下，規約）第6版[7]では，内視鏡的摘除標本の病理所見に関する項目の中で，『癌の粘膜下浸潤は，"きわめて浅い癌"であるか，"それより深い浸潤"であるかを判定する．"きわめて浅い癌"とは，粘膜筋板をわずかに（たとえば約200-300μm）超えた程度の浸潤である』と記載されている．

また，摘除後の評価と摘除後の取扱いの項目の中では，『従来より粘膜下浸潤を伴う大腸癌の内視鏡摘除後の外科的追加腸切除の条件として，① 明らかな脈管内癌浸潤，② 低分化腺癌あるいは未分化癌，③ 断端近傍までのmassiveな浸潤癌の1項目以上の存在であった』と記載され，問題点として③のどこまでを断端近傍とするのか，massiveの具体的内容は何かを挙げ，その回答として『"より深い粘膜下浸潤"がみられる場合を追加手術の条件とした』と記載されている．"より深い粘膜下浸潤"とは，上記の"きわめて浅い癌"より深く浸潤した癌を指すものである．

これらのエビデンスとなった論文は示されておらず，また，コンセンサスも不十分で，『以上の見解はひとつの指針である』と締めくくられている．

## 3. 実測値によるSM浸潤度判定の導入

近年の大腸内視鏡治療の普及と進歩に伴い，内視鏡的摘除検体におけるpT1（SM）癌の根治基準の拡大について活発に議論されるようになってきた．そこで，これまでの問題点を解決する方法論として，癌の粘膜下層への浸潤量を実測値で評価する方法が注目されるようになった[8)～10)]．

大腸癌研究会のプロジェクト研究"大腸SM癌取扱い"では，pT1（SM）癌856例のSM浸潤程度を実測値により判定し，肉眼型（有茎性と非有茎性）別にSM浸潤程度とリンパ節転移の関係を示した（**表2**）[11),12)]．この結果を基に，ガイドライン2005年版にSM浸潤程度の実測方法が示され[12)]，内視鏡的摘除後のpT1（SM）癌の外科的追加腸切除を考慮する因子として「SM浸潤度1,000μm以上（pT1b）」が記載された．次いで，規約第7版にもpT1（SM）癌浸潤程度の実測方法が記載[13)]，さらに規約第8版ではpT1（SM）癌の実測方法に関する記載が修正された[3)]．一方，その間に発刊されたガイドライン2009年版で[1)]，内視鏡的摘除後の外科的追加腸切除を考慮する因子として「浸潤先進部の簇出（budding）」が追加された．

SM癌浸潤程度の実測方法については，規約，ガイドライン，その他成書を参照して頂きたいが[14),15)]，その基本は臨床的な肉眼型分類（Ipと非Ip）に従ったうえで，粘膜筋板の状態を考慮し測定の始点（粘膜筋板最下縁，腫瘍表層，有茎性粘膜筋板錯綜例であれば頭部と茎部の境界を結んだ基準線）と終点（浸潤最深部）を定め実測することである（**図4**）．注意点としては，粘膜筋板の推定に不確実な部分が少しでもある場合には推定不能例として扱い，過小評価を避けることである．

表2 大腸pT1（SM）癌のSM浸潤度とリンパ節転移

| 浸潤実測値 X（μm） | 有茎性 病変数 | 有茎性 リンパ節転移陽性（%） | 非有茎性 病変数 | 非有茎性 リンパ節転移陽性（%） |
|---|---|---|---|---|
| head invasion（X＝0） | 53 | 3（5.7）* | — | — |
| 0＜X＜500 | 10 | 0（0） | 65 | 0（0） |
| 500≦X＜1,000 | 7 | 0（0） | 58 | 0（0） |
| 1,000≦X＜1,500 | 11 | 1（9.1） | 52 | 6（11.5） |
| 1,500≦X＜2,000 | 7 | 1（14.3） | 82 | 10（12.2） |
| 2,000≦X＜2,500 | 10 | 1（10.0） | 84 | 13（15.3） |
| 2,500≦X＜3,000 | 4 | 0（0） | 71 | 8（11.3） |
| 3,000≦X＜3,500 | 9 | 2（22.2） | 72 | 5（6.9） |
| 3,500≦X | 30 | 2（6.7） | 240 | 35（14.6） |

1,000μm以上の浸潤症例のリンパ節転移率は12.5%であった．
＊：head invasion例でリンパ節転移陽性であった3例はすべてly陽性であった．

〔大腸癌治療ガイドライン2005年版[12]より引用，改変〕

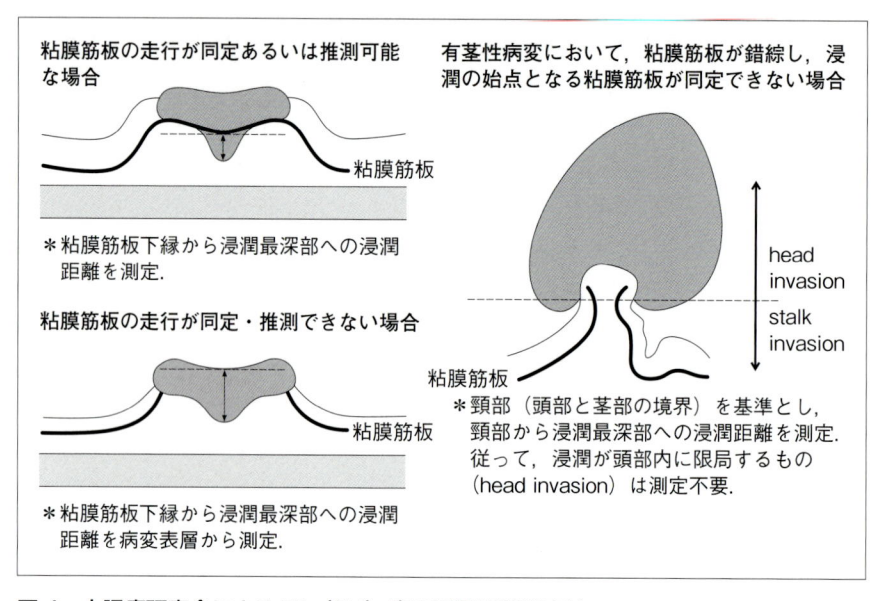

図4 大腸癌研究会によるT1（SM）癌の浸潤距離測定法
〔大腸癌取扱い規約（第8版）[3]より引用，改変〕

## Ⅲ 実測値によるSM浸潤度の意味と運用上の問題点

### 1．"SM浸潤度"とは何か

　現在のガイドラインには，内視鏡的摘除後のpT1（SM）癌の外科的追加腸切除を考慮する因子として「SM浸潤度1,000μm以上」が示されているが，この測定による分類をしばしば相対分類と対峙させて絶対値分類と呼称されることがある．絶対値は基本的な数学用語であるが，ここで使われる絶対値はそれほど厳格なものではない．成書に

従い，摘除検体が扱われ腫瘍最深部が組織切片に表現されていることを大前提に測定することになるが，個々の腫瘍における測定の始点（数学的には原点に相当）と終点（浸潤最深部）は測定者（病理医）に委ねられている．同一標本であっても，$\mu$mの単位の世界では測定者間で大きな差を生じることはある．また，絶対値を概念的に捉えて，SMに癌がどれほど浸潤しているかの絶対的な指標（真のSM浸潤距離）と解釈している方もいるかもしれない．粘膜筋板の状態によって測定の始点が異なることを考えれば，表2は真のSM浸潤距離とリンパ節転移の関係をみたものではないことは明らかである．したがって，絶対値分類というよりは，あるルールに従って測定した実測値に基づいた浸潤度分類であることを共通の認識とすべきである．

また，ガイドラインでは"SM浸潤度1,000$\mu$m以上（pT1b）"を「リンパ節郭清を伴う追加腸切除を考慮する因子の一つ」としているが，これを「追加腸切除しなくてはならない」と解釈されている方が多いようである．その原因の一つとしてガイドラインに示されている文言や図に問題があるのかもしれないが，Clinical Questionの説明文中に「SM浸潤度1,000$\mu$m以上であっても9割程度はリンパ節転移がないわけであり，SM浸潤度以外のリンパ節危険因子，個々の症例の身体的・社会的背景，患者自身の意思等を十分に考慮したうえで追加治療の適応を決定することが重要である」と明記されている[1,2]．

"SM浸潤度1,000$\mu$m（pT1b）"は，リンパ節転移を確実に予知する診断法が確立するまでの単なる道標にすぎないが，一人歩きしないように各自今一度ガイドラインの内容を確認する必要があると考えられる．また，大腸癌研究会その他学会としても積極的な教育活動などを行い，大腸癌治療の均霑化に努める必要があるであろう．

## 2. 測定方法の標準化

規約やガイドラインの初期に記載されたpT1（SM）癌の浸潤度測定に関する不備は，ガイドライン2009年度版のサイドメモや規約第8版の説明文の修正により改善傾向がうかがえる[1,3]．これらによって，ある程度共通の認識を全国の病理医がもつかもしれないが，実際の症例の組織像は多様であり，病理医によるわずかな認識の違いによって測定値に差を生じるであろう．現在進行中の大腸癌研究会プロジェクト研究"1,000$\mu$m以上のSM癌のリンパ節転移リスクの層別化"においても，観察者間の測定距離の相違が指摘されている[16]．

有茎性病変においては，粘膜筋板の錯綜に対する観察者間の隔たりがあり，標準化に向けてはMatsudaらの方法論が手本となるであろう[17]．脈管侵襲因子を加味する必要はあろうが，粘膜筋板の状態に捕われない簡便な方法（head invasionとstalk invasionに二別化）である．

非有茎性病変においては，粘膜筋板の状態が多様であることが大きな問題であり，教育などによって観察者間の隔たりを最小限にする必要があろう．さらに，観察者間の一致率を上げるためには判定の群分け（明らかな1,000$\mu$m未満とそれ以外）が標準化には有効と考えられている．

リンパ節転移のカットオフ値となったSM浸潤度1,000$\mu$mは単なる集計結果であるが（表2），癌の浸潤・転移の視点からは1,000$\mu$mの前後で癌を取り巻く微小環境が異

なることが推測される[18]．癌微小環境の変化の一つとしてDesmoplastic reaction（以下，DR）があり，癌細胞の浸潤に伴ってみられる間質での線維芽細胞等の増生として捉えられる．大腸癌研究会のプロジェクト研究"DRに関する研究"では，非有茎性病変からの生検材料でのDR陽性とSM深部浸潤（pT1b）に相関性があることをすでに報告している[19]．このことから，内視鏡的摘除材料の粘膜筋板の評価困難例においては，DR陽性がSM浸潤度1,000 μm以上を示唆する補助所見になりうる可能性がある．

なお，規約第8版[3]では，粘膜筋板の状態について「変形」という用語が新規採用されているが，現時点では粘膜筋板の「変形」とDRの直接的な関係に言及した論述は乏しい．

## III pT1（SM）癌に関する最近の話題

### 1. 非連続的脈管侵襲の取り扱い

規約第8版[3]において，癌の直接浸潤よりもより深い層に非連続的な脈管侵襲を認めた場合，これを壁深達度診断に加味することが記載された．

大腸癌研究会のプロジェクト研究"大腸癌壁深達度の判定基準"の結果，大腸癌1,874病変中20病変（1.1％）に直接浸潤より深層に脈管侵襲（非連続的脈管侵襲）が認められた[20]．そのうち，直接浸潤が粘膜下層に留まっていたのは3病変であったが，いずれも直接浸潤によるSM浸潤距離は1,000 μm以上（pT1b相当）であった．

今回の検索の範囲では，直接浸潤がSM 1,000 μm未満（pT1a）では非連続的脈管侵襲を伴う症例はなかったが，今後の内視鏡治療適応基準の拡大について議論を行う際の一つの警笛となるであろう．

### 2. T分類

規約第8版[3]において，壁深達度にT分類が導入された．

UICCの大腸TNM分類に対応させてM癌をTisとしているが異論も多く，大腸癌研究会病理委員会での検討項目の一つとなっている．UICCの胃TNM分類に対応した胃癌取扱い規約ではSM癌はT1bであり，さらに浸潤距離でT1b1とT1b2に細分類されているが，規約の大腸癌T分類とは異なっている．

大腸癌研究会では，UICCのTNM分類（数年以内に改訂予定）と日本の消化管癌の取扱い規約にどのように整合性を求めていくのかが課題となっている．

## おわりに

大腸pT1（SM）癌の取り扱いについて，病理の立場から歴史を振り返り，現状での問題点について言及した．ガイドライン2005年版に内視鏡的摘除後のSM癌の外科的追加腸切除を考慮する条件の一つにSM浸潤度1,000 μm以上（pT1b）が示され10年が経過するが，その後追加された他の因子も含め現在のところリンパ節転移を確実に予知する診断法の確立には至っていない．さらに信頼性の高い診断方法を追い求めるとともに，現在の方法論を上手に使いこなすことが大腸癌治療の均霑化の上からは重要であ

ろう．

　なお，現在の方法論の検証という観点から，大腸癌研究会プロジェクト研究"1,000μm以上のSM癌のリンパ節転移リスクの層別化"の中間報告においても"SM浸潤度1,000μm以上"はリンパ節転移を予知する有力な因子であることが示されたことを付記する（第81回大腸癌研究会，2014年7月，名古屋）．

### 文　献

1) 大腸癌研究会 編：大腸癌治療ガイドライン医師用2009年版．2009，金原出版，東京
2) 大腸癌研究会 編：大腸癌治療ガイドライン医師用2014年版．2014，金原出版，東京
3) 大腸癌研究会 編：大腸癌取扱い規約（第8版）．2013，金原出版，東京
4) 工藤進英，曽我　淳，下田　聡，他：大腸sm癌のsm浸潤度の分析と治療方針—sm浸潤度分類について．胃と腸　1984；19：1349-1356
5) Haggitt RC, Glotzbach RE, Soffer EE, et al：Prognostic factors in colorectal carcinomas arising in adenomas：implications for lesions removed by endoscopic polypectomy. Gastroenterology　1985；89：328-336
6) Kikuchi R, Takano M, Takagi K, et al：Management of early invasive colorectal cancer. Dis Colon Rectum　1995；38：1286-1295
7) 大腸癌研究会 編：大腸癌取扱い規約（第6版）．1998，金原出版，東京
8) 味岡洋一，渡辺英伸，小林正明，他：大腸sm癌の細分類（浸潤度分類）とその問題点．胃と腸　1994；29：1117-1125
9) 味岡洋一，渡辺英伸，西倉　健，他：病理からみたIp・Isp型大腸sm癌—Ip・Isp型（有茎性）大腸sm癌の病理学的特徴と起源粘膜内癌別にみたリンパ節転移．胃と腸　2002；37：1519-1530
10) 八尾隆史，西山憲一，高田三由紀，他：Ip・Isp型大腸sm癌の病理学的特徴とリンパ節転移危険因子の解析．胃と腸　2002；37：1531-1539
11) Kitajima K, Fujimori T, Fujii S, et al：Correlations between lymph node metastasis and depth of submucosal invasion in submucosal invasive colorectal carcinoma：a Japanese collaborative study. J Gastroenterol　2004；39：534-543
12) 大腸癌研究会 編：大腸癌治療ガイドライン医師用2005年版．2005，金原出版，東京
13) 大腸癌研究会 編：大腸癌取扱い規約（第7版）．2006，金原出版，東京
14) 藤盛孝博：消化管の病理学（第2版）．2008，21-34，医学書院，東京
15) 味岡洋一，大倉康男，池上雅博：「SM浸潤距離」の評価，標準化がなされているか—評価の現状と問題点．大腸癌FRONTIER　2012；5：225-228
16) 市川一仁，冨田茂樹，三富弘之，他：IpのSM浸潤度測定法．消化器内視鏡　2013；25：1158-1159
17) Matsuda T, Fukuzawa M, Uraoka T, et al：Risk of lymph node metastasis in patients with pedunculated type early invasive colorectal cancer：a retrospective multicenter study. Cancer Sci　2011；102：1693-1697
18) Fidler IJ：Critical factors in the biology of human cancer metastasis：twenty-eighth G.H.A. Clowes memorial award lecture. Cancer Res　1990；50：6130-6138
19) Hirose M, Fukui H, Igarashi Y, et al：Detection of desmoplastic reaction in biopsy specimens is useful for predicting the depth of invasion of early colorectal cancer：a Japanese collaborative study. J Gastroenterol　2010；45：1212-1218
20) 岡本陽祐，五十嵐良典，市川一仁，他：SM浸潤癌に対する内視鏡治療—病理医により問題提起．Modern Physician　2014；34：596-601

（市川一仁，藤盛孝博，竹之下誠一）

## 3. 大 腸

### Column　NBI分類の統一の試み

　2006年にNarrow Band Imaging（NBI）が販売され，消化管分野において国内外でその有用性の研究がなされてきた．大腸領域においては，以前より色素散布下の拡大内視鏡を使用したpit pattern診断の有用性が明らかななか，色素散布なしでのNBIによる微細血管所見による新しい診断学を，どのように使用していくべきかという点が議論されてきた．現在では腫瘍・非腫瘍の鑑別は，NBI診断のみで診断が可能であるが，深達度診断においてはpit pattern診断のほうが有用であり，NBI診断は色素散布する病変を抽出するのに有用であるという考えが一般的である．しかし，日本国内でNBIの分類が乱立しており，どの分類を使用したらよいのかといった混乱をきたすおそれが懸念されている．

### ■ 1. 大腸におけるNBI分類

　大腸におけるNBI分類は，佐野らがCapillary pattern分類[1]（通称，佐野分類）を提唱したのがoriginalとなる．Capillary pattern分類は純粋な血管所見の分類であり，また非腫瘍のⅠ型，腺腫のⅡ型，癌のⅢ型と簡易的に分類されている．その後，血管のみでなく表面微細構造所見（surface pattern）を加味した広島分類[2]，血管所見にて分類した昭和分類[3]，Capillary pattern分類をさらにこまかくした慈恵分類[4]，が提唱された．しかし，どの分類においても深達度診断においてpit pattern診断より有用であるという報告はない．

　近年，田中，佐野らが，NBI発祥の地である日本ではなく海外からInternationalな分類が提唱されることを危惧し，Tanaka S（日本），Sano Y（日本），Rex DK（米国），Soetikno RM（米国），Ponchon T（フランス），Saunders BP（英国）の6名で国際共同研究をスタートさせ，拡大内視鏡を用いなくても使用できる簡便な大腸腫瘍のNBI所見分類を構築することを目的にNICE分類（NBI International Colorectal Endoscopic classification）[5]が提唱された．

### ■ 2. NBI分類統一へ向けて

　Internationalな分類であるNICE分類が提唱されたが，海外では拡大内視鏡診断に馴染みのないため基本的に非拡大の分類である点などから，広く一般にNBI診断を普及させることは大変重要ではあるが，一方，色素内視鏡診断，拡大内視鏡診断を今までリードしてきた日本において，拡大内視鏡を用いた精密かつ詳細なNBI観察の分類を統一することは急務である．

　そこで（以下，敬称略），吉田茂昭（青森県立中央病院）の呼びかけのもと，工藤進英（昭和大学横浜市北部病院），藤井隆広（藤井隆広クリニック），田中信治（広島大学），

佐野　寧（佐野病院）で話し合いが行われ，厚生労働省の班会議〔がん研究開発費　島田班（23-A-19）「消化管悪性腫瘍に対する標準治療確立のための多施設共同研究」分担研究者 斎藤 豊・「大腸病変の拡大内視鏡 NBI 分類に関する多施設共同研究」〕を有効利用して，All Japan による統一 NBI 拡大分類を科学的に作成しようということで一致団結した．

## 3. NBI 統一分類への第一歩

　統一 NBI 拡大分類を作成するに当たり，まずはたたき台を作成することになった．吉田茂昭から，当初 NBI 分類を提唱した施設において，現在実際に内視鏡診断を先頭に立って行っている若手を中心に作成すべきとの提案があり，斎藤 豊（国立がん研究センター中央病院）を中心に 6 施設の若手医師を中心に話し合いが行われた．

　各施設症例を持ち寄り目合わせを行った．その結果，既存の分類はどの分類も pit pattern 分類を上回るものではない点を考慮し，深達度診断ではなく色素散布が必要な病変の拾い上げを目的とする分類を作成することで一致した．腺腫・低異型度癌か高異型度癌かにおいて線引きをすると，若手のほとんどの診断が一致した．そこで，正常・過形成の Type 1，腺腫〜低異型度 M 癌を Type 2A，高異型度 M 癌〜SM 軽度浸潤癌を Type 2B，明らかな SM 高度浸潤癌を Type 3 とし，vascular pattern（図 1），surface pattern（図 2）のそれぞれの所見を含めたスケールを作成した．

## 4. 今　後

　作成したスケールを使用し，過去の病変を用いた多施設 WEB 読影試験が施行された．現在解析が終わり，必要であった所見が抽出され，統一分類の原案が作成された．今後は，実臨床における前向き Validation study を施行し，その後，統一分類を完成させる予定になっている．

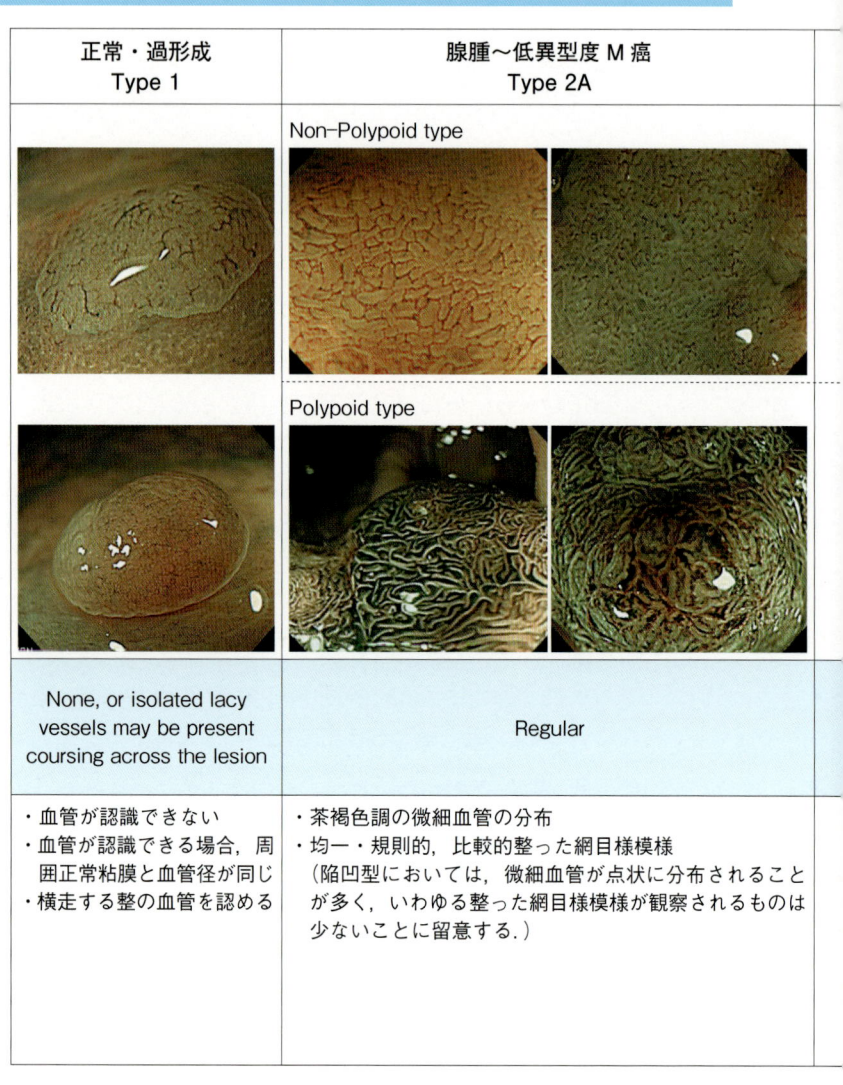

II. 研究会の主題から　3-[Column]　NBI分類の統一の試み

| 正常・過形成<br>Type 1 | 腺腫～低異型度 M 癌<br>Type 2A |
|---|---|
| | Non-Polypoid type |
| | Polypoid type |
| None, or isolated lacy vessels may be present coursing across the lesion | Regular |
| ・血管が認識できない<br>・血管が認識できる場合，周囲正常粘膜と血管径が同じ<br>・横走する整の血管を認める | ・茶褐色調の微細血管の分布<br>・均一・規則的，比較的整った網目様模様<br>（陥凹型においては，微細血管が点状に分布されることが多く，いわゆる整った網目様模様が観察されるものは少ないことに留意する.） |

付記：SM 高度浸潤癌
　　　（Type 3）所見候補

血管間開大所見
Loose までは取れないが，不整血管の分布が粗・開大
おそらく DR に相当

腫瘍内の太く直線化・蛇行した異型血管
寺井らの String sign に近いものだが，辺縁の所見は取らない

図1　NBI Scale & Definition for Vascular Pattern

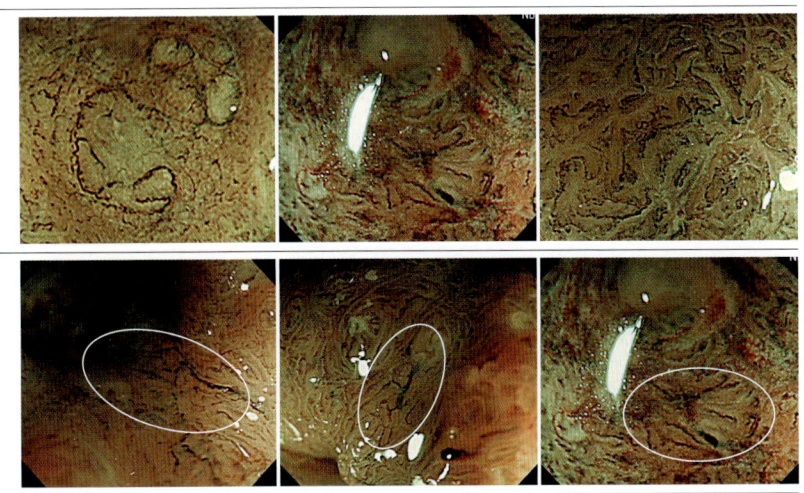

大　腸

| 高異型度 M 癌〜 SM 軽度浸潤癌<br>Type 2B | SM 高度浸潤癌<br>Type 3 |
|---|---|
| Non-Polypoid type | Non-Polypoid type |
| Polypoid type | Polypoid type |
| Has area(s) with moderately distorted vessels | Has area(s) with markedly distorted or missing vessels |
| ・血管の口径不同<br>　(Varied caliber/Caliber change)<br>・血管の太まり*<br>　(Shick vessel/Vessel dilation)<br>・血管分布が不均一・不規則<br>　(Uneven distribution of vessel)<br>・血管の蛇行所見<br>　(Vessel meandering)<br>*おおよその目安として腺腫の約 1.5 倍以上 | ・無血管野<br>　(Avascular area(s) or loose vascular area(s))<br>・太い血管の断絶・途絶<br>　(Interruption of thick vessel(s)) |

199

| 正常・過形成<br>Type 1 | 腺腫～<br>低異型度 M 癌<br>Type 2A | 高異型度 M 癌～<br>SM 軽度浸潤癌<br>Type 2B | SM 高度浸潤癌<br>Type 3 |
|---|---|---|---|
| Dark or white spots of uniform size, or homogeneous absence of pattern | Regular | Irregular | Amorphous |
| ・規則的な黒色点または白色点<br>・構造が均一に不明瞭 | ・管状・樹枝状のⅢ型・Ⅳ型 pit 様<br>・整な Surface pattern が観察される． | ・Surface pattern が観察されるが，Pit pattern のⅤ型相当の不整を呈する． | ・Surface pattern が消失して観察できない． |

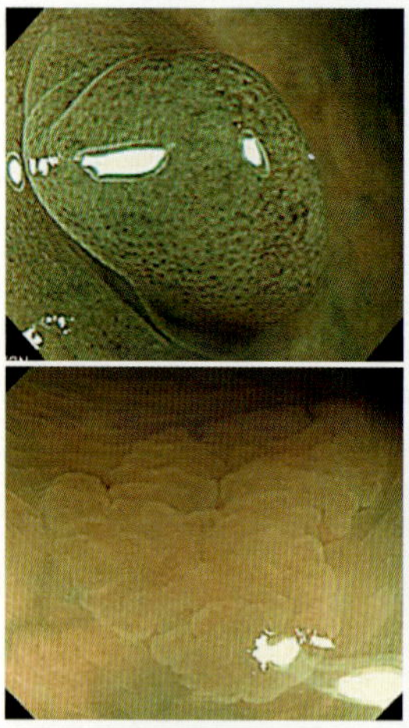

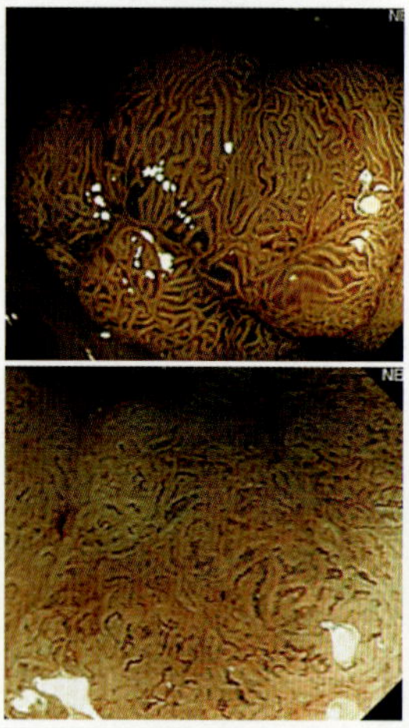

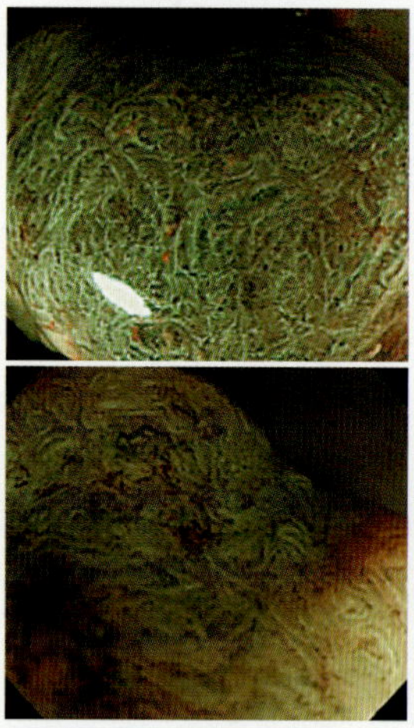

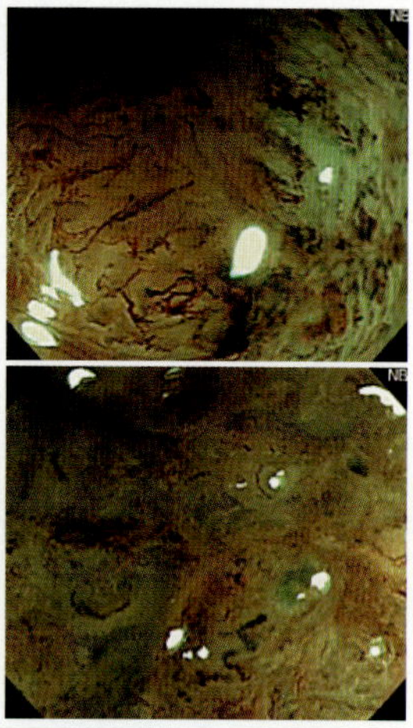

図 2 NBI Scale & Definition for Surface Pattern

**文 献**

1) Ikematsu H, Matsuda T, Emura F, et al：Efficacy of capillary pattern type ⅢA/ⅢB by magnifying narrow band imaging for estimating depth of invasion of early colorectal neoplasms. BMC Gastroenterol 2010；10：33
2) Hirata M, Tanaka S, Oka S, et al：Magnifying endoscopy with narrow band imaging for diagnosis of colorectal tumors. Gastrointest Endosc 2007；65：988-995
3) Wada Y, Kudo SE, Kashida H, et al：Diagnosis of colorectal lesions with the magnifying narrow-band imaging system. Gastrointest Endosc 2009；70：522-531
4) Saito S, Tajiri H, Ohya T, et al：Imaging by Magnifying Endoscopy with NBI Implicates the Remnant Capillary Network As an Indication for Endoscopic Resection in Early Colon Cancer. Int J Surg Oncol 2011；2011：242608
5) Hayashi N, Tanaka S, Hewett DG, et al：Endoscopic prediction of deep submucosal invasive carcinoma：validation of the narrow-band imaging international colorectal endoscopic (NICE) classification. Gastrointest Endosc 2013；78：625-632
6) 斎藤 豊，和田祥城，池松弘朗，他：大腸病変に対する NBI 分類とその診断における有用性 大腸 NBI 分類国内統一への取り組みと経過．INTESTINE 2013；17：223-231

（池松弘朗）

## 3. 大 腸

**Column**　　肛門管癌（SCC）の拡大内視鏡所見

　肛門管（anal canal）には解剖学的定義と外科的定義があり，前者は肛門縁（anal verge）から，発生学的に内胚葉と外胚葉の境界部である歯状線（dentate line）まで，後者は肛門縁から恥骨直腸筋付着部上縁〔肛門直腸線（外科的肛門線），Herrmann line〕まで，とされている[1]．表面を覆う上皮は，肛門縁の外側では付属器を伴う重層扁平上皮（皮膚），歯状線までは付属器を伴わない重層扁平上皮〔肛門上皮（anoderm）〕，Herrmann lineまでは移行帯上皮（transitional zone epithelium），その口側は円柱上皮である直腸粘膜となる．

　肛門管癌とは，本邦の癌取扱い規約では外科的肛門管に発生したものをいう[2]．実際の臨床で遭遇する肛門管癌の過半数は直腸癌と区別のつかない腺癌であり，主として肛門管上部に発生し，それらを本邦では「直腸型」肛門管癌と呼称するが，欧米では直腸癌に含めて扱う．次いで多いのは扁平上皮癌（squamous cell carcinoma；SCC）であり，大半は肛門管下部に発生する．Human papilloma virus（HPV）感染との関連が示唆され，女性に多いといわれる．肛門腺由来癌や痔瘻に合併する癌は肛門管下部に好発し，概ね腺癌であるが粘液癌が多く，上皮の変化に乏しいため早期診断はきわめて困難である．発生学的に総排泄腔遺残上皮に由来するとされる癌（cloacogenic carcinoma）は移行帯上皮に発生し，病理学的には類基底細胞癌（basaloid carcinoma）と呼ばれる．その他

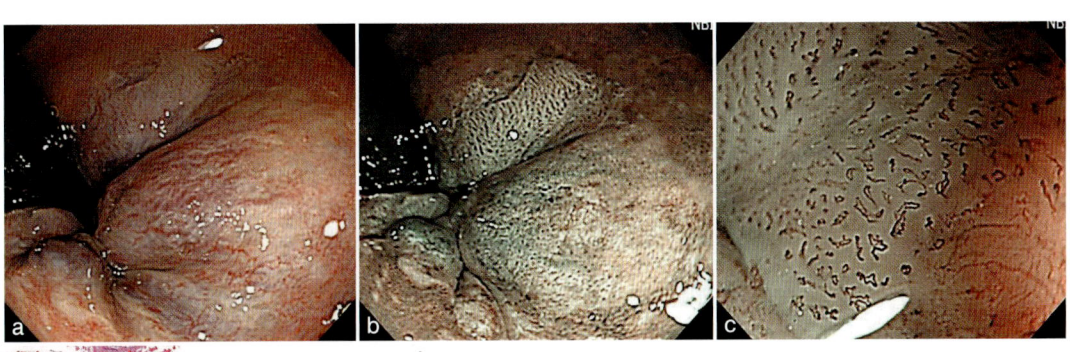

**図1　62歳，女性における扁平上皮癌**（提供：元 東京都多摩がん検診センター，現 国立がんセンター東病院 大野康寛先生）
a：反転下での白色光観察
b：NBI観察
c：NBI拡大観察
d：経肛門的切除され，squamous cell carcinoma in situ with high-grade intraepithelial neoplasia，0-Ⅱa，25×20 mm pTis，ly0，v0であった．

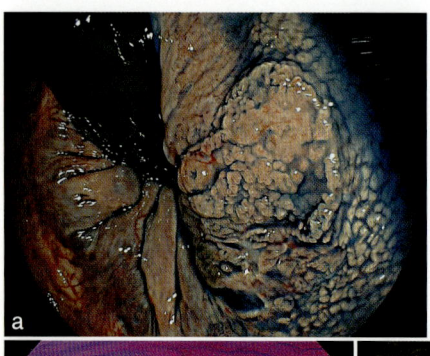

**図2　67歳，女性における扁平上皮癌**（提供：京都府立医大 吉田直久先生）
a：反転下でのインジゴカルミン撒布像
b：クリスタルバイオレット染色拡大像
c：NBI 拡大観察
d：同　遠位側からの観察
e, f：ESD を施行され，squamous cell carcinoma, 0-Ⅱa, 20 mm pT1b, ly0, v0 であった．

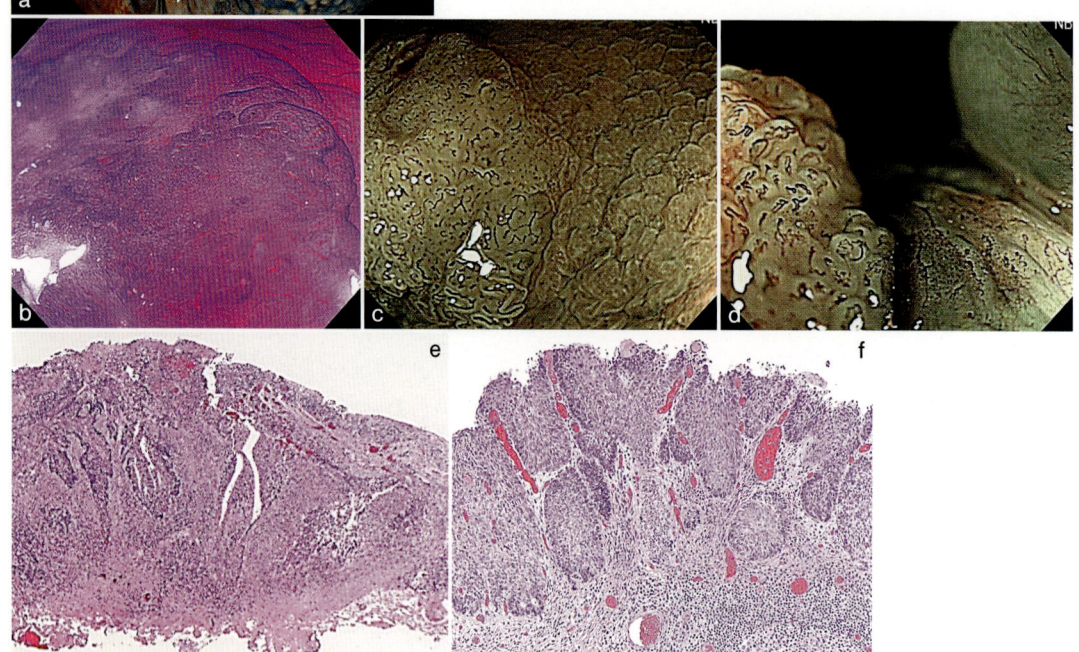

まれなものとして，腺扁平上皮癌，悪性黒色腫がある．肛門縁外側皮膚は肛門管に含まれないが，肛門周囲の Paget 病や Bowen 病は，皮膚に進展した肛門管癌との鑑別が必要である．

肛門は狭い管状であるため，肛門管癌の早期診断は困難であり，その所見に関する記載も乏しい[3]．近年 Narrow Band Imaging（NBI）が普及するにつれて，肛門管の SCC は食道癌と同様の血管所見を呈する（図1，2），との報告が散見されるようになった[4)~6)]が，まとまった報告はない．図1の症例では食道の IPCL 様のループ状血管が観察されるが，やや配列が乱れ，ループ形状が少し壊れた印象であり，食道学会分類でいう type B1 に相当するものと思われる．図2の症例では乳頭状隆起の中のループ状血管は B1 に相当するが，ループ構造から逸脱した不整血管も認められ，B2 に相当するかと思われる．色素拡大観察では，直腸粘膜や腺癌のような pit 構造を認めない．

なお，直腸下部の側方発育型腫瘍（laterally spreading tumor；LST）が Herrmann

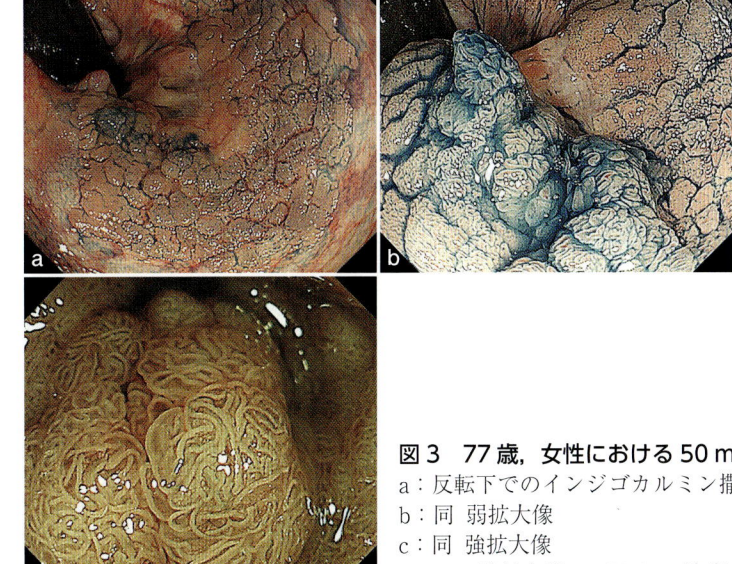

**図3　77歳，女性における50 mmの腺腫（LST 顆粒均一型）**
a：反転下でのインジゴカルミン撒布像
b：同　弱拡大像
c：同　強拡大像
d：NBI 強拡大像．ESD にて治療された．

lineを越えて歯状線に達していることもまれではなく，内視鏡的粘膜下層剝離術（endoscopic submucosal dissection；ESD）の際などに遭遇するが，拡大内視鏡所見は通常の腺腫や腺癌と同様である（**図3**）．

　肛門管癌と直腸腺癌（の肛門管進展）との鑑別や，肛門管癌の深達度診断に関してはまだデータに乏しい．SCC には pit 構造そのものが存在しないので，色素拡大観察ではほとんど無構造を呈し，診断にあまり有用ではない．過去10年間に NBI が普及したので，今後，食道癌に準じた診断基準や深達度診断が形づくられていくことが期待される．粘膜下層までの浸潤と思われるものに対しては，すでに経肛門的局所切除や ESD での治療がされ始めている．

### 文　献

1) 小出欣和，前田耕太郎，花井恒一，他：直腸・肛門部の解剖と機能．臨牀消化器内科　2010；25：9-16
2) 大腸癌研究会 編：大腸癌取扱い規約（第8版）．2013，金原出版，東京
3) 黒川彰夫，木附公介，黒川幸夫，他：肛門癌の初期像．消化器内視鏡　2004；16：209-215
4) 五十嵐正広，浦上尚之，岸原輝仁，他：肛門管癌の内視鏡診断．日本大腸肛門病会誌　2008；61：981-986
5) 小山真一郎，入口陽介，小田丈二，他：肛門部病変に対する NBI 拡大内視鏡診断の有用性．Prog Dig Endosc　2011；78：67-69
6) 稲田　裕，吉田直久，柳澤昭夫：直腸肛門管に発生した扁平上皮癌．Gastroenterol Endosc 2014；56：294-295

（樫田博史）

## 4. 病理医からのコメント

# 問題点，将来展望，内視鏡医へ望むこと

　拡大内視鏡研究会が10回にわたって盛況のまま継続できていることに敬意を表したい．病理医として数えきれないほどの研究会でコメントをしてきた．近年，拡大内視鏡に注ぐ内視鏡医の情熱は，内視鏡による形態学のゴールが，病理組織学的診断であることと拝察している．内視鏡機器開発が進歩した結果，生体で，クリスタルバイオレットを用いた拡大内視鏡による大腸上皮性腫瘍のpit pattern診断，narrow-band imagingを併用した拡大内視鏡による毛細血管を含む微小血管構築像，上皮などの表面微細構造を用いた画像診断は，まさに，ミクロレベルの解剖学的構造を表層から内視鏡で観察できることに依る．さらに，Endocytoscopyにより，核の観察も可能になった．腫瘍の病理組織学的診断に構造異型と細胞異型を用いることに鑑みると，限りなく，私たちが顕微鏡で観察している診断体系に近づいてきたものと実感している．

　内視鏡診断が限りなく病理組織学的診断に近づいてきたとは，申し上げた．つまり，病理組織学的診断を凌駕することが極限と考えるが，その極限には，至っていない現状がある．その極限に挑むためには，内視鏡医に何が必要か，私が病理医として病理組織診断学をいかにして学んできたことを振り返ることにより考えてみたい．

　まず，重要なことはよい師匠に学ぶことである．私は，昭和49年に大学院生として九州大学第2病理学教室の門を叩き，遠城寺宗知教授に師事した．遠城寺教授は，人体病理学の大家で伝統ある病理学教室の指導者であったが，最終診断は，私が仮の予備診断をしたすべての標本について，いつもディスカッション顕微鏡を覗きながら，1対1で指導を受けた．これがなぜ癌であるか，これがなぜ非癌であるか，これがなぜ特異的な炎症であるか，など最終診断に至る過程を懇切丁寧に，同じ顕微鏡画像を見ながら，指導を受けた．これは，九州大学第2病理学教室の伝統であり，遠城寺教授は，所見の解釈やご自分の考えにまったくぶれがなく，心から信頼し，尊敬した師匠であった．その礎があったから今の私がある．師匠がぶれていれば，弟子がぶれるのは当たり前である．拡大内視鏡の機器が進歩するのは結構であるが，指導的立場の先生が，所見の解釈や診断がぶれていれば，りっぱな弟子が育つことは不可能である．もちろん，臨床医学なので内視鏡技術（腕）も安定している必要がある．

　第二には，消化管の病理だけでなく，全身の病理学的知識をきちんと身につけることであった．言い換えれば，病理学各論ではなく，病態を定義した病理学総論を身につけることであった．たとえば，兄弟子である某先生に教えを請うために顕微鏡を見ていると，「肉芽組織の定義は？」と問われて「毛細血管に富む幼若な結合織，または病的に

新生した血管結合織」と即座に答えられなければ，その場でディスカッションは終わりであった．このように，人体病理学に習熟することなくしては，消化管病理学を全うするなどもってのほかであった．最近，内視鏡診断でも用語の問題で混乱があるが，これは，内視鏡よりも人体医学をきちんと理解していれば，さほど，混乱するようなことはないと考える．

　第三には，病理組織学的所見をどのように解釈するかを，同じ教室の先輩，後輩で何度も議論することは当然であるが，別の施設で共有する活動も古くからある．ちなみに九州では，九州・沖縄スライドコンファレンスという病理診断の勉強会がある．その会は，年6回定期的に開催され，同じプレパラートをあらかじめ配布しておき，全九州から病理医が集まって，病理組織学的所見についてディスカッションし，合意を得る．いわば，「頭あわせ」，「眼あわせ」である．

　以上のように，私たち病理医と同じく，形態学を学ぶ内視鏡医も同様の修練が必要と考える．一度，「私はよい師匠に学んでいるか？」，「私は全身の医学的立場から拡大内視鏡診断を行っているのか？」，そして「研究会は十分に施設間で同じ診断学が共有できるように機能しているのか？」，これらを自問自答して頂きたい．私は，内視鏡医ではないので，答えは知らない．そうすれば，現在の拡大内視鏡学が極限に挑めるのかどうか，現在の問題点が明らかになるであろう．

　将来は，数少ない病理医の数が増えることを切望しているが，一方では，数少ない病理医の負担が軽減できるように，本当に極めつけの内視鏡診断を裏付ける拡大内視鏡診断学を確立して頂きたいものである．

(福岡大学筑紫病院病理部　岩下　明德)

# 付　拡大内視鏡所見の解説

## 1. 食道
### ❶ Brownish area

　Brownish area は，咽頭・食道領域において Narrow Band Imaging（NBI）観察でみられる粘膜色調の変化である（図1）．Muto らは，brownish area 内に異型血管の増生（図2，Inoue らが提唱する IPCL；intra-papillary capillary loop の変化）が視認できれば，表在性扁平上皮癌の診断が容易にできることを世界で初めて明らかにした[1),2)]．高度異型上皮内腫瘍を含む表在性扁平上皮癌においては，境界の明瞭な brownish area（well demarcated brownish area）が特徴的であり，境界が全周に追える場合と一部でのみ境界が明瞭である場合がある．これは同一病変内でも異型度が異なることに起因するものと考えられる．また，brownish area 内の異型血管の間に介在する粘膜色調が周囲と明らかに異なることも表在性扁平上皮癌の診断において重要である．これは，癌病巣内および粘膜内の血管新生部位に存在する赤血球が光を吸収するためと推測される．したがって brownish area には濃淡があり（図3），血管新生が豊富な病変では遠景でも明瞭に見えるが，血管新生がそれほど豊富ではない場合は，近接して初めて境界の明瞭な領域として視認できる場合があるので注意が必要である（図4）．

　一方，血管新生を伴わない brownish area を認めた場合（図5a）には，白色光に観察光を

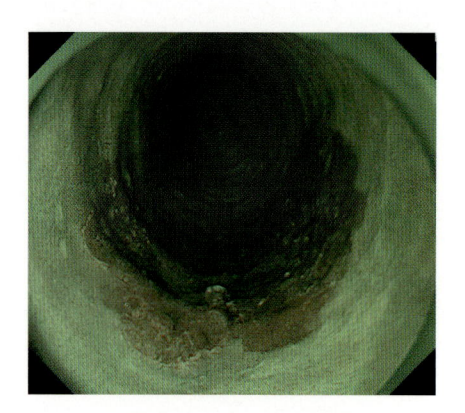

図1　brownish area（NBI 観察）

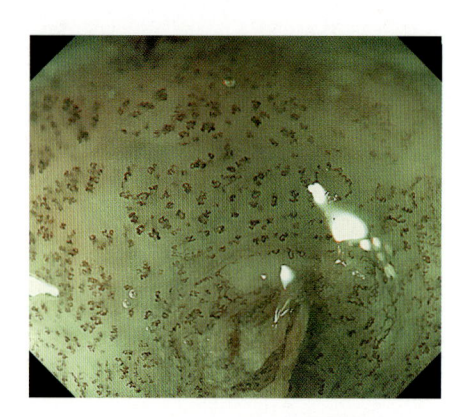

図2　brownish area 内の異型血管の増生（NBI 近接弱拡大観察）

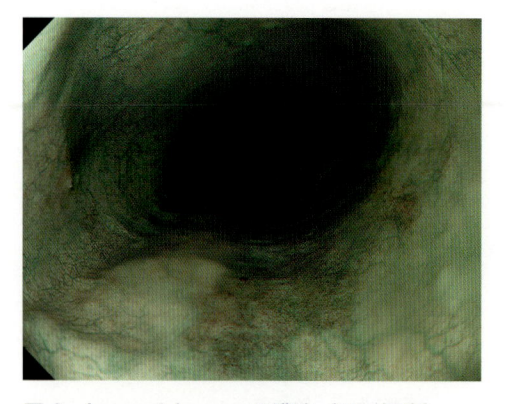

図3　brownish area の濃淡（NBI 観察）

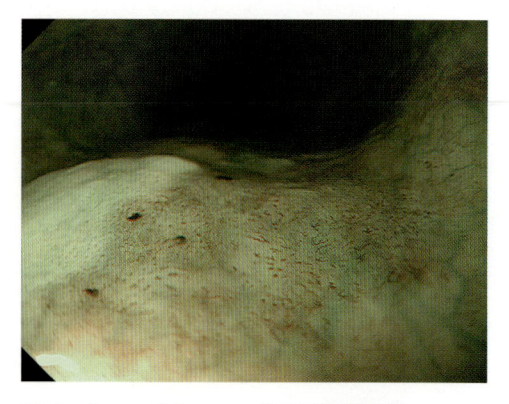

図4　brownish area（NBI 近接観察）

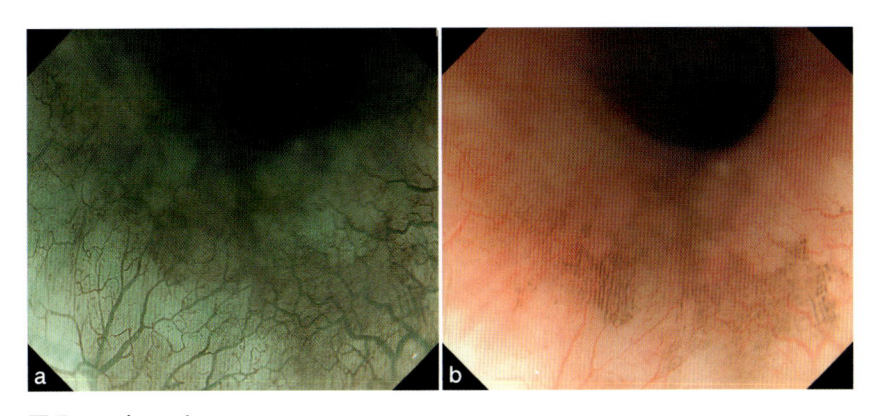

図5 melanosis
a：NBI 観察
b：白色光観察

変えることでメラニン色素の沈着の有無が確認でき，melanosis との鑑別診断が容易にできる（**図5b**）．また，血管新生を伴わない角化傾向の強い表在性扁平上皮癌も存在するが，この場合は NBI では brownish area には見えないため，その指摘は困難である．

## 文　献

1) Muto M, Nakane M, Katada C, et al：Squamous cell carcinoma in situ at oropharyngeal and hypopharyngeal mucosal sites. Cancer 2004；101：1375-1381
2) Muto M, Minashi K, Yano T, et al：Early detection of superficial squamous cell carcinoma in the head and neck region and esophagus by narrow band imaging：a multicenter randomized controlled trial. J Clin Oncol 2010；28：1566-1572

〈武藤　学〉

## 1. 食道

### ❷ Background coloration

NBI（Narrow Band Imaging）の開発によって，早期食道癌をごく淡い発赤のみの段階で容易に拾い上げることが可能となった[1]．NBI観察における茶褐色領域（brownish area）を構成する要因としては，拡張・蛇行したIPCL（intra-epithelial papillary capillary loop）による血管密度の上昇のほかに，異常血管間の上皮色調変化の関連がいわれており（図1），われわれはこれをbackground coloration（BC）として検討を行ってきた[2]．

表に示すように，BC陽性であった137症例中133症例（97.1％）がhigh grade intraepithelial neoplasia（HGIN）を含む扁平上皮癌であり，血管診断にBCの要因を加味することで癌の正診率が有意に向上した[3]．BC陰性23例のうち43.5％が炎症を含む非癌であったが，ほとんどの症例が血管診断の段階で非癌との判断が可能であった．また，BC単独での癌の診断における正診率は86.3％であった．

BCの色調変化の原因には未だ不明な部分が多いが，本来ヘモグロビン（Hb）に特異的な波長であるNBIで陽性となる点から癌の領域内のHbとの関連に着目し検討を行ってきた．図2に示すように，癌の領域に一致して抗Hb抗体の染色性が認められ，BCの有無とHb抗体の染色性には有意に相関がみられた．また，癌と非癌の部位においてmRNAの発現に有意差を認め（図3），癌細胞内におけるHbあるいは類似物質が産生されている可能性が示唆された[4]．

異常血管に加えて，BCの所見を加味することで癌・非癌の正診率が向上し，BCは有用な所見と考えられた．また，BCの発現機序として，癌細胞内でHbが産生されている可能性が

**表　BCと組織像の対比**

| Background coloration | Pathology | |
|---|---|---|
| BC（＋）137 | Inf/LGIN | 4（2.9％） |
| | HGIN/SCC | 133（97.1％） |
| BC（−）23 | Inf/LGIN | 10（43.5％） |
| | HGIN/SCC | 13（56.5％） |

BC陽性であった137症例のうち97.1％が悪性であった．BC陰性例の43.5％が非癌であった．

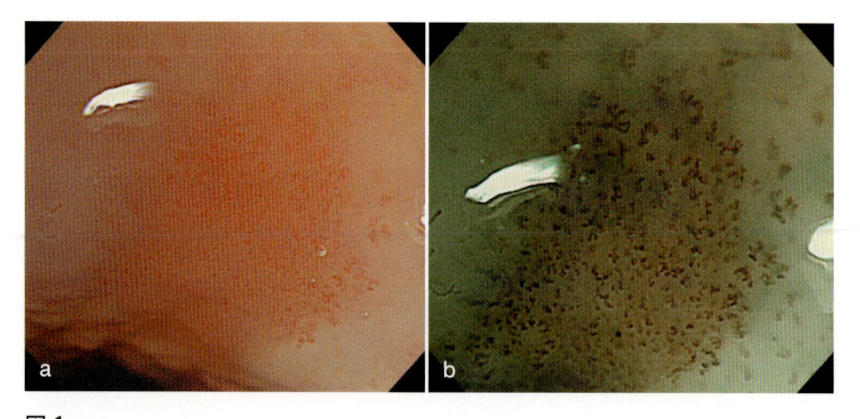

**図1**
a：早期食道癌の白色光弱拡大写真．異常血管領域に一致して血管間の上皮に淡い発赤がみられる．
b：同部位のNBI像．白色光でみられた発赤領域がより明瞭に認識可能となっている（background coloration）．

(H&E 染色)　　　　　　　　　　　　　　　　　　　　　(Hb 染色)

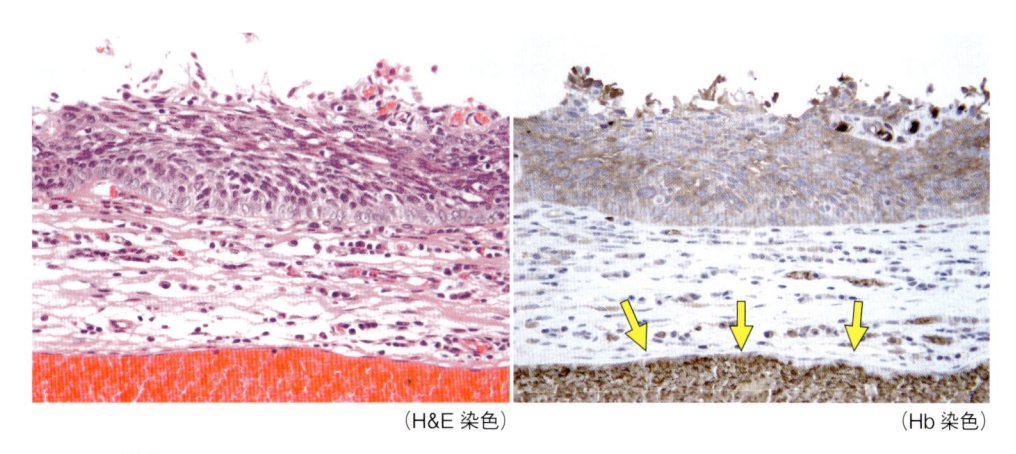

**図 2**
　HE 染色（左）での癌の部分に一致して，血管内の Hb（黄矢印）と同程度の染色性（右）が見られ，領域内になんらかの形で Hb の成分が存在している可能性が示唆される．

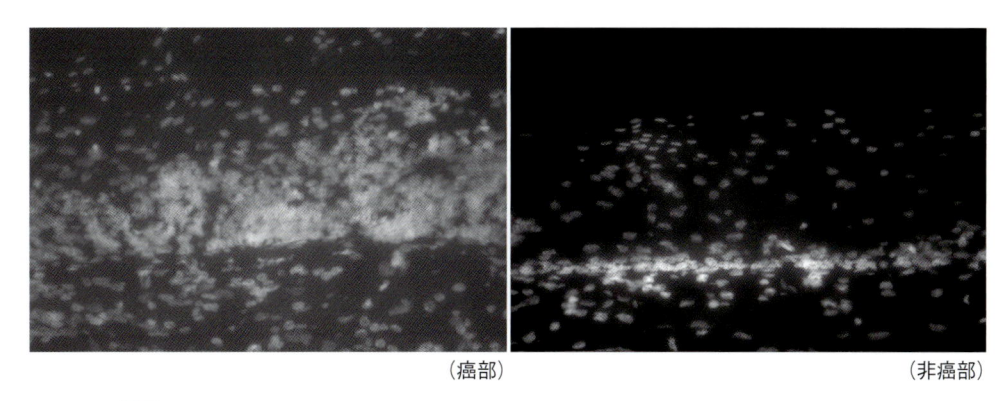

(癌部)　　　　　　　　　　　　　　　　　　　　　(非癌部)

**図 3**
　癌・非癌部のそれぞれに Hb の mRNA における *in situ* hybridization を行い，mRNA の発現を比較した．癌部（左）で高発現がみられ，同領域で Hb が産生されている可能性が示唆された．

示唆された．今後より詳細な機序の解明が望まれる．

**文　献**
1) Inoue H : Magnifying endoscopic diagnosis of tissue atypia and cancer invasion depth in the area of pharyngo-esophageal squamous epithelium by NBI enhanced magnification image : IPCL pattern classification. Advanced Digestive Endoscopy : Comprehensive Atlas of High Resolution Endoscopy and Narrowband Imaging, 2007（Chapter 5）: 49-66
2) Minami H, Inoue H, Iked H, et al : Usefulness of Background Coloration in Detection of Esophago-Pharyngeal Lesions Using NBI Magnification. Gastroenterol Res Pract　2012 ; 2012 : 529782
3) Minami H, Isomoto H, Nakayama T, et al : Background coloration of squamous epithelium in esophago-pharyngeal squamous cell carcinoma : what causes the color change? PLoS One　2014 ; 9(1) : e85553
4) Minami H, Isomoto H, Inoue H, et al : Significance of background coloration in endoscopic detection of early esophageal squamous cell carcinoma. Digestion　2014 ; 89(1) : 6-11

（南ひとみ，磯本　一，中尾一彦，井上晴洋）

## 1. 食道
### ❸ Avascular area（AVA）

　Avascular area（AVA）は，癌浸潤部で形成される浸潤塊を現しており，浸潤部にはストレッチされた多重状，不整樹枝状などの異常血管が，厚みをもったAVAを取り囲む変化が出現する．また，AVAが大きくなるとAVA内にも細かい不整血管が出現することがある．AVAの大きさは癌深達度と密接な関係があり，AVAの大きさから0.5 mm以下をsmall，3 mm以下をmiddle，3 mmを超えるものをlargeに分類している．

　LPM癌では径200〜300μm程度の微細なAVAを形成することがあり，拡大観察で認識できる浸潤部の最小単位ということができる．

　図1のように小さなAVAが集簇してサッカーボールのような形態を示すことが多く，soccer ball appearanceと呼んでいる．AVAを構成している血管はtype B1に見えるところと，一筋に伸びてB2様に見えるところがあり，B1かB2か断定するのが難しい．このため，日本食道学会分類ではtype B血管で囲まれる，血管が疎な領域をAVAと定義している．Type B1とB2の鑑別が難しい血管で構成されるAVAは，上皮下乳頭の構造を模倣しているということができ，深達度は浅いことが多い．この症例も病理組織学的には200〜300μmの腫瘍塊がdownward growthするpT1a-LPMであった．

　図2も500〜600μm程度のAVAの周囲を，連続性をもって柵状に連なるバラン（弁当などに用いる緑色のプラスチック製の仕切り）状血管が囲んでいる．口径不同が乏しく，type B2とするか悩む血管であるが，やはり乳頭の構造を模倣して圧排性に浸潤していることを示唆し

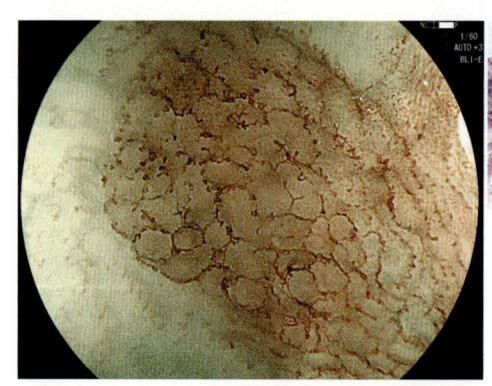

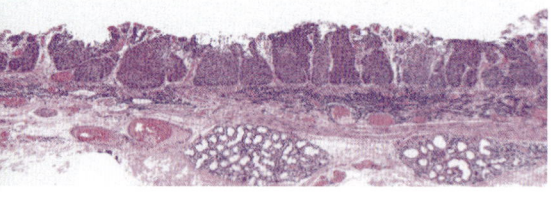

図1　AVA-small

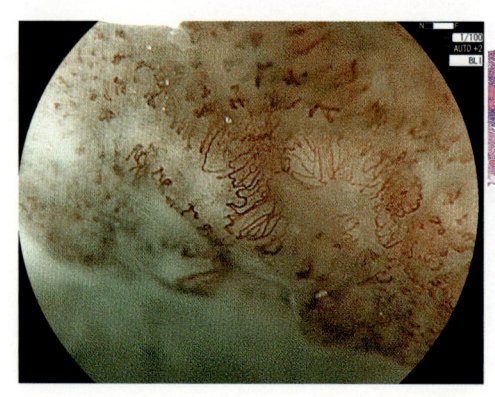

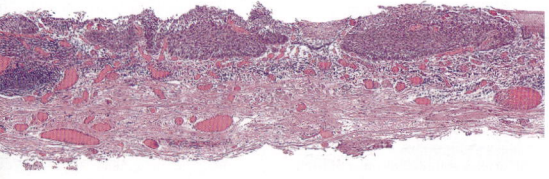

図2　バラン状血管で囲まれたAVA-middle

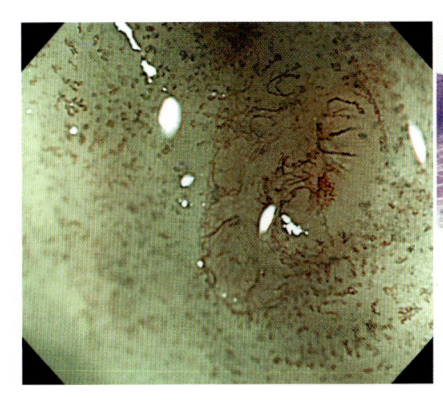

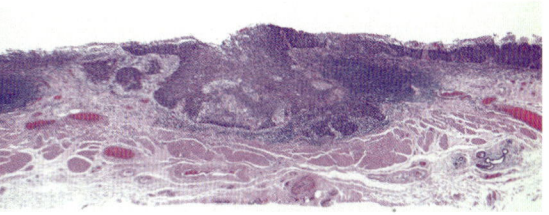

図3 AVA-middle

ており，この症例も pT1a-LPM であった．
　浸潤部の腫瘍塊が大きくなるほど AVA は大きくなり，高度にストレッチされた多重状血管や太い樹枝状血管が認められるようになる．**図3**は約 2 mm の褪色した AVA が，口径不同と形状不均一が著しい type B2 血管で囲まれるAVA-middle である．AVA 内部にも非常に細かい異常血管が観察される．病理組織像は，2 mm 大の腫瘍塊が LPM 深部に浸潤する，pT1a-LPM 深部浸潤癌であった．

（有馬美和子，都宮美華）

## 2. 胃・十二指腸

### ❶ VS classification system
(Demarcation line, Irregular MV pattern, Irregular MS pattern)

VS (vessel plus surface) classification system は，拡大内視鏡による癌・非癌を鑑別診断するための診断体系である．2009年に筆者らが，ヨーロッパと英国の内視鏡医とコンセンサスを得た診断体系として発表した[1],[2]．現在は，早期胃癌について広く臨床応用されている[3]．

V，微小血管構築像 microvascular (MV) pattern と，S，表面微細構造 microsurface (MS) pattern を解析する際に解剖学的指標を用いる（図1，2）．V は，上皮下の毛細血管網 subepithelial capillary network (SECN)，集合細静脈 collecting venule (CV)，いずれにも判定できない微小血管 microvessel (MV) から成る．S は，腺窩辺縁上皮 marginal crypt epithelium (MCE)，腺開口部 crypt-opening (CO)，窩間部 intervening part (IP) からおもに成り，病的な状態では，light blue crest (LBC) と白色不透明物質 (white opaque substance；WOS) も S の指標に用いる（Ⅱ-2 ③，p.102 参照）．

VS classification system（図3）の原則は，V と S を上記の解剖学的指標を用い，別々に判定する．診断の順番は，まず V または S を指標として，病変と非病変部の間に明瞭な境界線 demarcation line が存在するか否かを判定する．Demarcation line がなければ非癌と診断し，あれば VS classification を行う．すなわち，V を regular/irregular/absent MV pattern の3つのパターンのいずれかに分類する．S も同様に regular/irregular/absent MS pattern の3つのパターンのいずれかに分類する．

そして，下記の診断基準に照らし合わせて癌・非癌の診断を行う．

〈癌・非癌の診断基準〉
① Irregular MV pattern with a demarcation line
② Irregular MS pattern with a demarcation line

① and/or ② であれば癌，それ以外を非癌と診断する．

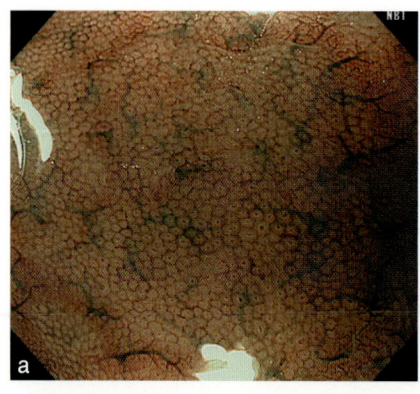

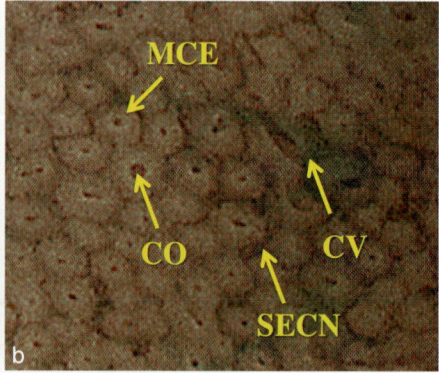

図1 正常胃体部の narrow-band imaging (NBI) 併用胃拡大内視鏡像
a：微小血管構築像 (V) は，規則的な蜂の巣状の上皮下毛細血管網 (SECN) と規則的な集合細静脈 (CV) から成り立っている．表面微細構造 (S) は，規則的な楕円型の腺窩辺縁上皮 (MCE) に囲まれた規則的な類円形の腺開口部形態 (CO) を呈する．V，regular honeycomb-like subepithelial capillary network (SECN) pattern with regular collecting venule (CV)；S，regular oval marginal crypt epithelium (MCE) and regular oval crypt-opening (CO).
b：a の拡大像．V，焦げ茶色の上皮下毛細血管網 (SECN) とシアン調の集合細静脈 (CV)；S，白色半透明の腺窩辺縁上皮 (MCE)，焦げ茶色の腺開口部形態 (CO)．

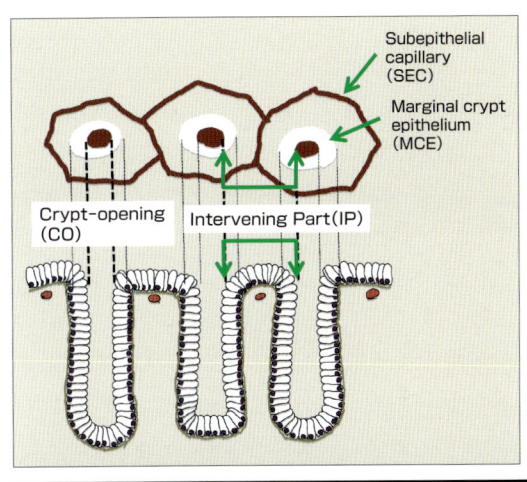

◀図2 胃粘膜（腺上皮）におけるNBI併用拡大内視鏡像（上段）と解剖学的構造の対比

上皮下毛細血管 subepithelial capillary（SEC），腺窩辺縁上皮 marginal crypt epithelium（MCE），腺開口部 crypt-opening（CO），窩間部 intervening part（IP）．

〔文献2）より引用転載〕

▼図3 VS（vessel plus surface）classification system

矢印は demarcation line を示す．

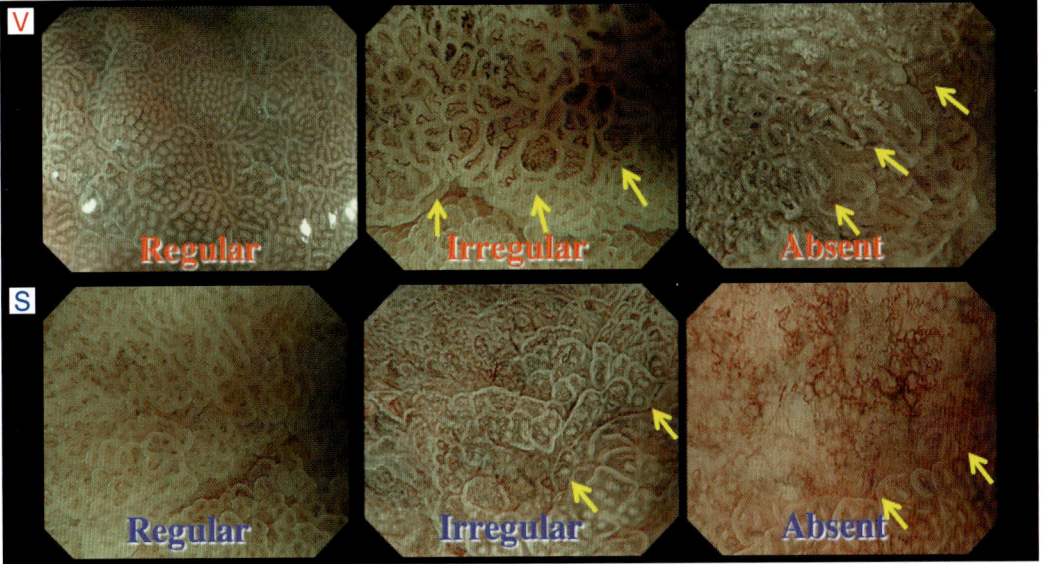

この診断体系の有用性は高いエビデンスをもって検証されている[4]〜[6]．

## 文 献

1) Yao K, Anagnostopoulos GK, Ragunath K：Magnifying endoscopy for diagnosing and delineating early gastric cancer. Endoscopy 2009；41：462-468
2) 八尾建史 編著：胃拡大内視鏡. 2009, 1-230, 日本メディカルセンター，東京
3) Yao K, Nagahama T, Matsui T, et al：Detection and characterization of early gastric cancer for curative endoscopic submucosal dissection. Dig Endosc 2013；25（Suppl. 1）：44-54
4) Ezoe Y, Muto M, Uedo N, et al：Magnifying narrowband imaging is more accurate than conventional white-light imaging in diagnosis of gastric mucosal cancer. Gastroenterology 2011；141：2017-2025
5) Yamada S, Doyama H, Yao K, et al：An efficient diagnostic strategy for small, depressed early gastric cancer with magnifying narrow-band imaging：a post-hoc analysis of a prospective randomized controlled trial. Gastrointest Endosc 2014；79：55-63
6) Yao K, Doyama H, Gotoda T, et al：Diagnostic performance and limitations of magnifying narrow-band imaging in screening endoscopy of early gastric cancer：a prospective multicenter feasibility study. Gastric Cancer 2014［Epub ahead print］

（八尾建史）

## 2. 胃・十二指腸

### ❷ white zone

　Narrow band imaging（NBI）拡大内視鏡観察を行うと粘膜模様を視認できるがそれは白い縁で認識されている．われわれはこの白い縁をwhite zone[1,2]と命名し診断に応用してきた．ドーム状の粘膜模様の場合は white zone は血管を内包しており（図1），円筒状の腺管の場合は輪状の white zone を血管が取り囲んでいる（図2）．white zone は粘膜のどの部位に一致しているかを述べる．真上からの NBI 拡大内視鏡観察では窩間部の NBI 光は上皮直下の血管に吸収され茶色に視認される．一方，腺窩を形成する辺縁上皮に入る NBI 光は上皮層を進む間に散乱し，白い縁として，すなわちwhite zone として観察される（図3）[1]．しかし NBI 拡大内視鏡観察は斜めから観察することも多く，その場合，窩間部から腺窩へ抜けるNBI 光が血管に当たらず散乱により white zone として観察される（図4）[1]．このように NBI 光の方向によって white zone として視認される粘膜の解剖学的部位は異なる．

　white zone は腺管が存在しても不鮮明に観察されることがある．それは，①腺管密度が高い場合（図5）と，②腺窩が浅い場合（図6）である[1,2]．腺管密度が高いと窩間部が狭くなる．図5に示すように窩間部が狭い病変はwhite zone は不鮮明化する．また図6に示すように腺窩が浅い腺管からなる病変も whitezone は不鮮明化する[1,2]．

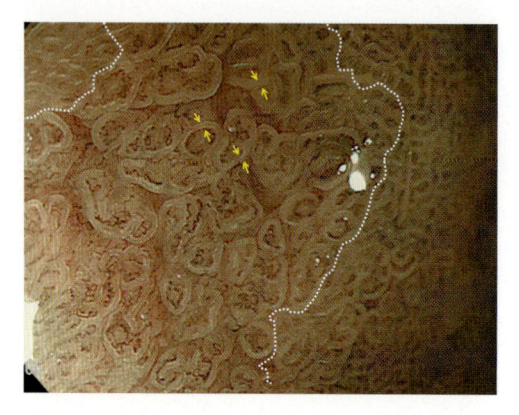

#### 図1
点線内は高分化管状腺癌．矢印に挟まれた白い帯が white zone.
〔文献3）より転載〕

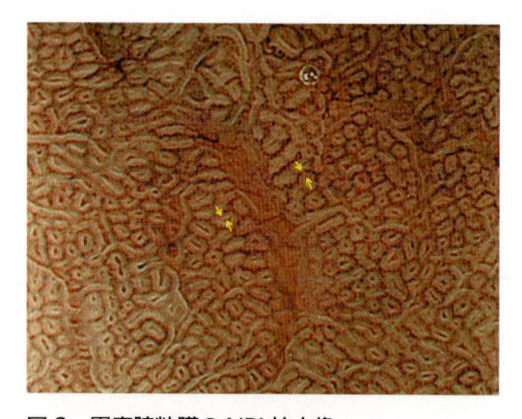

#### 図2　胃底腺粘膜の NBI 拡大像
矢印に挟まれた白い帯が white zone.
〔文献3）より転載〕

### 文　献
1) 八木一芳, 味岡洋一：胃の拡大内視鏡診断. 2010, 医学書院, 東京
2) Yagi K, Nozawa Y, Endou S, et al：Diagnosis of early gastric cancer by magnifying endoscopy with NBI from viewpoint of histological imaging：mucosal patterning in terms of white zone visibility and its relationship to histology. Diag Ther Endosc　2012, article ID 954809
3) 八木一芳：white zone. 胃と腸　2012；47（5増刊号 胃と腸用語集 2012）：699-700

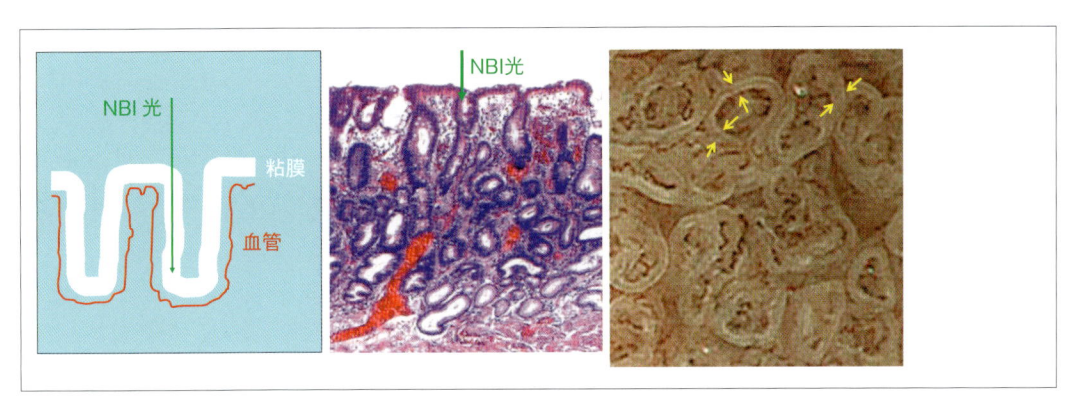

図3　NBI光が真上から入った場合のwhite zoneとその粘膜の部位　〔文献3）より転載〕

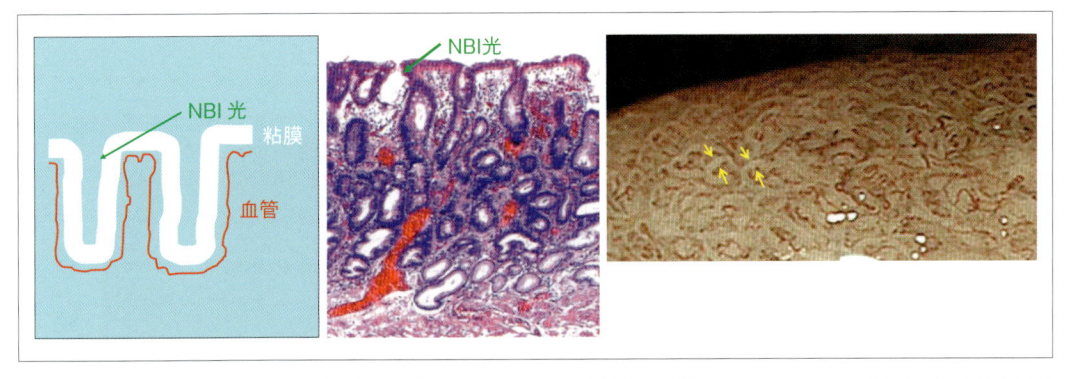

図4　NBI光が斜めから入った場合のwhite zoneとその粘膜の部位　〔文献3）より転載〕

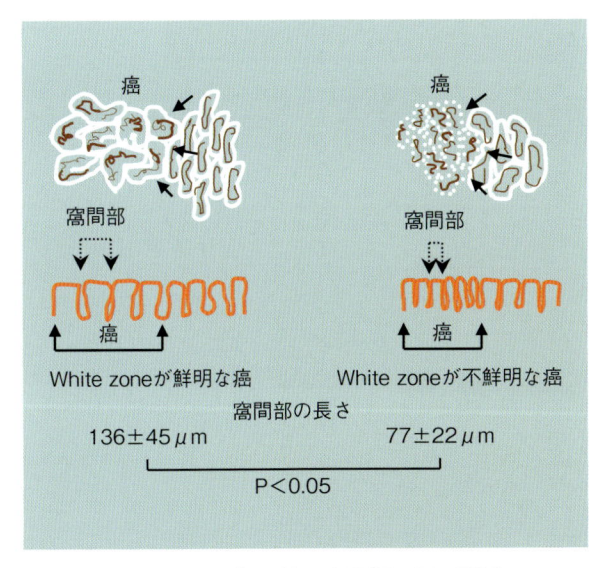

図5　white zoneの視認性と窩間部の幅の関係
〔文献1）より転載〕

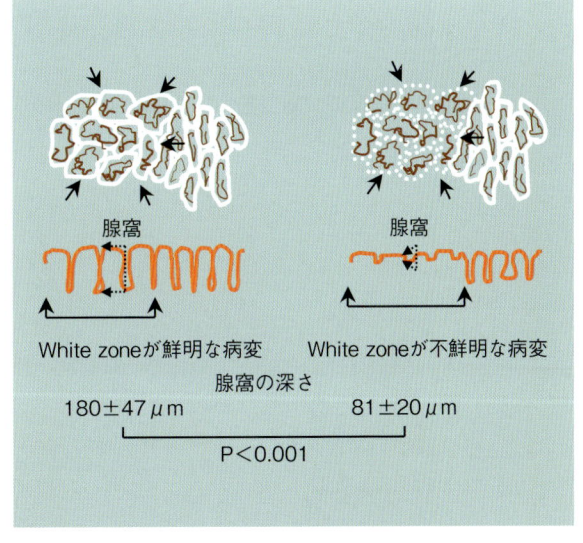

図6　white zoneの視認性と腺窩の深さの関係
〔文献1）より転載〕

（八木一芳）

## 2. 胃・十二指腸

### ❸ シアン調血管

早期胃癌における NBI 拡大内視鏡診断では，表面微細構造と微小血管像から組織型診断を行う[1),2)]が，平坦型において時に輪郭が不明瞭な太い緑色調の血管が病変深部に観察されることがあり，シアン調血管と称される（図1）．表面微細構造が不明瞭で，微小血管像が irregular mesh pattern や corkscrew pattern を呈する場合，各々中分化管状腺癌（tub2）や未分化型癌の存在が示唆され注意が必要であるが，シアン調血管が透見される病変では，このような所見を呈しても高分化管状腺癌（tub1）であることがある（図2）．シアン調血管が観察される場合は，同部の粘膜は薄く，腺窩の深さが浅い（図3）．また分化型癌にもかかわらず white zone は視認されない．以上の所見は腺窩が浅いと white zone が不明瞭化する[3)] とした八木らの報告と一致した．

病理学的に tub1 でかつシアン調血管を伴う

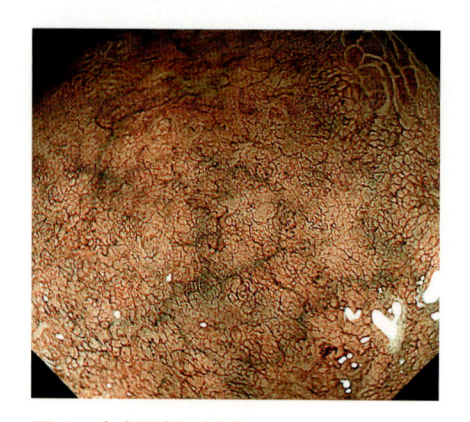

図1 病変深部に観察される
シアン調血管

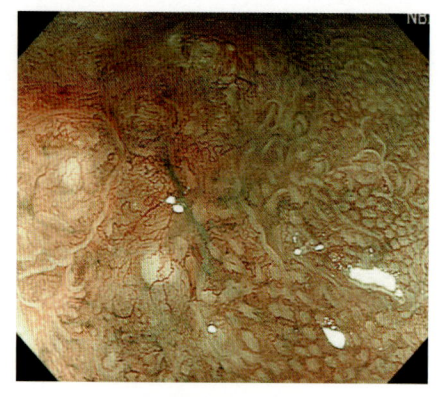

図2 シアン調血管が観察された
高分化管状腺癌

〈シアン調血管あり〉　　　　〈シアン調血管なし〉

（×100倍）

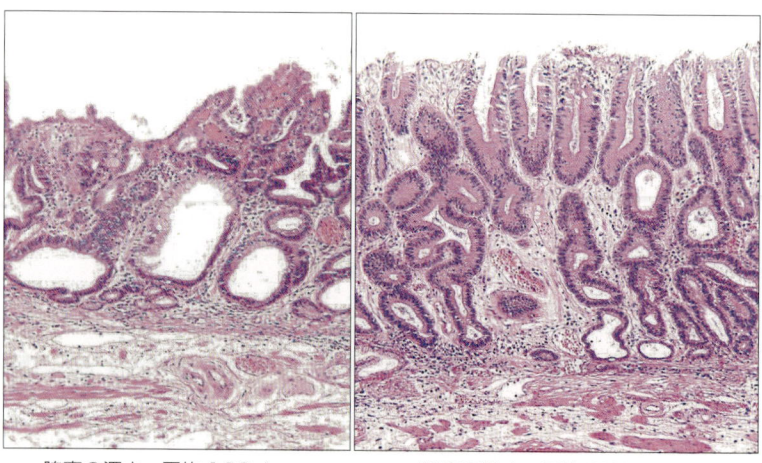

腺窩の深さ＝平均 199.4μm　　腺窩の深さ＝平均 259.1μm

図3 シアン調血管の有無による病理組織像の比較

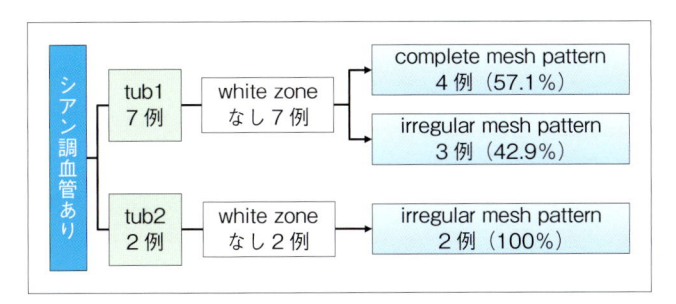

図4 シアン調血管のある早期胃癌の組織型と微小血管像

症例では，complete mesh pattern を呈する頻度が57.1％に対し irregular mesh pattern を呈する頻度は42.9％（**図4**）であり，tub2 と判断されたり，血管像を corkscrew pattern ととらえ未分化型癌と判断されることも少なくない．ゆえにシアン調血管を伴う病変では酢酸撒布し，表面微細構造の有無や腺開口部の密度や形態，融合の有無を詳細に観察することが望ましい．なお，この血管が胃壁内のどの深さに存在するかは不明であり，今後さらなる症例の蓄積を要する．

**文　献**

1) 田尻久雄，仲吉　隆，斎藤彰一，他：胃粘膜の拡大観察—早期胃癌に対する拡大内視鏡観察による分化度診断．胃と腸　2003；38：1701-1708
2) 八木一芳，水野研一，中村厚夫，他：胃の拡大内視鏡—内視鏡と病理の接点．病理と臨床　2011；29：289-296
3) 八木一芳，味岡洋一：胃の拡大内視鏡診断．2010，48-49，医学書院，東京

〔濱本英剛，松田知己，長南明道〕

## 2. 胃・十二指腸

### ❹ VEC pattern

円形上皮で囲まれた円形の窩間部上皮下に不整な血管が存在する特徴的な胃拡大内視鏡所見が，VEC（vessels within epithelial circle，円柱上皮内血管）pattern である．VEC pattern は，腫瘍の表層が乳頭状構造を呈していることを示唆し，乳頭腺癌に特徴的な所見である[1]．

前庭部小彎の発赤陥凹面の周囲に同色調の微細な顆粒状粘膜が広がっている（**図1a**）．図1a 黒四角内の顆粒状粘膜の NBI 併用拡大観察（最大倍率）では，規則的に配列した円形から類円形の腺窩辺縁上皮（MCE）を認める．その円形の MCE から形成された窩間部の上皮下に形状不均一なループ状血管を認め，VEC pattern（regular microsurface pattern plus irregular microvascular pattern）と判断される（**図1b**）．同部位の組織学的所見は乳頭腺癌であり，狭い間質を伴った異型上皮が丈の高い乳頭状構造を呈している（**図1c**）．

一方，Kanemitsu らは VEC pattern を有する癌のうち，22.9％に未分化癌の併存，25.7％に SM 浸潤を認めたと報告している[2]．**図2a** の胃体下部の発赤陥凹面の黒四角内に，VEC pattern を認める（**図2b**）．同部位の組織学的所見では，腫瘍表層は乳頭状の構造を呈しているが，その深層は中分化から低分化腺癌である（**図2c**）．VEC pattern を認める癌は腫瘍深層で悪性度が高い可能性があることも認識すべきである．

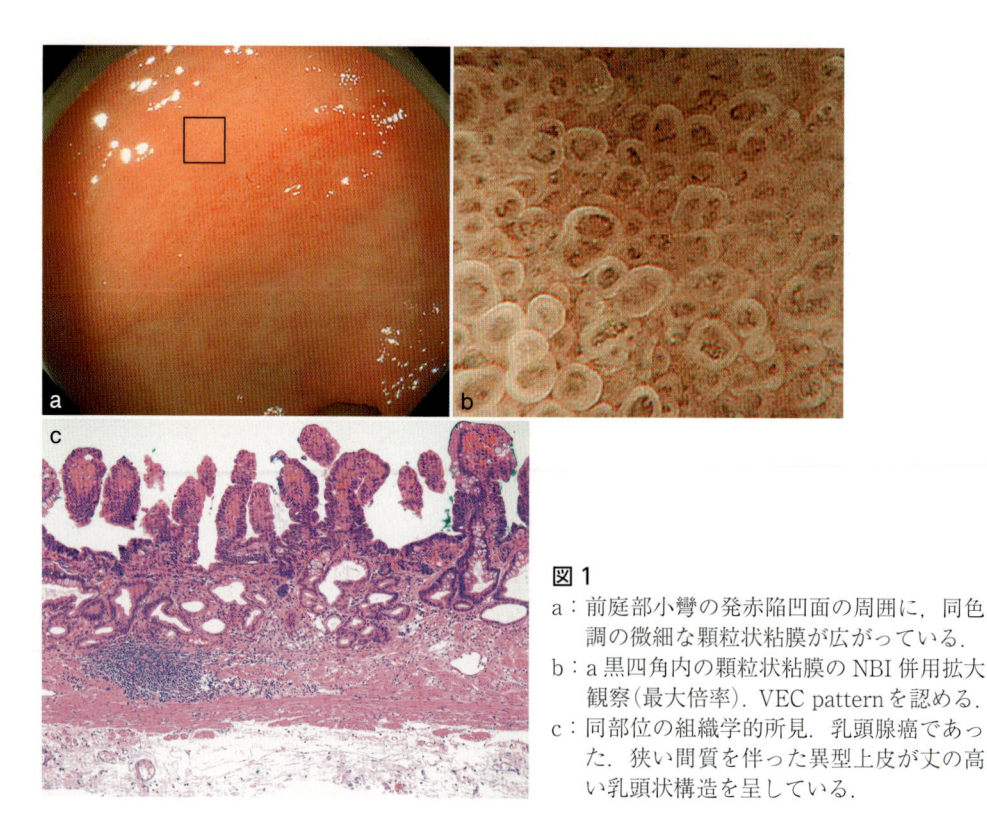

**図1**
a：前庭部小彎の発赤陥凹面の周囲に，同色調の微細な顆粒状粘膜が広がっている．
b：a 黒四角内の顆粒状粘膜の NBI 併用拡大観察（最大倍率）．VEC pattern を認める．
c：同部位の組織学的所見．乳頭腺癌であった．狭い間質を伴った異型上皮が丈の高い乳頭状構造を呈している．

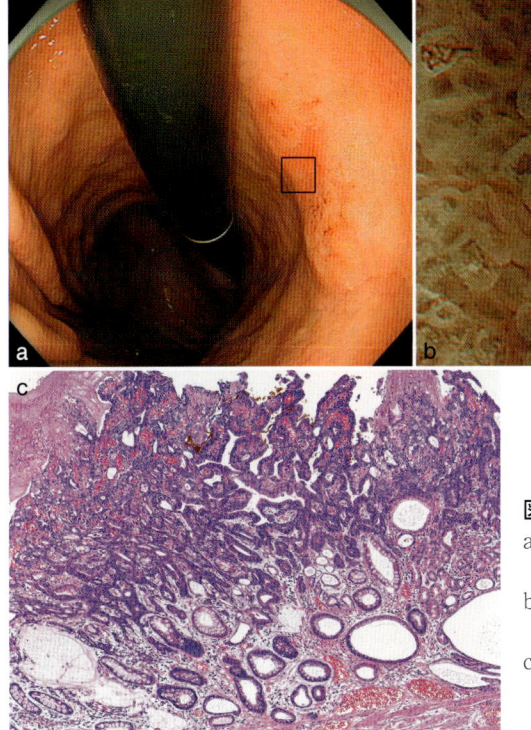

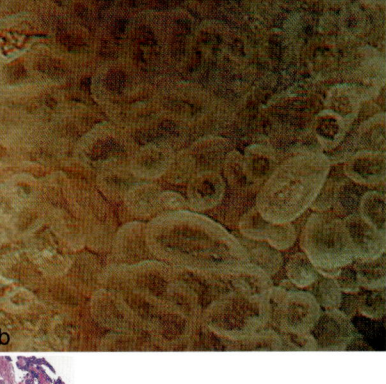

図2
a：胃体下部小彎の隆起性病変．中心に発赤した陥凹面を認める．
b：a黒四角内のNBI併用拡大観察（最大倍率）．VEC patternを認める．
c：同部位の組織学的所見．腫瘍表層は乳頭状の構造を呈しているが，腫瘍深層は中分化から低分化腺癌である．

## 文 献

1) 八尾建史 編著：胃拡大内視鏡．2009, 172-178, 日本メディカルセンター，東京
2) Kanemitsu T, Yao K, Nagahama T, et al：The vessels within epithelial circle (VEC) pattern as visualized by magnifying endoscopy with narrow-band imaging (ME-NBI) is a useful marker for the diagnosis of papillary adenocarcinoma：a case-controlled study. Gastric Cancer 2014；17：469-477

（土山寿志）

## 3. 大 腸

### ❶V型 pit pattern の亜分類
―箱根合意とV_I型高度不整

V型 pit pattern は癌の pit pattern であり，表層の癌腺管の構造異型を反映している．癌組織がSM深部に浸潤することにより病変表層に間質反応（DR；desmoplastic reaction）が起こり，病変表層の腺管密度は低下する．それを色素拡大観察すると表面構造は無構造に近くなり，SM深部浸潤癌の指標とされた．pit の大小不同・左右非対称・異常分岐・配列の乱れなどの異型は認めるが，この無構造所見を認めないものがM癌およびSM微小浸潤癌の指標とされてきた．

しかし，このV型 pit pattern の亜分類においては，施設により名称や表現しているものに相違があり混乱を招いていた．2001年，雑誌「早期大腸癌」の誌上座談会において，V型 pit pattern の亜分類は，不整，無構造所見をそれぞれV_I（I；irregular）型，V_N（N；non-structure）型とすることで用語が統一された[1]．しかし，V_N型 pit pattern がSM深部浸潤癌の指標であるとされていたが，その診断基準が施設により異なっており，初学者や外国人に理解されにくいという欠点を抱えていた．

そこで pit pattern の特徴的な変化を実証的に解明するとともに，その診断学的な意義を明らかにし，国際的にも通用する汎用的な分類を定めることを目的として，2002年より厚生労働省癌研究助成金による「大腸腫瘍性病変における腺口構造の診断学的意義の解明に関する研究」（工藤班）が設置された．討論やアンケート調査を通じて，V_I型，V_N型 pit pattern の定義や境界について施設間で微妙に解釈が食い違っていることが浮き彫りにされた．

2004年4月箱根ピットパターン・シンポジウムが開催され，簡便である，理解しやすい，分類に意味がある（深達度診断および治療方針決定の指針となる），長年の研究に基づいた知見が反映されているなどを基本理念として，V型 pit pattern の定義の統一化を図るべく下記のようなコンセンサスが得られた[2),3)]．

> ●**箱根合意（図1）**
> ・不整腺管構造をV_I型とする．
> ・明らかな無構造領域を有するものをV_N型とする．
> ・SM癌の指標としての invasive pattern，高度不整腺管群，scratch sign は付記してもよい．

このいわゆる「箱根合意」によりV_I型とV_N型の境界が明瞭となり，従来の解釈と比較して初学者にも理解しやすい分類となり，箱根合意に基づくV_N型 pit pattern はSM深部浸潤癌の明確な指標となった[4)]．しかしながら，その結果としてV_I型 pit pattern と診断される病変にM癌～SM深部浸潤癌までが広く含まれることになったため，V_I型 pit pattern においてSM深部浸潤癌の指標となる所見を蓄積し，共通の認識を行う必要が出てきた．

2005年12月の前述の工藤班班会議により，箱根合意を踏まえたうえで，V_I型 pit pattern の亜分類について，具体的な症例検討からSM深部浸潤癌の指標としてのV_I型高度不整が定

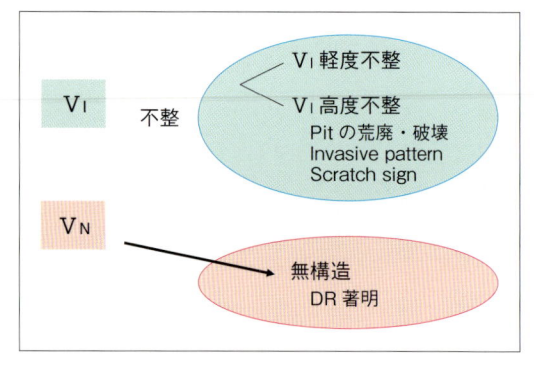

**図1　V型 pit pattern の亜分類**
　　　（2004年，箱根合意）

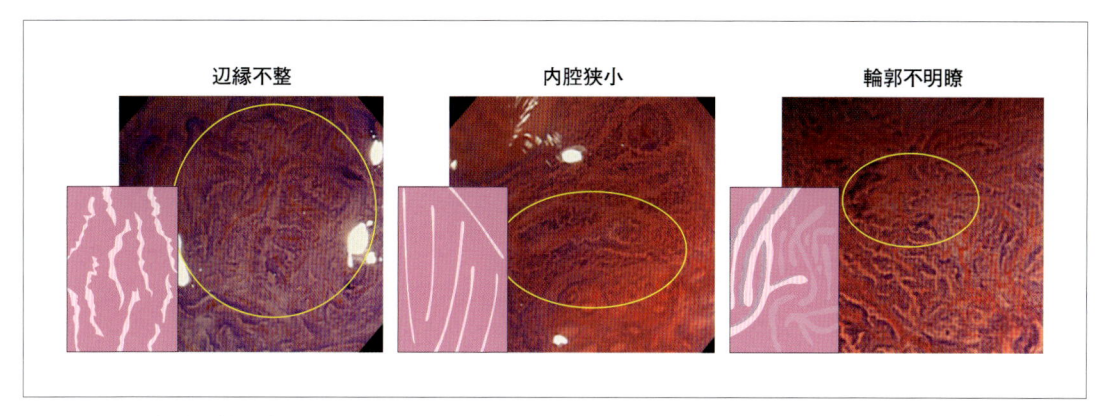

図2 V_N型高度不整の定義

義された[5),6)]（**図2**）．

> ● V_I 高度不整の定義
>   既存の pit pattern が破壊，荒廃したもの
>     具体的には，
>       ・内腔狭小
>       ・辺縁不整
>       ・輪郭不明瞭
>       ・stromal area（表層被覆上皮）の染色性の低下・消失
>       ・scratch sign

これによりV_I型高度不整は，具体性をもってSM深部浸潤癌の指標となった．このV_I型高度不整とV_N型が定義されたことにより，pit pattern診断は大腸腫瘍の治療指針を簡便にかつ明確に決定できるツールとなった．すなわちV_N型 pit pattern を認めた場合は外科的切除を，V_I型高度不整においては外科的切除を念頭に置いた治療を考慮し，V_I型軽度不整（V_I型高度不整の所見を認めないもの）やIII，IV型においては内視鏡的切除を検討することを基本とする．さらに，このV_I型高度不整のSM深部浸潤癌に対する診断特性上，発育形態分類[6),7)]における陥凹型腫瘍（IIc・IIa+IIc・Is+IIc）では特異度が非常に高いことが判明した．De novo に発生し発育が早く悪性度が高い陥凹型腫瘍では，pit はIIIs→V_I→V_Nの経路をとると考えられ，V_I型高度不整であれば外科的手術適応である．他方，平坦型・隆起型腫瘍では，発育の遅い adenoma-carcinoma sequence をたどり，pit はIII_L→IV→V_I→V_Nの経路をとると考えられ，腫瘍径が大きくてもSM微小浸潤癌のこともしばしばある[2)]．したがって，陥凹型腫瘍では，V_I型高度不整を呈する病変はV_N型を認めた場合と同様に外科的切除を考慮する．隆起型と平坦型腫瘍では，V_I型高度不整を呈するSM微小浸潤癌も散見されるため，内視鏡治療を先行する選択肢が成立する．pit pattern 診断とあわせて，肉眼形態からのその腫瘍の発育進展も念頭においた総合判断的な診断が重要である．

1993年にわれわれがオリンパス社と開発したズーム式拡大電子スコープCF-200Zの登場以来，腫瘍の表面微細構造を生体内で観察できるようになった．さらには内視鏡による拡大観察像を実体顕微鏡像や切除標本の病理組織像と1対1対応で検討をすることにより，緻密でより客観的な内視鏡診断（質的診断・深達度診断）が可能となり，pit pattern 診断は治療方針の指標として重要な意義を担うようになった．

#### 文 献

1) 今井　靖，工藤進英，鶴田　修，他：座談会：V型 pit pattern 診断の臨床的意義と問題点. 早期大腸癌　2001；5：595-613
2) 工藤進英：大腸 pit pattern 診断学. 2005, 医

学書院，東京

3）工藤進英，倉橋利徳，樫田博史，他：大腸腫瘍に対する拡大内視鏡観察と深達度診断―箱根シンポジウムにおけるV型亜分類の合意. 胃と腸 2004；39：747-752

4）工藤進英，大森靖弘，樫田博史，他：大腸の新しいpit pattern分類―箱根合意に基づいた$V_I$, $V_N$型pit pattern. 早期大腸癌 2005；9：135-140

5）工藤進英，笹島圭太，小林泰俊，他：V型pit patternは箱根合意後に何が変わったか―$V_I$高度不整の定義について．早期大腸癌 2006；10：185-193

6）工藤進英：Color Atlas大腸拡大内視鏡. 2009, 日本メディカルセンター，東京

7）工藤進英：早期大腸癌―平坦・陥凹型へのアプローチ．1993, 医学書院，東京

（工藤進英，宮地英行）

## 3. 大 腸

## ❷ IMP（irregular micro pit pattern）

　Irregular micro pit pattern（以下，IM pit patternと略す）[1]とは，VI型高度不整 pit pattern[2]を示す領域内に，不整形の口径不同の微小 pit が不規則に分布する pit pattern であり，中分化管状腺癌の指標となる．図 1 〜 4 に IM pit pattern の範囲が 5 mm 以上の典型画像を示した．いずれの症例（4 例）も中分化管状腺癌からなる SM 高度浸潤癌（3 例），MP 癌（1 例）である．

　IM pit pattern の自験例での検討[3]では，VI型高度不整 pit pattern 113 例の中で 55 例（48.7％）に IM pit pattern が認められた．その IM pit pattern の範囲が 5 mm 以上（42 例：76.4％）と 5 mm 未満（13 例：23.6％）で検討した結果，5 mm 以上では 40 例（95.2％）が中分化管状腺癌の SM 高度以深の浸潤癌（SM 高度浸潤癌 37 例，MP 癌 3 例）であり，2 例（4.8％）が高〜中分化管状腺癌の SM 高度浸潤癌であった．一方，IM pit pattern を認めた範囲が 5 mm 未満では 69.2％（9/13）の症例が SM 軽度浸潤癌であり，92.3％（12/13）の症例が高分化管状腺癌を主体とした組織型であった．その結果，VI型高度不整 pit pattern の領域内に 5 mm 以上の範囲で IM pit pattern が観察されれば中分化管状腺癌からなる SM 高度浸潤癌の可能性が高いといえる．

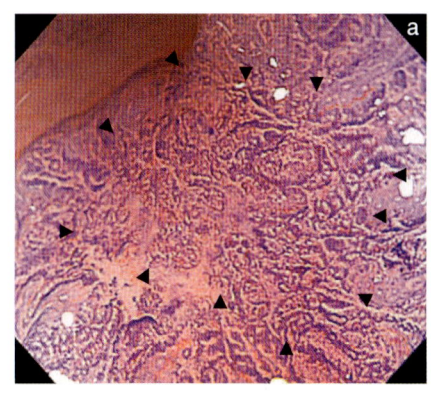

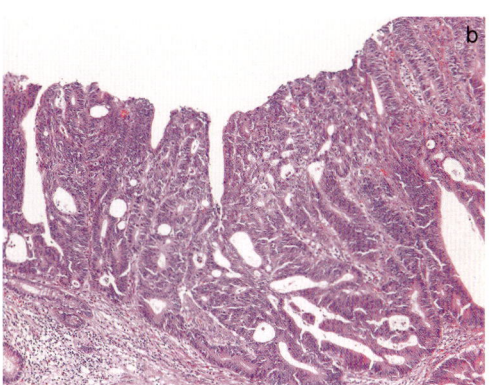

図 1　症例 1〔7 mm，IIa＋IIc，pT1b（SM 1,550 μm）〕
a：0.02％クリスタルバイオレット染色下の中拡大像（矢頭で図示）
b：病理画像

病理コメント：図 1 から 4 で共通
　癌の表層部では，密度の高い小型の中分化管状腺癌の増殖を認める．内視鏡観察で捉えた IM pit pattern の所見は，癌表層の微小な口径不同の腺管開口部に相当し，中分化管状腺癌の癌腺管開口部を観察していると考える．

付　拡大内視鏡所見の解説　3-❷ IMP（irregular micro pit pattern）

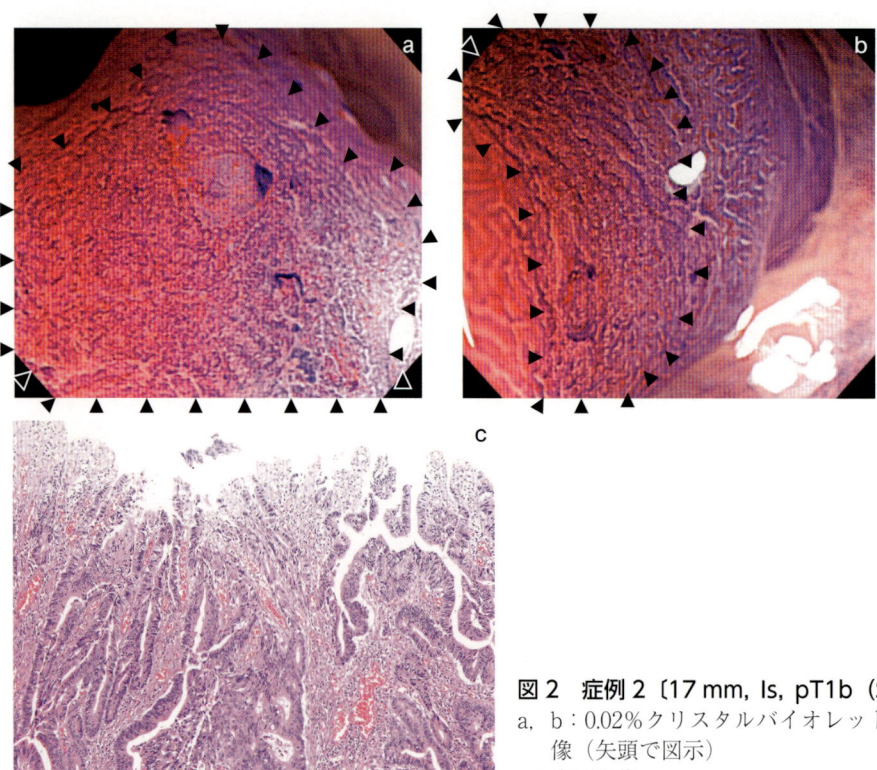

図2　症例2〔17 mm, Is, pT1b（SM 5,100 μm）〕
a, b：0.02％クリスタルバイオレット染色下の強拡大像（矢頭で図示）
c：病理画像

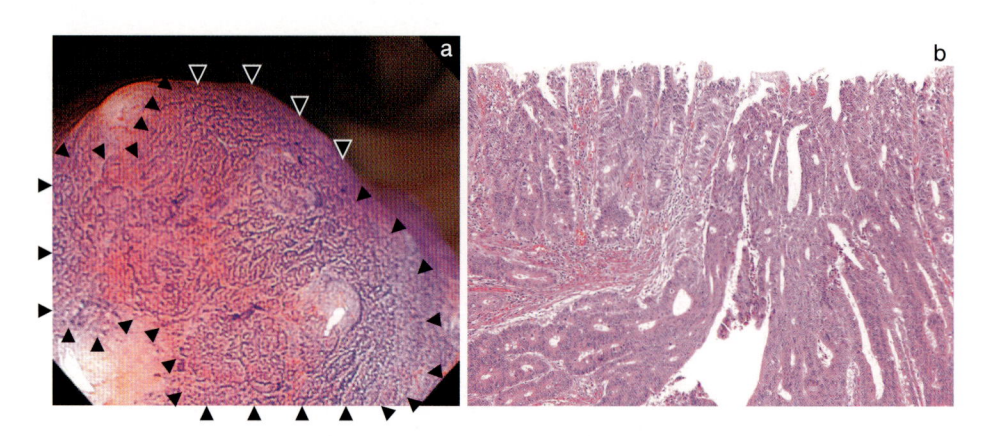

図3　症例3〔14 mm, Ⅰs+Ⅱc, pT2（MP）〕
a：0.02％クリスタルバイオレット染色下の中拡大像（矢頭で図示）
b：病理画像

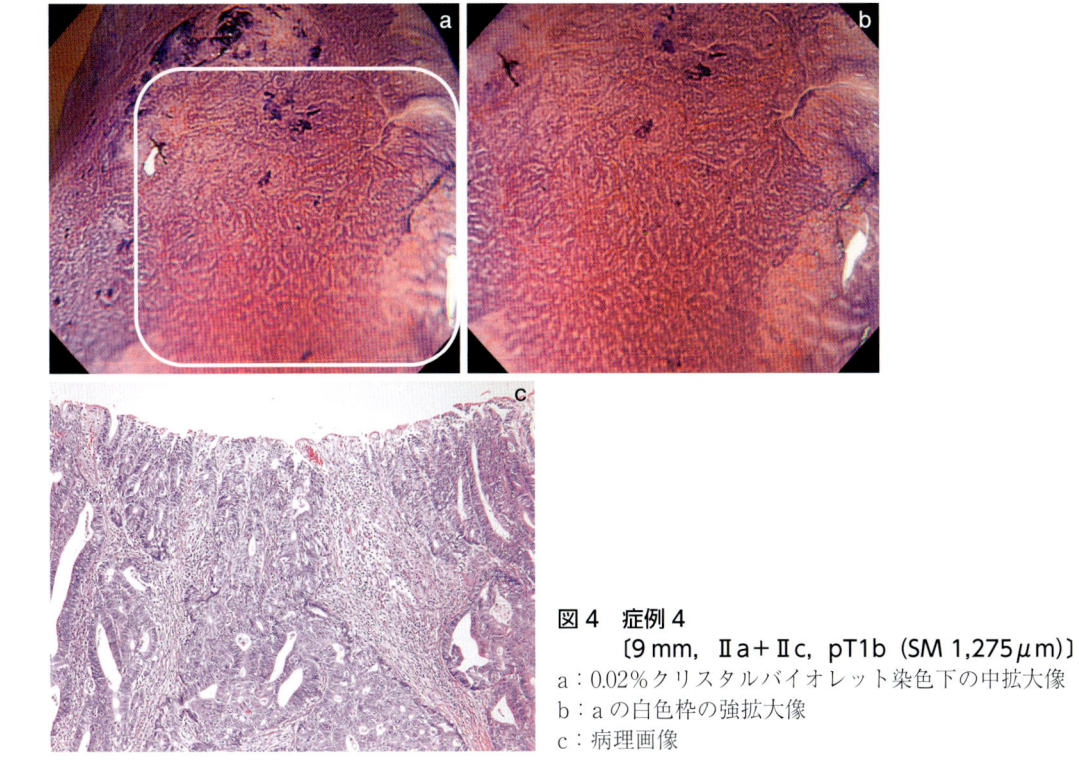

図4　症例4
〔9 mm, Ⅱa+Ⅱc, pT1b (SM 1,275μm)〕
a：0.02％クリスタルバイオレット染色下の中拡大像
b：aの白色枠の強拡大像
c：病理画像

## 文　献

1) 中村尚志, 山村彰彦, 大野康寛, 他：Irregular micro pit patternを呈した大きさ7 mmの0-Ⅱa+Ⅱc型大腸SM癌の1例. 早期大腸癌　2008；12：491-499
2) 工藤進英, 小林泰俊, 樫田博史, 他：大腸腫瘍の拡大観察―Ⅵ型 pit patternの分析および診断に関するコンセンサス―工藤班研究成果を踏まえて. 胃と腸　2006；41：1751-1761
3) Nakamura H, Fu K-I, Yamamura A, et al：Irregular micro round pit pattern for prediction of histology and invasion depth in colorectal cancers. Endoscopy　2010；42（Suppl 1）：A72

（中村尚志, 傅　光義, 山村彰彦）

## 3. 大 腸

### ❸ NBI 拡大観察における surface pattern

　腺腫性病変の NBI 拡大観察では，pit 間の介在粘膜は表層部の微小血管が茶褐色に強調され網目状の血管模様（capillary network）あるいは dense 様所見が認識されるが，血管のない「pit 様部分」は白く抜けて観察される．これに NBI の構造強調観察能が加わることより，間接的な pit 様構造（いわゆる white zone）の診断が可能となる（**図1**）．2010 年 5 月の第 79 回日本消化器内視鏡学会総会のコンセンサスシンポジウムで「surface pattern」という呼称で統一された[1]．癌では，癌細胞の浸潤増殖，炎症細胞浸潤や間質反応に伴う血管径の不均一性や血管走行の不整，分布の乱れ，surface pattern の不整・破壊所見などが出現してくる[1]．

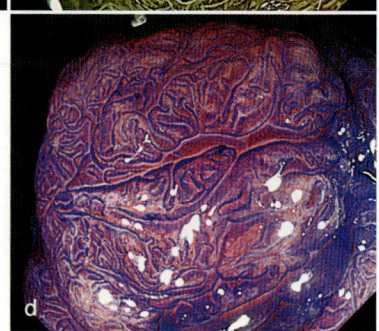

　図 2，3 に surface pattern の評価が質的診断に有用であった症例を示す.

　一般に，隆起型大腸腺腫の NBI 拡大観察像では整な surface pattern が観察でき，隆起型腺腫のほとんどは surface pattern で質的診断が可能である．一方，平坦陥凹型大腸腺腫の NBI 拡大観察像では，surface pattern は不明瞭なこともあるが，整な meshed capillary network pattern が観察できる．いずれにしても，平坦陥凹型腫瘍や LST-NG では，vascular pattern や surface pattern が多彩でどちらか単独で質的診断が難しいことも多い．NBI 拡大観察のポイントは，vascular pattern と surface pattern の両方を組み合わせて評価することである．NBI 拡大観察のみで評価困難な病変には，当然ながら，色素を用いた拡大観察による pit pattern 診断が診断に必要である．NBI 拡大観察の弱点をよく理解し，pit pattern 診断との棲み分けを適切に行うことが重要である．

　なお，surface pattern の評価のためには，構造強調 A8，色彩強調 3 に設定することが必

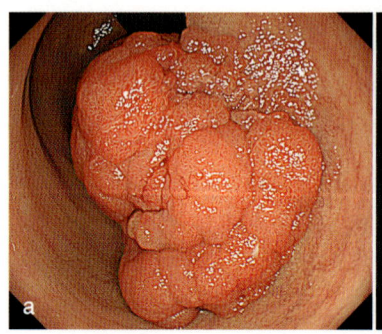

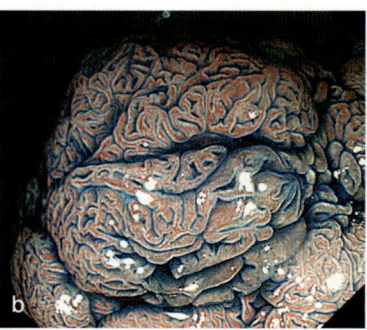

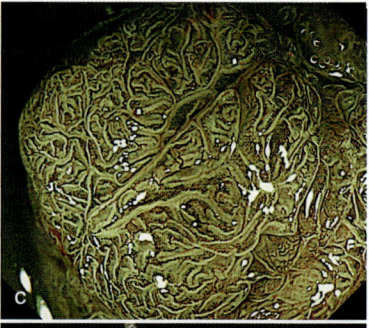

**図1　大腸腺腫のインジゴカルミン散布拡大所見および NBI 拡大観察所見（surface pattern）の対比**
a：大腸腺腫の通常内視鏡像
b：同病変のインジゴカルミン散布による拡大観察像
c：同病変の NBI 拡大観察像
d：同病変のクリスタルバイオレット染色拡大観察像

　NBI 拡大観察所見では，pit 間の被覆上皮下に茶色に観察される微小血管網を認め，血管の存在しない pit と腺窩辺縁上皮は白く抜けて観察される（pit 様構造）．この pit 様構造は，pit と腺窩辺縁上皮を含めた構造のため真の pit よりもやや太めに観察される．いずれにしても，インジゴカルミン散布を用いることなく，NBI 拡大観察による surface pattern の診断により病変の質的診断が可能である．

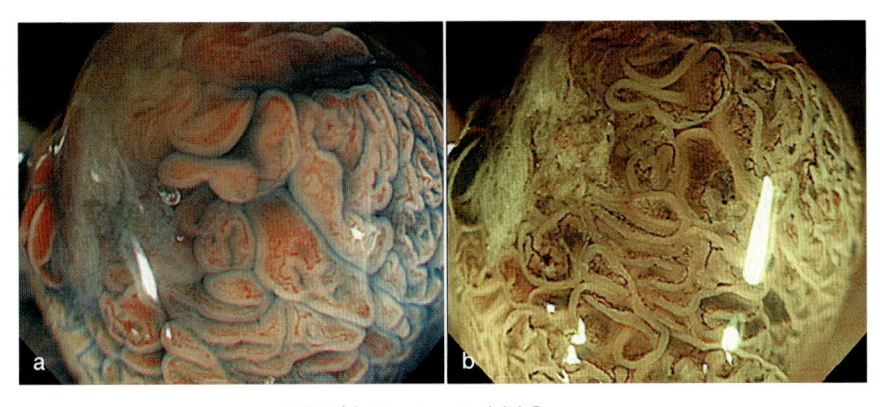

**図2 surface pattern の評価が有用であった症例①**
a：大腸管状絨毛腺腫のインジゴカルミン散布拡大内視鏡像．villous pattern を呈する典型的Ⅳ型 pit pattern である．
b：同病変の NBI 拡大観察像．インジゴカルミン散布拡大内視鏡像に類似した整な surface pattern が観察できるが，微小血管構築のみを評価すると不整としかいいようがない．
　このように，surface pattern を微小血管構築の評価よりも優先して診断することで正確な質的診断が可能になる．

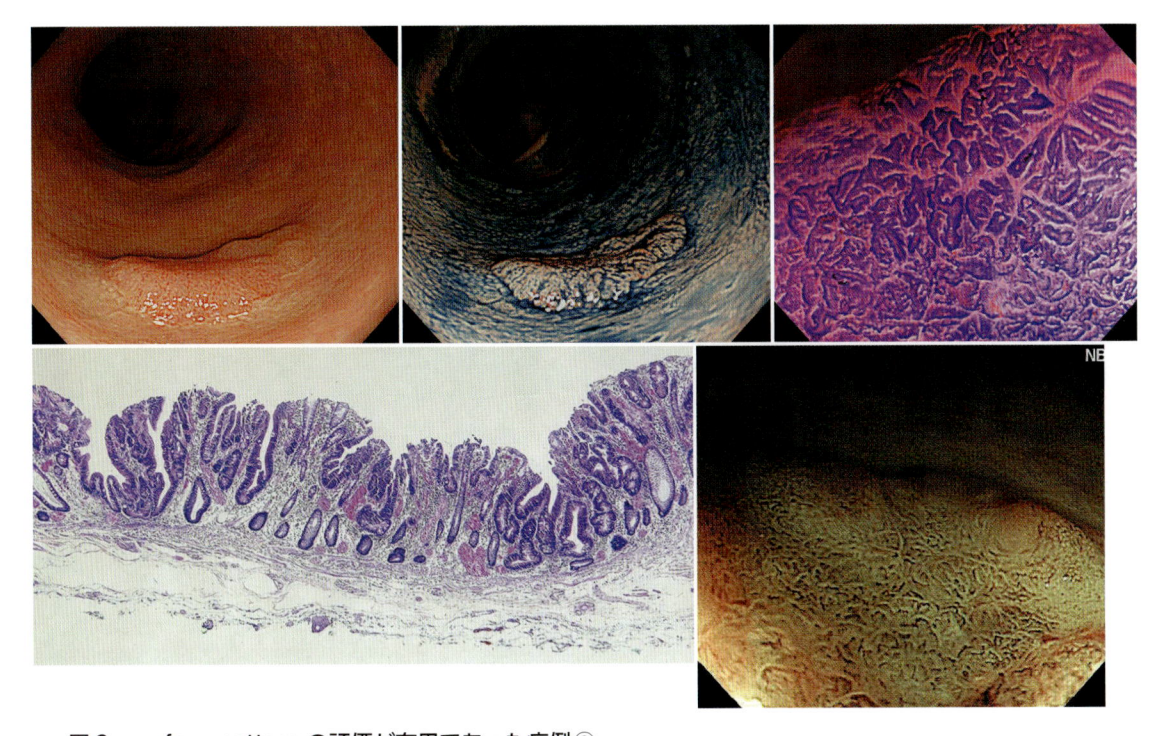

**図3 surface pattern の評価が有用であった症例②**
　この腺腫症例は，vascular pattern は，走行の乱れ，分布の不均一性，scattering，avascular area の存在など，不整と診断せざるをえないが，surface pattern は均一でほぼ整でおとなしく，surface pattern によって正しく質的診断することが可能である．avascular area にもきちんと surface pattern が存在し，この症例の avascular area の存在が深部浸潤を示唆する所見でないことが確認できる．

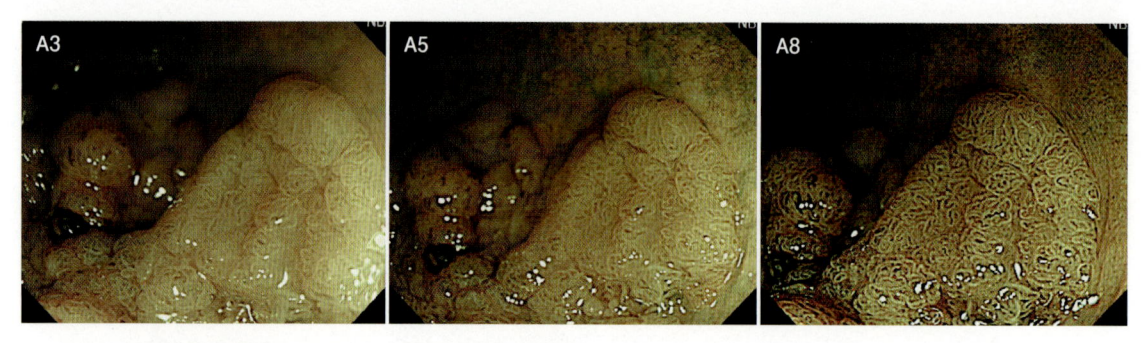

**図4　NBI拡大観察時のシステムの条件設定の重要性**

　構造強調は，AまたはBモードの1～8の8段階に調整可能である．Bモードでは血管が繊細に観察できるが，vascular patternとsurface patternの両者をバランスよく診断するためにはAモードが適している．図は，同一病変の構造強調A3，A5，A8それぞれの条件における同一病変の同一部位のNBI拡大観察像である．A8，色彩強調3でもっともsurface patternが明瞭になる．システムの条件設定でsurface patternの視認性は明らかに異なっている．NBI拡大観察での構造強調はA8がベストであるが，白色光では少しぎらつき感があるので若干弱めに設定するとよい．いずれにしても，電子内視鏡システムの条件設定で観察画像が大きく異なることを理解しておく必要がある．

須である（**図4**）．この条件で，surface patternを意識した焦点の合った拡大観察で初めてsurface patternが正しく診断できる．

## 文　献

1) Tanaka S, Sano Y：Aim to unify the narrow band imaging（NBI）magnifying classification for colon tumors：current status in Japan from a summary of the consensus symposium in the 79 th annual meeting of the Japan Gastroenterological Endoscopy Society. Dig Endosc　2011；23：S131-S139

（田中信治）

## 3. 大腸

### ❹ Dense, Irregular, Sparse pattern

われわれは大腸病変に対してNBI拡大観察で得られる所見をnormal, faint, network, dense, irregular, sparseの六つに大別し、"vascular pattern（昭和分類）"（図1）として報告してきた[1),2)]。病変の形態や病理組織構造により特徴的な血管所見が観察される。肉眼型によって腺腫、癌に出てくる血管所見の特徴を知っておくことは重要である。本稿ではdense, irregular, sparse patternについて解説する。

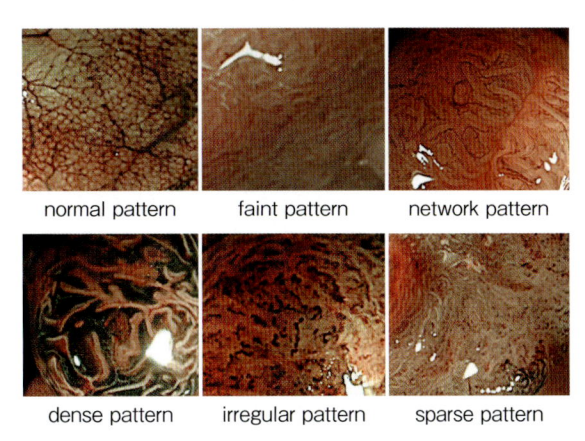

図1 Vascular pattern classification（昭和分類）

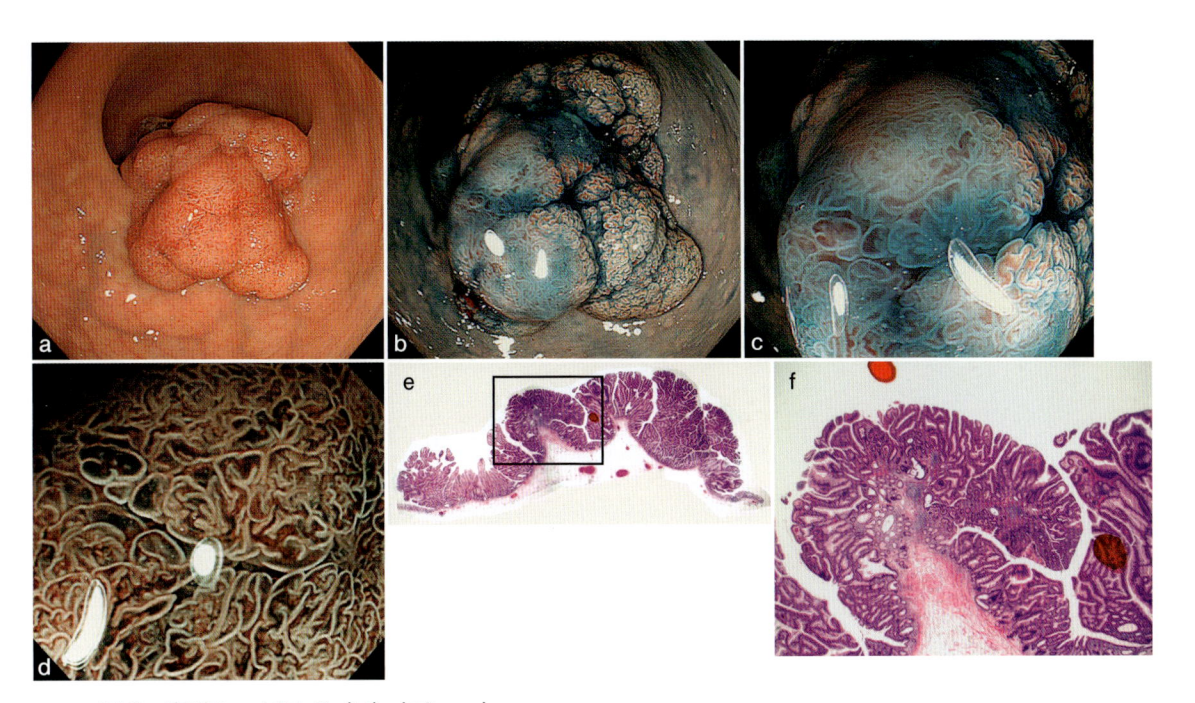

図2 直腸Ra, LST-G（M）（50 mm）
a：通常内視鏡像。発赤調の隆起性病変。肛門側に粗大な結節を認め、LST-G（結節混在型）と判断した。
b, c：インジゴカルミン散布像。表面は絨毛構造を呈しており、拡大観察ではⅣ型pit patternであった。
d：NBI拡大内視鏡像。絨毛状構造を呈する被覆上皮が濃く充血しているように観察された（dense pattern）。surface patternも明瞭に視認可能であった。高異型度腺腫〜粘膜内癌と診断し、ESDを施行した。
e：HE染色ルーペ像。ほとんどは管状絨毛腺腫からなる病変であった。
f：HE染色強拡大像。一部に粘膜固有層に限局する腺癌を認めた。
　最終病理は、Adenocarcinoma（tub1）in adenoma, ly0, v0, HM0であった。

付　拡大内視鏡所見の解説　3-❹ Dense, Irregular, Sparse pattern

### 1. Dense pattern

　隆起性病変やLST-Gでは表面が管状絨毛構造を呈する病変が多い．NBIで拡大観察を行うと，絨毛状構造を呈する被覆上皮が濃く充血しているように観察される．強拡大すると，複数のこまかい血管が密集している所見が観察される．一部に拡張した血管が混在して観察される場合もあるが，一つの絨毛構造内にとどまっていることが多い（dense pattern，図2）．また，dense patternを呈する病変では，"surface pattern"と呼ばれる表面微細粘膜構造が観察されやすい．

### 2. Irregular pattern

　隆起型の癌，とくにSM癌では浸潤部に一致して，拡張し走行が不整な血管が観察される．血管が恒常性をもって，①口径不同（1本の血管で2倍以上），②著明な拡張，③大小不同，④断裂，走行異常を認めるものを"irregular pattern"としている（図3）．血管の拡張の程度を超拡大内視鏡で測定すると約30μmであった．病理では，粘膜筋板が残存していることが多く間質反応の露出はほとんどみられない．

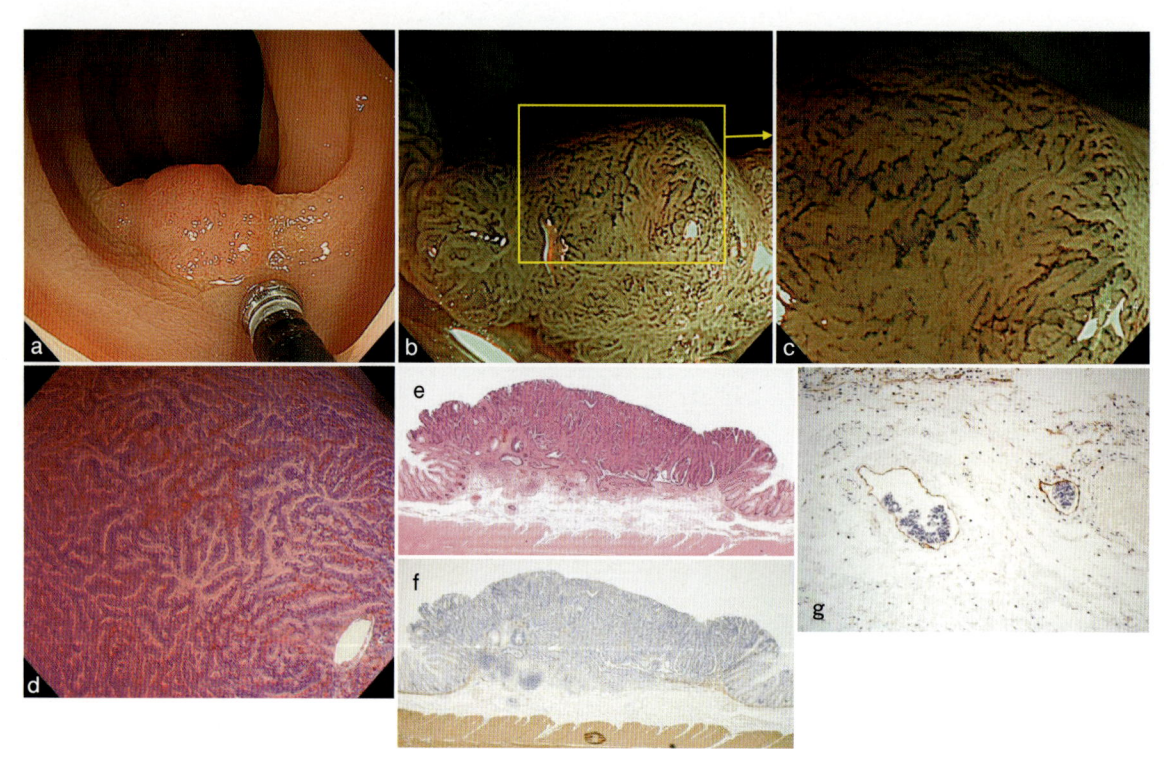

**図3　S状結腸，Is（10 mm）**
a：通常内視鏡像．頂部に発赤隆起を伴う病変を認める．
b，c：NBI拡大内視鏡像．隆起部には拡張した血管が観察される．口径不同，走行異常を伴っており，irregular patternであった．
d：クリスタルバイオレット染色拡大観察像．辺縁不整，内腔狭小を伴うVI型高度不整 pit patternを呈していた．SM深部浸潤癌と診断し，腹腔鏡補助下S状結腸切除術を施行した．
e：HE染色像．癌腺管は表層を保ちつつ粘膜下層に浸潤していた．表層におけるdesmoplastic reacrionの露出はみられなかった．
f：Desmin染色像．SM浸潤部において一部に断片化した粘膜筋板が残存していたが仮想ラインの想定は不可能であった．
g：D2-40染色ではリンパ管侵襲陽性であった．
　最終病理は，Adenocarcinoma（tub1＞tub2），pSM 2,500μm，ly1（D2-40），v0（VB），G1，pN0，pPM0，pDM0であった．

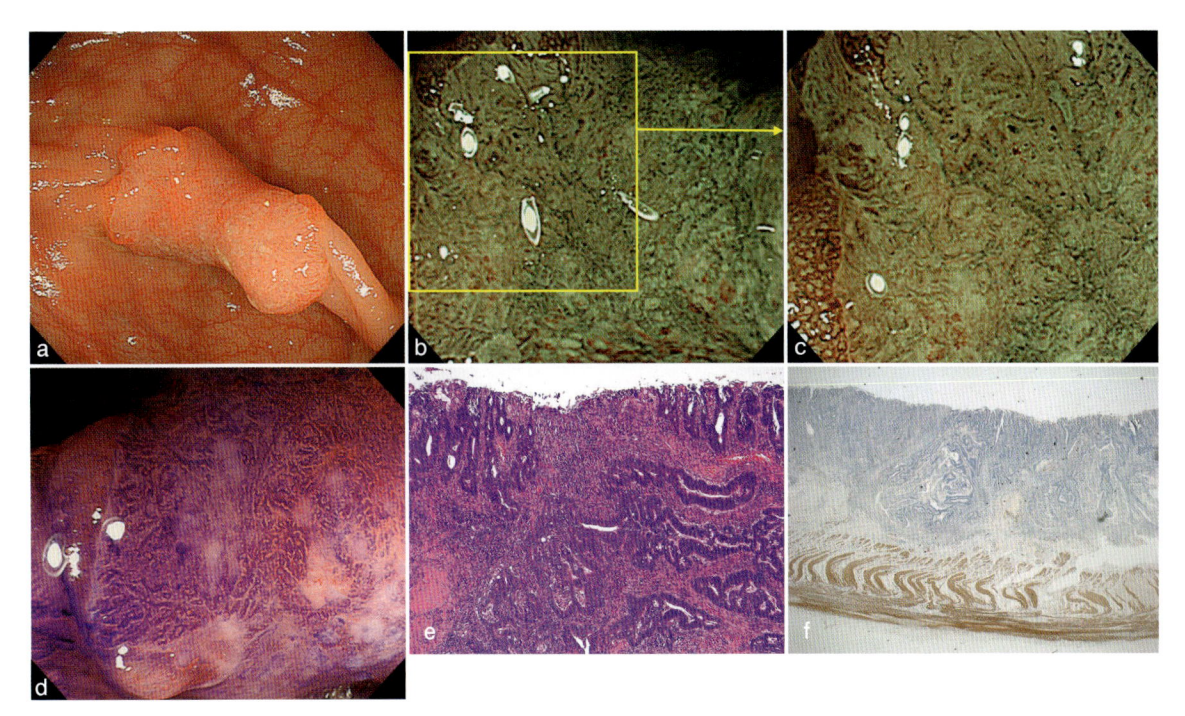

図4　盲腸，Ⅱa＋Ⅱc（20 mm）
a：通常内視鏡像．ひだの伸展不良所見を認める．
b, c：NBI拡大内視鏡像．陥凹局面内には断片化した拡張血管が疎に存在し，sparse patternであった．
d：クリスタルバイオレット染色拡大観察像．ほとんどはV_I型高度不整pit patternであるが，一部に無構造領域を認め，V_N型pit patternと診断した．SM深部浸潤癌と診断し，腹腔鏡補助下回盲部切除術を施行した．
e：HE染色強拡大像．表層はV_N型pit patternの部位に一致してdesmoplastic reactionの露出がみられた．
f：Desmin染色では，SM浸潤部において粘膜筋板は完全に消失していた．
　最終病理は，Adenocarcinoma（tub1＞tub2/muc），pSM 3,000 μm，ly0（D2-40），v0（VB），G1，pN0，pPM0，pDM0であった．

## 3. Sparse pattern

　陥凹局面をもつ病変では，陥凹部分の観察される血管が少なくなり，"疎"になってくる．血管と血管の間隔は広くなり，強拡大すると1本1本の血管は口径不同で走行も不整である（sparse pattern，**図4**）．隆起型の病変でも陥凹を呈し，その部分でSM浸潤する場合はsparse patternを呈する．病理では粘膜筋板が消失し，間質反応が露出していることが多い．

### 文　献

1) Wada Y, Kudo S, Kashida H, et al：Diagnosis of colorectal lesions with the magnifying narrow-band imaging system. Gastrointest Endosc　2009；80：522-531
2) Wada Y, Kashida H, Kudo S, et al：Diagnostic accuracy of pit pattern and vascular pattern analyses in colorectal lesions. Dig Endosc 2010；22：192-199

（和田祥城，工藤進英，渡辺　守）

## 3. 大腸

### ❺ VMV（varicose microvascular vessel）

近年の分子生物学的検討から，sessile serrated adenoma/polyp（SSA/P）は，右側結腸で認められる microsatellite instability-high（MSI-H）大腸癌の前駆病変の一部と考えられるようになった．そのため，大腸癌の新しい発癌経路として提唱された serrated neoplastic pathway[1] を念頭においた同病変の発見および内視鏡摘除が重要となってきている．

### 1. SSA/P の内視鏡所見

SSA/P は，女性，右半結腸に比較的多く，その内視鏡所見の特徴は，白色・褪色調，広基性で過形成性ポリープよりも大型の病変径，mucous cap といわれる表面の粘液付着などが知られている．また，拡大内視鏡所見として，Ⅱ型 pit pattern が開大した TypeⅡ-O pit pattern が MSI-H 癌の発癌課程で重要な役割を担うと考えられる BRAF mutation と CIMP 陽性と相関があることが報告されている[2]．

### 2. SSA/P に対する NBI 所見としての VMV

われわれは SSA/P 表面の微小血管所見に注目し，その特徴的所見として varicose microvascular vessel（VMV）を提唱した[3,4]．VMV は，NBI 拡大所見として，Sano らが提

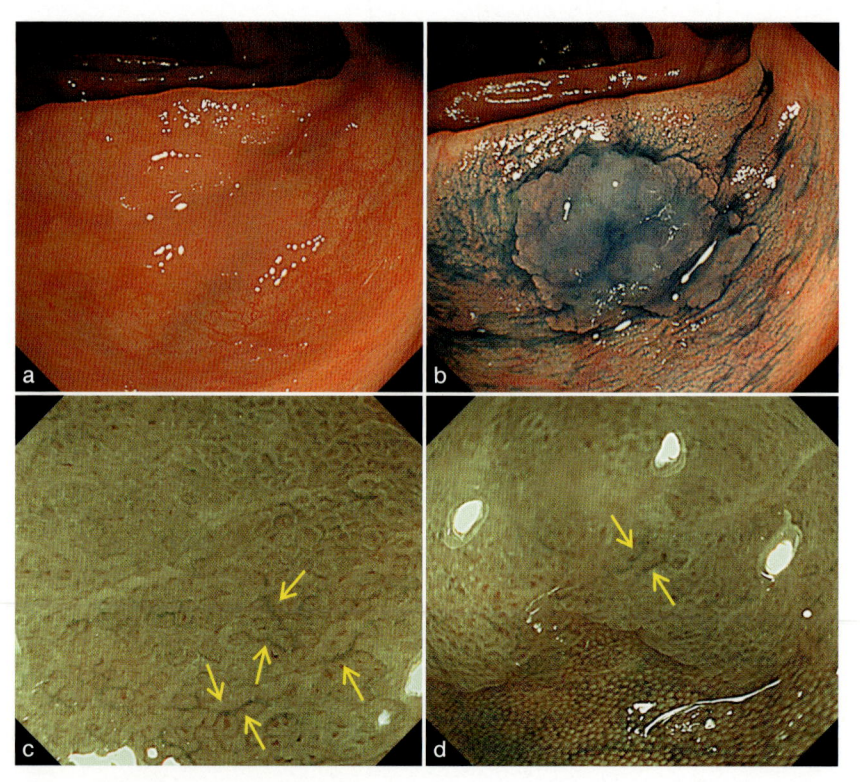

**図1 上行結腸の 10 mm の SSA/P**
a：通常観察像．微小血管の network の消失域として認識される．
b：インジゴカルミン散布にて病変は明瞭となった．また，新たな粘液産生が認められた．
c, d：VMV を認めた．

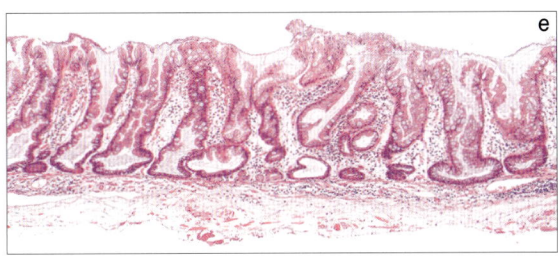

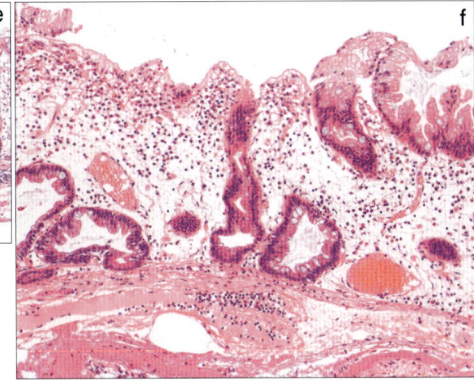

**図1　上行結腸の10 mmのSSA/P（つづき）**
e：EMR病理組織標本（HE染色）．陰窩の拡張・不規則性分岐および陰窩底部での逆T字・L字型変形を認め，SSA/Pに特徴的な像であった．
f：陰窩底部の拡張した腺管の近傍には，拡張した微小血管を認めた．

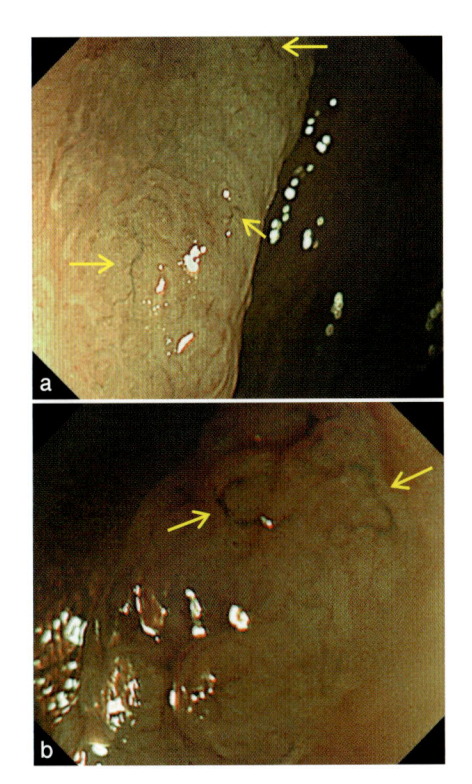

**図2　SSA/Pに認められたVMV**

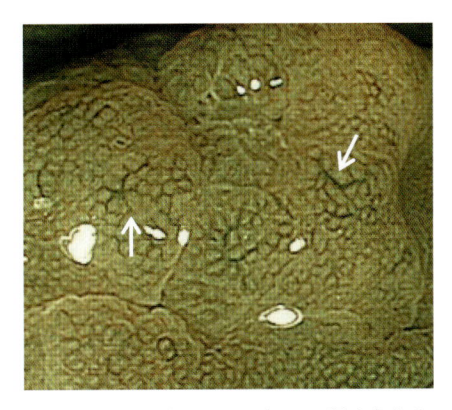

**図3　Hyperplastic polypに認められた樹枝状血管**

唱する腺管開口部を囲む微小血管模様 meshed capillary vessel とは異なる」と定義づけされ，腺管開口部を囲む meshed capillary vessel よりも深部に存在すると考えられる微小血管を指す．病理組織学的所見として，SSA/P の粘膜層固有層深層の微小血管が拡張している頻度が高いことから，SSA/P の特異的所見である陰窩の拡張や陰窩底部の水平方向への変形に伴ううっ血などの血管性変化が起こり，この所見をNBI拡大観察にて捉えていると推測している（**図1，2**）．SSA/Pと過形成性ポリープとの鑑別診断能を明らかとすることを目的とした前向きコホート試験では，VMVがオッズ比のもっとも高い独立因子として抽出された[4]．

過形成性ポリープでも時に認められることが知られている病変表面の樹枝状血管は[5]，NBI観察では meshed capillary vessel が拡張した濃い茶色として認められ（**図3**），粘膜表層の血管を捉えた内視鏡所見でありVMVとは認めない．

## 3. 今　後

VMVについては，成因を含めたさらなる検討および診断の目合わせが必要と考えている．また，SSA/Pの内視鏡所見の確立には，ばらつきのある病理組織学的診断基準の整理も期待される．

### 文　献

1) Leggett B, Whitehall V : Role of the serrated pathway in colorectal cancer pathogenesis. Gastroenterology　2010 ; 138 : 2088-2100
2) Kimura T, Yamamoto E, Yamano HO, et al : A novel pit pattern identifies the precursor of colorectal cancer derived from sessile serrated adenoma. Am J Gastroenterol　2012 ; 107 : 460-469
3) 浦岡俊夫，東　玲治，大原信哉，他：大腸鋸歯状病変の内視鏡診断―pit pattern所見を中心に．胃と腸　2011 ; 46 : 406-416
4) Uraoka T, Higashi R, Horii J, et al : Prospective evaluation of endoscopic criteria characteristic of sessile serrated adenomas/polyps. J Gastroenterol　2014 Oct 1. [Epub ahead of print]
5) Hazewinkel Y, López-Cerón M, East JE, et al : Endoscopic features of sessile serrated adenomas : validation by international experts using high-resolution white-light endoscopy and narrow-band imaging. Gastrointest Endosc　2013 ; 77 : 916-924

（浦岡俊夫，下田将之）

## 3. 大腸

## ❻ String sign/Long irregular vessel

　大腸の拡大内視鏡診断において，V型pit patternによる深達度診断体系が構築されていくなかで，NBI診断体系が普及する以前に浸潤癌で認められる異常血管に注目する研究がされていた[1]．三戸岡らは浸潤癌の辺縁から中心にかけて認められる長く屈曲蛇行する血管に注目し，Long irregular vesselとして報告している[2,3]．われわれも，以前から拡大内視鏡で可視できる大腸腫瘍の血管のなかで，どのような形状の血管が浸潤癌に特徴的に見られるかを解析してきた．その結果，浸潤癌の辺縁および中央に認められる太く伸展し直線化または蛇行化した血管に注目し，String signとして2005年から学会や研究会で報告してきた（図1～3）[4〜6]．

　われわれは拡大観察可能であった大腸の466病変（過形成性ポリープ，腺腫，M癌，SM癌）

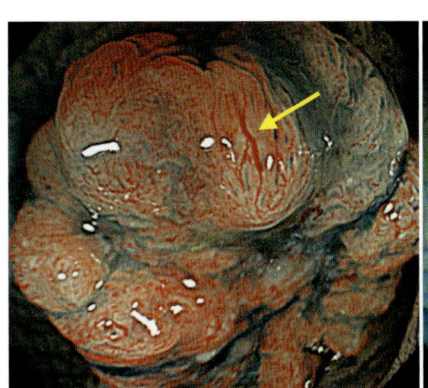

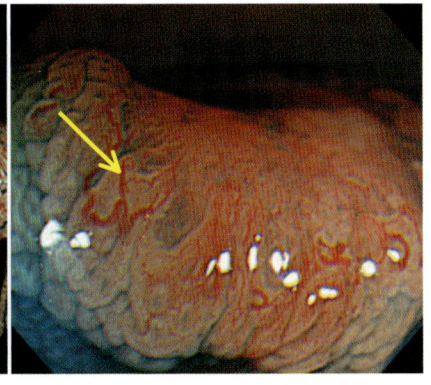

図1　String sign
　太く伸展し直線化または蛇行化した血管所見

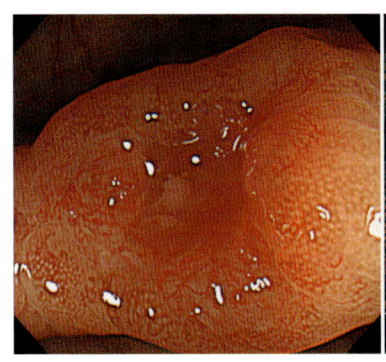

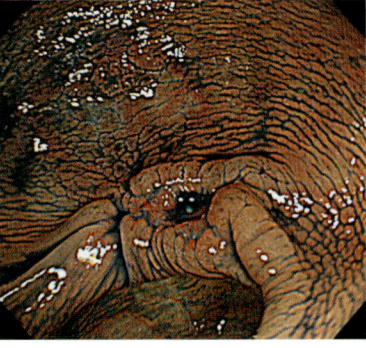

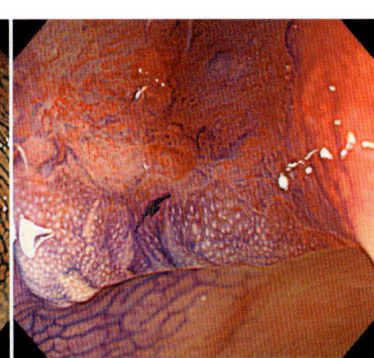

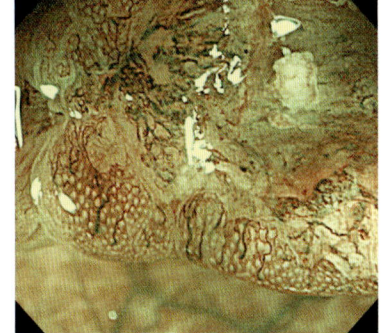

図2　8mm Ⅱa+Ⅱc，SM癌の腫瘍辺縁部と腫瘍部に認められたString sign
Adenocarcinoma（tub1），pSM（1,250μm），ly1，v1，pN0

付　拡大内視鏡所見の解説　3-❻ String sign/Long irregular vessel

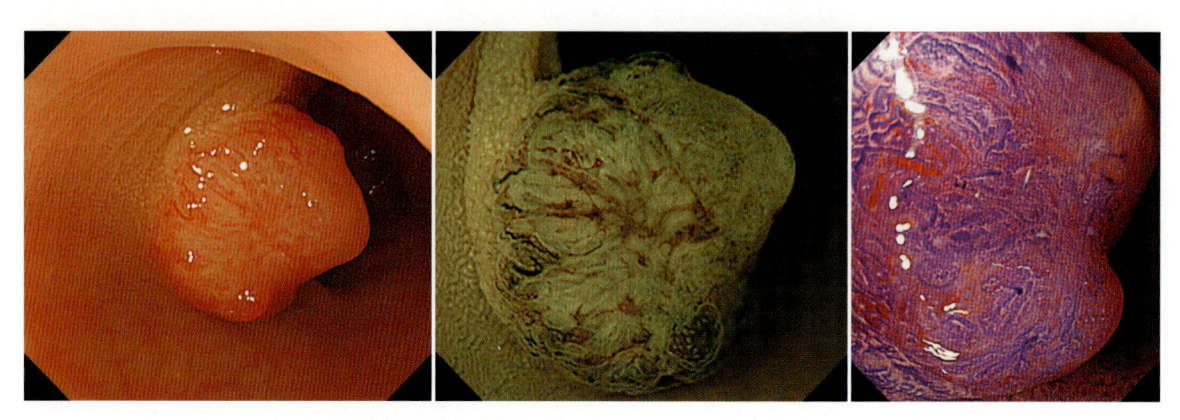

**図3　12 mm Ⅰs+Ⅱc，SM癌の腫瘍辺縁部と腫瘍部に認められた String sign**
Adenocarcinoma（tub1＞tub2），pSM（3,000 μm），ly0，v0，pN0

表1　String signの診断精度

|  | 過形成性ポリープ, 腺腫, M癌, 1,000 μm未満 SM癌 (n=417) | 1,000 μm以深 SM癌 (n=49) |
|---|---|---|
| String sign − (n=426) | 408 | 18 |
| String sign + (n=40) | 9 | 31 |

Sensitivity：63.3%，Specificity：97.8%，
PPV：77.5%，NPV：95.8%，Accuracy：94.2%

表2　形態別 String signの出現部位

|  | 腫瘍辺縁部 | 混在（腫瘍辺縁部＋腫瘍部） | 腫瘍部 |
|---|---|---|---|
| Protruded（n=24） Ⅰs，Ⅰsp，Ⅰp | 3 (12.5%) | 21 (87.5%) | 0 (0%) |
| Depressed（n=33） Ⅱc，Ⅱc+Ⅱa，Ⅱa+Ⅱc，Ⅰs+Ⅱc | 29 (87.9%) | 3 (9.1%) | 1 (3.0%) |
| Flat（n=12） Ⅱa，LST | 5 (41.7%) | 7 (58.3%) | 0 (0%) |

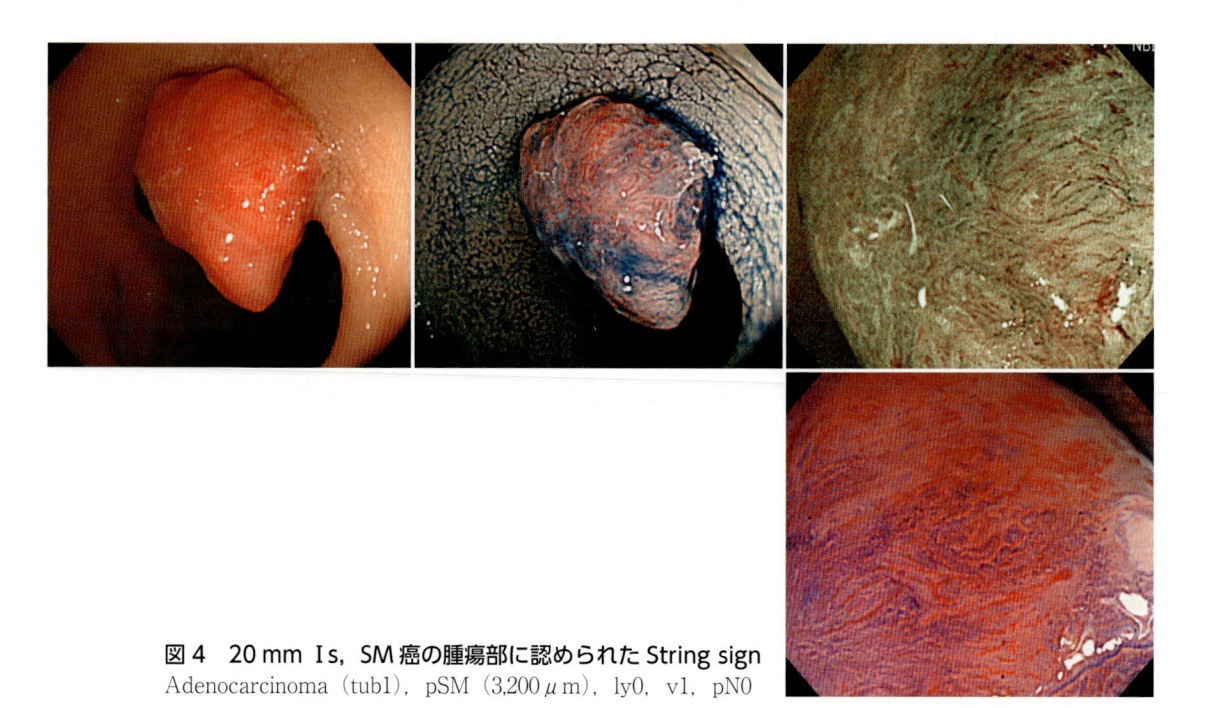

**図4　20 mm Ⅰs，SM癌の腫瘍部に認められた String sign**
Adenocarcinoma（tub1），pSM（3,200 μm），ly0，v1，pN0

238

**図5** 10 mm Is+IIc，MP 癌の腫瘍辺縁部と腫瘍部に認められた String sign
Adenocarcinoma（tub1＞tub2），pMP，ly1，v0，pN0

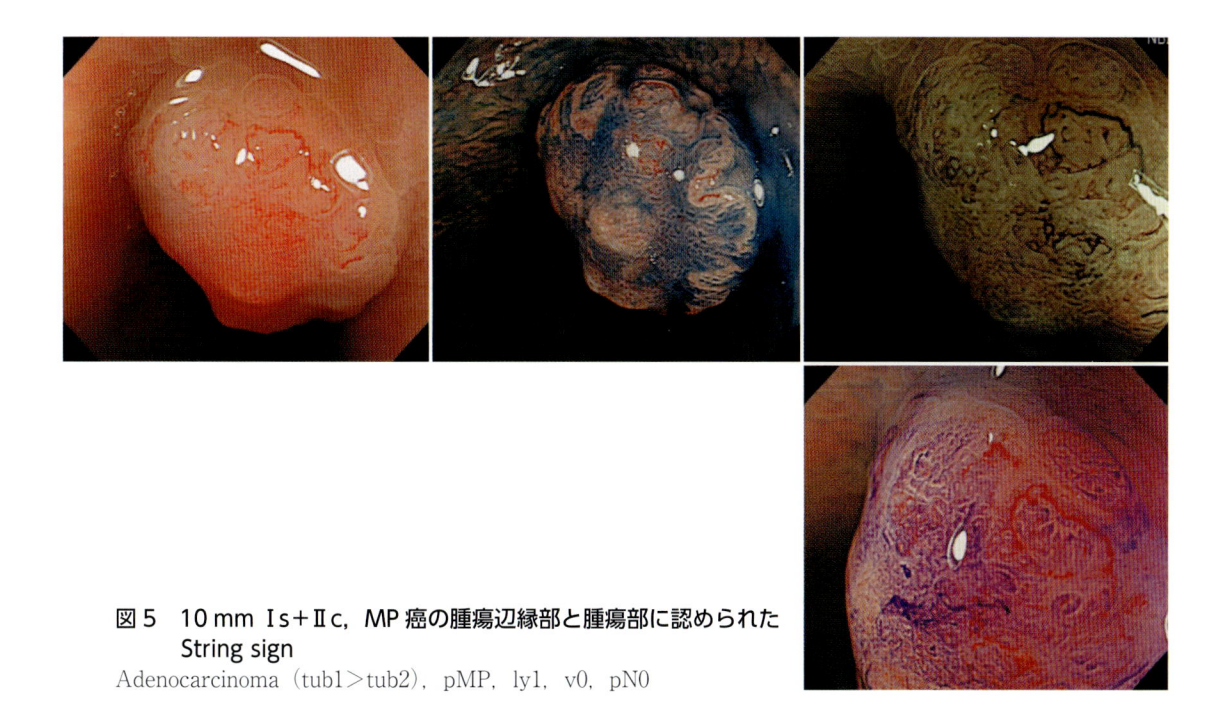

の解析により，String sign 陽性を SM 高度浸潤癌の指標とすると感度63.3％，特異度97.8％，陽性適中率77.5％，陰性適中率95.8％，正診率94.2％であり，String sign は SM 高度浸潤癌診断の非常に有用な指標になると考えられた（**表1**）．

さらに，String sign の出現部位を腫瘍辺縁部，腫瘍部，その両者の混在として SM 癌69例で形態別に検討すると，陥凹型の多くが腫瘍辺縁部で認められたのに対して，隆起型と平坦型の多くでは腫瘍辺縁部と腫瘍部に混在して認められた（**表2**）．

浸潤癌の腫瘍部に認められる String sign は，V 型の高度不整 pit のなかで pit の輪郭がくずれて傷状になった構造に沿うように認められることが多い（**図4**）．また，腫瘍辺縁に認められた String sign は通常観察でも可視できることがあり，通常観察でも浸潤癌を疑うよい指標となることがある（**図5**）．

## 文　献

1) 今井　靖，山野泰穂，中里　勝：大腸腫瘍の pit pattern 診断及び表層の微細血管に関する検討．Gastroenterol Endosc　2004；46（Suppl 1）：613
2) Mitooka H, Inoue T：Magnified colonoscopic findings of microvascular architecture useful to predict risk factors of lymph node metastasis in T1 colorectal carcinoma. Gastrointest Endosc　2005；61：AB101
3) 三戸岡英樹：大腸微小血管の拡大観察―通常拡大観察．胃と腸　2007；42：857-862
4) 松本健史，寺井　毅，坂本直人，他：拡大内視鏡における腫瘍表面微細血管所見と深達度診断．Gastroenterol Endosc　2006；48（Suppl 1）：742
5) 松本健史，寺井　毅，渡辺純夫：pit pattern と表面微細血管所見からみた大腸腫瘍性病変の検討．Gastroenterol Endosc　2007；49（Suppl 1）：778
6) Matsumoto K, Terai T, Otaka M, et al：Is observation of vascular appearance of the tumor surface useful for diagnosis of the depth of early colorectal cancer? Gastrointest Endosc 2008；67：AB128

〈寺井　毅，松本健史，坂本直人，渡辺純夫〉

# 第1～10回　拡大内視鏡研究会のトピックス

## ★第1回　拡大内視鏡研究会

日　時：2004年12月23日（木）
会　場：東京国際フォーラムD7
当番世話人：工藤進英（昭和大学横浜市北部病院消化器センター）

　消化管領域における拡大内視鏡観察の重要性が高まるなか，診断学の進展とともにその必要性がますます認識されるようになってきていた時代であった．拡大内視鏡診断学の更なる発展を期待し吉田茂昭先生とともにこの研究会を発起し，2004年12月23日に第1回拡大内視鏡研究会を開催させていただいた．
　第1回ということもあり，まず食道，胃，大腸，それぞれの臓器の第一人者である施設に3演題ずつ現在の知見と今後の可能性についてご発表いただいた．この時点ではまだNBI（narrow band imaging）は開発段階であり，Endocytoscopeもプローブ式しかなく白色光＋色素拡大内視鏡観察が主体の発表であった．
　大腸においては箱根シンポジウム後でV_N型とV_I型 pit patternの分類が明確になった一方で，V_I型の軽度と高度を分類するためのパラメータをいかに抽出するかということが議論の中心であった．
　そのほか各セッションの最初に基調講演をしていただいた．咽頭・食道では川崎市立川崎病院の大森　泰先生（現　慶應義塾大学）が「咽頭・食道領域における拡大内視鏡診断の現況」を，また胃では福岡大学筑紫病院の八尾建史先生が「新しい胃拡大内視鏡検査法：胃粘膜微小血管構築像の基礎と臨床応用」を，さらに大腸では高知大学の田村　智先生が「大腸における拡大内視鏡診断の現況：その有用性と今後の問題点」と題してそれぞれ講演を行われた．

（工藤進英）

## ★第2回　拡大内視鏡研究会

テーマ：EMR/ESD時代における拡大内視鏡診断の有用性
日　時：2005年11月3日（祝）
会　場：東京国際フォーラム
当番世話人：井上晴洋（昭和大学横浜市北部病院消化器センター）

　第2回の拡大内視鏡研究会は「EMR/ESD時代における拡大内視鏡診断の有用性」のテーマで，東京国際フォーラムを会場として開催された．粘膜病変に対する治療法としてEMR/ESDが一般化した現在において，早期病変の内視鏡による拾い上げ診断は重要である．とりわけ，スクリーニングの内視鏡検査で着目した病変の性状診断において，NBI拡大に代表されるImage Enhanced Endoscopyの役割は大きい．拡大内視鏡によって，腫瘍，非腫瘍の鑑別を行うことがある程度可能である．またその一方でとくに境界病変の病理診断が話題となっていることから，ランチョンセミナーとして，渡邉英伸先生に「WHO分類かJapan分類か─消化管腫瘍の組織診断の問題点と将来─」のタイトルで早期癌および境界病変の病理診断の現況と展望を講義いただいた．また，大腸，食道，胃の各セッションにおいては，症例提示を中心

として，病理医（味岡洋一先生，八尾隆史先生，渡邉英伸先生）の指導のもとに拡大内視鏡所見との詳細な対比検討がなされた．興味深い症例が多数報告され，このような病理医と内視鏡医の学問的連携が，拡大内視鏡診断学の確立のための原動力になると再認識させられた研究会であった．

(井上晴洋)

### ★第3回　拡大内視鏡研究会

テーマ：拡大観察の真価を問う
日　時：2006年9月9日（土）
会　場：東京国際フォーラム
当番世話人：武藤　学（国立がんセンター東病院）

　第3回拡大内視鏡研究会のメインテーマは「拡大観察の真価を問う」のテーマで開催された．この当時でさえ，拡大内視鏡は大腸領域での研究が非常に盛んで，工藤らによるピットパターン分類により表在性腫瘍の鑑別診断が可能となり，実臨床においても広く普及しつつあった．一方，咽頭，食道，胃においては，まだまだ一般化しているとは言いにくい状況であった．その理由とすれば，扁平上皮におけるintra-epithelial papillary capirally loop（IPCL）の変化や胃粘膜の構造などを，白色光による拡大観察で客観的に視認することが非常に困難であったことがあげられる．しかし，Narrow Band Imaging（NBI）の開発により，その困難さが一変し，IPCLや胃粘膜の微細血管構造・微細粘膜構造が客観的に視認できるようになった．そのため，第3回拡大内視鏡研究会では，「消化管表面型腫瘍における微細血管の形態観察—共通点と相違点」と銘打ったシンポジウムが開催された．咽頭，食道，胃，大腸における第一線の臨床家から，詳細な検討がなされ，腫瘍性変化の診断には，微細血管の形態変

化が重要であるというコンセンサスが得られたと記憶している．この頃から，微細血管の形態変化によるさまざまな分類が検討されるようになった．

(武藤　学)

### ★第4回　拡大内視鏡研究会

テーマ：拡大内視鏡と特殊光観察
日　時：2007年9月23日（日）
会　場：Sapia Tower 5F
当番世話人：大森　泰（川崎市立川崎病院）

### ★第5回　拡大内視鏡研究会

テーマ：拡大内視鏡観察の新知見に迫る
日　時：2008年9月14日（土）
会　場：Sapia Tower 5F
当番世話人：佐野　寧（佐野病院）

　第5回拡大内視鏡研究会は"拡大内視鏡観察の新知見に迫る"というテーマで東京Sapia Towerで開催させていただいた．2008年はNBI，FICE，AFIなどといった，拡大内視鏡の新しいModalityが世に浸透し始めた時期であり，議論も非常に活発に行われた時期である．また，Image-enhanced endoscopy（IEE）やFunctional endoscopyといった新しい用語が提唱された時期でもあり，IEE幕開けの会となったのではないかと思う．

　咽喉頭，食道，肛門領域では，ルゴール不染を伴わない微小食道癌，NBI，FICEでの異型血管の見え方の違い，肛門管癌のIPCL様異型血管などが議論された．

　大腸領域では，pit patternによる深達度診断，とくにVI型pitとNBI所見（佐野分類ⅢA，ⅢB）の相関について議論された．また，NBI観察により継時的に血管所見が変化することも

寺井らにより報告された．

胃領域では，拡大 NBI 観察の ESD に対する有用性や，分化型，未分化型胃癌の異型血管の NBI 所見について熱い議論が交わされた．

この会では，特別発言として田尻久雄先生に "Proposal for a consensus terminology in endoscopy—Image enhanced endoscopy を中心に—" というタイトルで IEE の提唱と細分類についてご講演を賜った．また，ランチョンセミナーでは，武藤学先生に "内視鏡的分子イメージング" というタイトルで P53 蛋白を内視鏡で観察するという斬新な試みについてお話をいただいた．

この回は個人病院が当番世話人であり，自院の看護師やコメディカルのスタッフに多分に協力をしていただくこととなり，改めて感謝申し上げたい．最後に，拡大内視鏡の重要性が全消化管で指摘されるようになったこの時期に，タイムリーに当番世話人を拝命してくださった，師匠でもある工藤進英先生，吉田茂昭先生，両代表世話人に深謝申し上げる．

（佐野　寧）

## ★第 6 回　拡大内視鏡研究会

テーマ：拡大内視鏡　原点に立ち戻って
日　時：2009 年 9 月 12 日（土）
会　場：秋田キャッスルホテル
当番世話人：山野泰穂（秋田赤十字病院）

第 6 回拡大内視鏡研究会は 2009 年 9 月 12 日に初めて関東を離れて，拡大内視鏡の原点ともいえる秋田にて開催された．当番世話人は工藤進英先生が栄転されてから留守を預かる秋田赤十字病院消化器病センター・山野泰穂が担当した．

テーマはまさに「拡大内視鏡　原点に立ち戻って」であり，その主旨は以下に提示する．

「～前略～ 1990 年代は逆風の中で学術論争が展開されていた．～中略～，機器の進歩により拡大内視鏡診断は今日まで発展してきたが，未だ完成したものではない．今回拡大内視鏡の原点である秋田にて本研究会を開催するにあたり今一度拡大内視鏡所見と病理との緻密な対比，新しい概念，分類，判断基準等の最新の知見を通じ "拡大内視鏡診断" を大いに議論したい．」

このテーマに対して 32 演題の応募があったが，その内訳は咽頭・食道 6 題，胃 14 題，大腸 9 題，肛門管 2 題，そして気管支 1 題も含まれていた．

咽頭・食道セッションでは微小病変の指摘，質的診断の可能性が議論され，扁平上皮の観点から気管支粘膜，肛門管の演題も議論された．

胃のセッションでは NBI 拡大を導入することでの質的診断における上乗せ効果，胃炎に伴う背景粘膜の評価，腺腫・早期癌の鑑別の可能性，深達度診断，診断のアルゴリズムに関して微小血管像ばかりではなく微細構造，white zone（WZ）にまで言及して議論されたが，良い成績を示す施設もあったが全般に模索している段階でありさらなる向上が望まれるとの結論となった．

大腸セッションでは，翌日の IIc 研究会も控えているため NBI と絡んだ内容での議論であったが，これまでの pit pattern 診断と NBI 診断の異同や乖離，NBI 所見の経時的変化が議論された．また Endocytoscope による血管径の測定に関する報告もあった．また今で言うところの鋸歯状病変の癌化症例の報告もなされた．

またランチョンセミナーとして工藤進英教授より「大腸 Endocytoscope 像と病理」と題して究極の virtual biopsy の可能性について研究の一端が報告され聴衆の興味を引いていた．

総括発言として渡邉英伸先生（新潟大学医学部名誉教授）より，NBI 所見も含めた拡大内視鏡が捉えている所見が意味するところを病理組織学との詳細な対応を行うことで更なる診断学の向上を期待する主旨のエールをいただいて終了した．

（山野泰穂）

## ★第7回 拡大内視鏡研究会

テーマ：Image-enhanced endoscopy（IEE）による存在・質的・量的診断
日　時：2010年9月25日（土）
会　場：東京国際フォーラムホールD7
当番世話人：藤井隆広（藤井隆広クリニック）

　2010年9月25日，東京国際フォーラムにて325名という多数の参加者を迎え，活発な討論とともに成功裡に終えたことは，国立がん研究センター（中央・東病院）をはじめとした多くの仲間によるサポートのお蔭と，あらためて感謝申し上げたい．研究会の内容は，発表演題が全36演題（咽頭4，食道6，胃7，十二指腸1，大腸18演題）中，私がスポットを当てたかったNBIなどによる上皮性腫瘍の拾い上げ診断（存在診断）については，咽頭4，食道2，胃・十二指腸2，大腸3演題で，咽頭・食道がIEEによる存在診断の演題が多かった．そのなかで，興味ある演題として，咽頭から食道では，腫瘍の血管増生によるIEE診断の有効性が語られるなか，京都大学の上田康祐らは，血管増生の乏しい下咽頭表在癌の3例から，淡いbrownish areaにも注目すべきとした．胃では，福岡大学筑紫病院の八坂太親らが，微細白色斑で発見される早期胃癌の存在から，従来の早期胃癌の存在診断とは異なるアプローチの必要性を挙げている．さらに，新潟県立吉田病院の八木一芳らは，粘膜表層が胃炎に近い構造でありながら，粘膜中層でtub2癌が進展する癌の存在，そのような病変の発見に配慮した観察の必要性を挙げている．
　大腸では国立がん研究センター東病院の池松らは，多施設共同，無作為割り付け試験よりNBIが白色光よりも腫瘍性病変の見落とし率が低い傾向にあることを報告しており，最近，ようやくではあるが大腸NBI観察が表面型腫瘍の発見に有効であるとする報告も多くなり，その端を発した演題内容といえる．

　ランチョンセミナーでは佐久総合病院の小山恒男先生が拡大内視鏡診断の基本，ミニレクチャーでは代表世話人である工藤進英先生より「Endocytoscopyによる大腸超拡大診断」と題して，拡大内視鏡の未来へつながる講演をいただき，第7回拡大内視鏡研究会の幕を閉じた．会を終え，夜の街での反省会は大任を終えた安堵感と達成感で，多くの仲間と大いに盛り上がったのである．

（藤井隆広）

## ★第8回 拡大内視鏡研究会

テーマ：拡大内視鏡が切り開く新たな診断学
日　時：2011年9月10日（土）
会　場：ベルサール飯田橋
当番世話人：小山恒男（佐久総合病院）

　拡大内視鏡の普及を目指し2004年に拡大内視鏡研究会が設立された．当初は大腸がメインであったが，次第に上部消化管の世界でも拡大内視鏡が普及し，小生は2011年に開催された第8回拡大内視鏡研究会の当番世話人を拝命した．
　ちょうど，画像強調を伴う拡大内視鏡検査の保険点数加算が認められた年で，拡大内視鏡が急速に普及しつつあった．その一方で，拡大内視鏡から得られる膨大な情報を整理しきれず，使いきれない拡大初心者が沢山発生した年でもあった．
　そこで，第8回拡大内視鏡研究会では「扁平上皮癌の拡大内視鏡診断」，「Barrett食道および接合部癌の拡大内視鏡診断」，「超拡大内視鏡」の3点を主題とし，それぞれの第一人者である大森　泰先生，竹内　学先生，工藤進英先生に基調講演をお願いした．まずは第一人者から基本的な読影法，有用性と限界に関して講演していただき，知識をまとめたうえで，主題演題に取り組むという企画であった．そして，扁平

上皮癌では8題，超拡大が2題，大腸が6題，Barrett/接合部が6題，そして胃癌に関する5演題と合計27の一般演題をご応募いただき，発表5分，討論5分と，十分な討論時間を確保して検討した．

また，ランチョンセミナーでは味岡洋一先生に大腸鋸歯状病変の病理診断を講演していただくことにした．当番世話人の挨拶として以下をコメントした．「大腸鋸歯状病変の意義は未だ不明ですが，欧米では大変注目を集めています．日本は大腸の診断学において，常に世界をリードしてきましたが，鋸歯状病変に限ると欧米に遅れをとっています．まずは，病理学的知識を整理したうえで，詳細な内視鏡観察を行い，このジャンルでも世界をリードする立場になりたいと思います」．鋸歯状病変診断・治療は今，ますます熱い話題となっており，この時の判断に間違いは無かったと思う．

こうして3つの基調講演，27の一般演題を熱く語っていただき，ほぼ定刻に無事終了させることができた．一般病院に在籍する当番世話人であり，少ないメンバーでの運営であったが，拡大内視鏡を愛する熱い仲間達のおかげで無事に運営することができた．ご指導いただいた工藤進英，吉田茂昭，両代表世話人，ならびに世話人各位に深謝致します．

（小山恒男）

### ★第9回　拡大内視鏡研究会

テーマ：拡大内視鏡像と病理組織のさらなる対話
日　時：2012年9月8日（土）
会　場：全社協灘尾ホール
当番世話人：鶴田　修（久留米大学消化器病センター）

第9回拡大内視鏡研究会は2012年9月8日（土）に東京灘尾ホールで開催された．「拡大内視鏡像と病理組織のさらなる対話」をテーマとし，A）食道：組織異型の弱いBarrett食道癌の拡大内視鏡診断，B）胃：表層組織異型の弱い胃癌や非癌上皮で覆われた胃癌の拡大内視鏡診断，C）大腸：sessile serrated adenoma/polyp（SSA/P）とSSA/Pを伴う癌の拡大内視鏡診断，を主題として演題を募集した．また，ミニレクチャーを，A）食道：九嶋（国立がん研究センター中央病院病理科），B）胃：田邉（福岡大学筑紫病院病理部），C）大腸：八尾（順天堂大学大学院医学研究科人体病理病態学）に，ランチョンセミナーをB）の胃主題内容で八木（新潟県立吉田病院内科）にお願いした．

演題数は主題17（食道：4，胃7，大腸6），一般演題19（咽頭・食道：6，胃6，大腸7）の合計36演題であり，各々中身の濃い討論が行われた．食道，胃においては異型の弱い癌の診断は簡単にはいかないが，拡大観察を詳しく行えば周辺非腫瘍粘膜と病変部の違いを指摘することが可能であり，今後その診断も可能になるのではないかと思われた．大腸に関してはSSA/Pの診断は山野らの「開Ⅱ型pit」により高確率に行えるが，そこから発生した癌の早期診断に関しては症例も少なく，今後更なる検討が必要と思われた．

異型の弱い癌の診断が最近注目されてきているが，この回は拡大内視鏡観察所見が異型の弱い癌の病理組織像診断にかなり迫っていることに驚かされた．また，一般演題でも綺麗な拡大内視鏡像が呈示され，各々の症例に対してかなり突っ込んだ討論が行われていた．

病理医が良・悪性の診断に迷うような病変でも，詳しい拡大内視鏡観察により，内視鏡診断のできる日がそこまで来ていることを実感できた会であった．

（鶴田　修）

★第10回　拡大内視鏡研究会

テーマ：そこが知りたい！拡大診断のコツ
　　　　─観察法から診断法まで
日　時：2013年9月14日（土）
会　場：ベルサール半蔵門
当番世話人：八木一芳（新潟県立吉田病院消化器内科）

　第10回のテーマは「そこが知りたい！拡大診断のコツ─観察法から診断法まで」であった．これは拡大内視鏡観察・診断が一般的な内視鏡的手技として広まりつつあることから原点に返って初学者が最初に悩む「観察法と診断法のコツ」を本音から討論し，第10回を契機に拡大内視鏡がさらに大勢の内視鏡医に受け入れられるように，という当番世話人の願いをテーマにしたものであった．

　要望演題は食道では"新分類を用いた食道表在癌診断の「観察法と診断法のコツ」"，胃では"胃炎と鑑別が困難な胃癌の「観察法と診断法のコツ」"，大腸は"大腸鋸歯状病変の拡大診断の「観察法と診断法のコツ」─過形成か腫瘍かの鑑別など─"とした．それぞれの臓器のミニレクチャーは石原立先生に"B2血管のvariationをいかに解決するか"，八尾隆史先生に"胃底腺型胃癌の病理学的視点からの診断のポイント"，山野泰穂先生に"大腸鋸歯状病変の拡大内視鏡診断"をご講演いただいた．ランチョンセミナーは郷田憲一先生に"Barrett食道・表在癌の内視鏡診断─本邦の現状と世界の動向─"のご講演をいただいた．いずれも話題になっている内容で大変貴重なレクチャーを拝聴できた．

　当番世話人としてとにかく感銘したのは参加くださった先生方が410名を超えたことである．350席を設けた会場は開会から間もなく満席となり立ち見の先生方で溢れ，隣に第2会場を設け発表と討論をテレビ中継した．これは拡大内視鏡が注目されていることの現れと感じた．不慣れな当番世話人であったが無事終了できたのは多くの先生に支えられてのことであり本当に感謝の気持ちで一杯である．

（八木一芳）

# 総 括

## 拡大内視鏡診断のendpointと今後の展開

　拡大内視鏡研究会の発足以来10年が経過し，今やその診断学的な有用性は大腸のみならず，咽頭・食道，Barrett食道，胃，十二指腸とほぼ全消化管において確立した感がある．この間，余りにも多くの新発見やさまざまな研究成果が示されたため，その詳細を追うのに忙しく，「そもそも，何のために拡大観察を行っているのか」「そのendpointはどこにあるのか」「endpointの正しさを証明するにはどのような展開を模索すべきか」等々の大筋が見えにくくなっているような気配も感じられる．そこで，拡大内視鏡観察で得られた知見をいったん整理し，今後，がん診断の向かうべき方向性について再考してみたい．

　がんに限らず腫瘍性病変では腫瘍増殖により，病理組織学的に，非腫瘍病変とは異なった細胞異型あるいは組織異型を有している．また，良・悪性の判断はこの病理組織学的な異型度に基づいて行われ，ある一線を越えれば悪性と診断される．この場合，悪性とは「無限の増殖能の獲得」を意味している．したがって，がんをはじめとする悪性腫瘍は「小さいものから大きなものへ」，あるいは「異型度の乏しいものから高度なものへ」と発育進展し，転移を引き起こすことで，ついには宿主を死に至らしめると説明されている．そうであれば，初期がんへの関心は，より微小な病変，浸潤所見に乏しい病変，異型度の軽度な病変へと向かうことになるのだが，拡大内視鏡は通常内視鏡に比して，微小なもの，微細なものへのアプローチを格段と容易にしており，実際，数腺管単位から数mm径といった超微小がんの発見を可能としている．これらは病理組織学的にも十分な異型を伴っており，いわゆる"初期がん"と見做しても問題はないと考えうる（自然脱落する可能性はあるが）．

　問題は，組織学的な異型度は不十分であるが，内視鏡的には悪性を考えたいという場合である．これらの病変を低異型度がんとするか，良性とするかには病理医の個人的な技量や経験によって差が存在する．低異型度がんとは，最近の早期診断の著しい進歩に伴い，内視鏡的な悪性所見に乏しい早期がんが増加するなかで，組織学的異型度が低いにもかかわらず浸潤所見を伴う病変が存在することに気づいたわが国の病理学者達によって提唱された概念であるが，もし，浸潤所見がなければ悪性と診断しえないレベルの異型度のがんを意味している（したがって，欧米の病理学者にはこのようなカテゴリーは用意されていない）．つまり，内視鏡的に悪性所見に乏しいことと，病理組織学的に異型度が乏しいこととは，ある部分で重なり合っており，その意味で低異型度であることが初期がんの一種である可能性を示唆しているのである．

そうは言っても，一定の病理学的基準を超えていなければ，いくら論議を重ねても，がんとしての結論は導きえない．したがって，証明するには別の方法論が必要となる．工藤らによれば，超拡大観察（Endocytoscopy）による顕微鏡レベルでの生体診断では，脱水固定標本を対象とした組織診断とはまったく異なり，核の動き，血管構築，血流など，dynamicな異常所見が観察され，たとえ低異型度の病変であっても，生体組織診断上，いわゆる良性病変とはまったく異なると述べている（脱水した"するめ"と生きている"するめ烏賊"の違い）．

　このことは，現在病理組織学的には良性と診断されている病変のなかに初期がんとして認識すべき病変が含まれていることを示唆するものである．しかし，広く欧米の理解を得るには超拡大生体診断に加え，分子生物学的なアプローチなど，機能上の証明も必要になろうかと思われる．いずれにせよ，初期がんと考えられる病変のなかに，組織学的な異型の乏しい病変が含まれている可能性が高いという事実は，きわめて重要であり，これらが悪性であることの証明はわが国の内視鏡医，病理医にとって大きな使命と言えよう．

　一方，診断困難例のなかには，①非癌粘膜に被覆された早期がん（いわゆる粘膜深層から発生した早期がん）や，②Barrett食道がんなども含まれる．両者とも診断困難となる要因は粘膜表層にがん特有の微細な異常所見を認め難いことによるが，拡大観察下においても確診困難な場合が少なくない．ことに前者の場合，病変の本態が低異型度がんであることも少なくなく，なかなか確診に至らない病変も少なからず経験されている．それでも，①についてはわずかな表層粘膜構造（white zone）のほころび，②については粘膜パターンの詳細な観察によって障碍がクリアされつつある（詳細については本書を参照）．

　以上に示した，いわゆる"初期がん"や診断困難例へのアプローチは通常内視鏡では到達困難な領域，すなわち，拡大内視鏡診断の独壇場であり，この種の診断を究めることが拡大内視鏡診断の大きな使命と言うことができる．しかし，一つひとつの局地戦の戦い方を越えて全体としての戦略を考えれば，「一歩でもがん発生の真実に迫ること」「内視鏡的な生体病理診断を確立すること」がより大きなendpointと言える．近い将来，がんか非がんかの鑑別が病理組織診断ではなく拡大内視鏡診断に依拠する時代が来ることは間違いないのである．内視鏡的病理診断（endoscopic pathology）の確立，そのことを拡大内視鏡診断の最終目標と捉えて欲しい．今後の諸姉，諸兄の活躍を祈りながら稿を終える次第である．

青森県立中央病院
吉　田　茂　昭

# 索引

## 和文

### あ

網目様構造　46

### い

胃炎類似所見　88
胃型血管　46
胃癌
　　——の基本構造　116
　　——発生リスク　91
異型形質　89
萎縮性胃炎　99
胃小窩・胃小溝模様　93
胃小窩模様　92
異常血管構造　53
胃小溝模様　92
胃底腺型胃癌　73
　　——の悪性度　78
　　——の組織学的特徴　73
　　——の内視鏡的特徴　75
　　——の予後　78
　　——の臨床的特徴　73
胃底腺粘膜
　　H. pylori 未感染の——　93
　　正常——　92
印環細胞癌　81
咽頭癌　42
　　食道癌の診断学を応用した——診断　42
咽頭表在癌　17

### え

円柱上皮内血管パターン　109, 220
　　——と未分化型癌の併存　220

### か

窩間部　88, 214
拡大内視鏡
　　NBI 併用——　123
　　腸上皮化生の——像　98
　　慢性胃炎の——像　93
下部食道柵状血管　50

### き

機能性ディスペプシア　100
吸収上皮細胞内脂肪粒　129
共焦点レーザー顕微鏡　65

### く

クリスタルバイオレット・メチレンブルー（CM）染色　66
工藤・鶴田分類　133
工藤分類　132

### こ

高分化型腺癌　46, 49, 53
肛門管癌　201

### さ

酢酸撒布　219
佐野分類　147

### し

シアン調血管　42, 218
実体顕微鏡　136
脂肪滴　103
十二指腸腫瘍　123
絨毛　129
上皮乳頭内血管ループ　→「intra-epithelial papillary capillary loop（IPCL）」を見よ
除菌後胃癌　85

除菌療法後の変化　119
食道胃接合部　50
食道癌診断学の咽頭癌への応用　42

### せ

絶対値分類　192, 193
腺開口部　92, 214
腺窩辺縁上皮　109, 125, 214
腺管
　　——の三次元構造　143
　　——の組織発生　136, 143
　　——の発育進展　136, 142, 144
　　単離——　136
腺口形態　136

### そ

相対分類　188, 192
側方進展範囲度診断　116

### た

大腸Ⅱc 型　151
大腸Ⅱc 研究会　33
大腸 Endocytoscopy（EC）分類　178
大腸 NBI 拡大観察　228
大腸 NBI 分類　196
大腸鋸歯状病変　163, 171
　　——の Endocytoscopy 像　179
大腸血管の構築像　146

### ち

茶褐色調領域　52, 53
中・下咽頭表在癌　17
中分化管状腺癌　225
超・拡大内視鏡　→「Endocytoscopy（EC）」を見よ

249

腸上皮化生　102
　　──の拡大内視鏡像　98
超微小腫瘍　46，53

## つ

通常内視鏡による側方進展範囲度診断　116

## て

低分化型腺癌　46
手つなぎ腺癌　80
　　──の内視鏡的特徴　80
　　──の慢性胃炎との鑑別　80

## と

頭頸部表在癌　17
特殊円柱上皮　57

## な

内視鏡的粘膜下層剥離術（ESD）
　中・下咽頭表在癌に対する──　17
内視鏡的粘膜切除術（EMR）
　中・下咽頭表在癌に対する──　17
日本食道学会分類　40

## に

乳頭状構造　220
乳頭腺癌　220

## ね

粘液形質　88
粘膜微細構造　46

## は

白色不透明物質（WOS）　98，102，125，214
箱根合意　34，134，151，222

## ひ

微小血管構築像　114，123，214
表層細胞分化　85
表層部非腫瘍性上皮　86
表面微細構造　114，123，214

## ふ

不整形 pit　152
分化型癌　116

## へ

扁平上皮　53
　　──下浸潤　54
　　──島　57
扁平上皮癌　19，201

## ま

慢性胃炎
　　──の拡大内視鏡像　93
　　──の生検組織診断　91
　Helicobacter pylori 感染──　102
　手つなぎ腺癌の──との鑑別　80

## み

未分化型癌　116
　VEC パターンと──の併存　220

## め

メチル化　174
　hMLH1──　176

## ゆ

幽門腺型腺腫　127
幽門腺粘膜
　H. pylori 未感染例の──　94
　正常──　92

## よ

横這型胃癌　80

## り

リンパ節転移リスク　188，193，195
領域性　152

## る

ループ状血管　87

## れ

裂開　144

## 数字・欧文

2 点マーキング　85，88
Ⅱ型 pit　166
　開──　172
　伸──　172
ⅢH 型 pit　163
ⅢL 型 pit　142
ⅣH 型 pit　163
Ⅴ型 pit pattern　222，237
　　──亜分類　133，134，222
ⅥI 型 pit　152，222
ⅥI 型軽度不整　151，223
ⅥI 型高度不整　151，225
　　──の定義　223
ⅤN 型 pit　151

### A

aberrant crypt foci（ACF）　165
adipophilin　104
avascular area（AVA）　39，41，212

### B

background coloration（BC）　19，40，210
Barrett 食道　20，45，50，56
　　──表在癌　54
Barrett 腺癌　20，45
BRAF 変異　174
brownish area　16，19，40，208，210
Budding 説　143

### C

capillary pattern 分類　147，196
CF-200Z　34
complete mesh pattern　219
contact endoscopy　66，178
Crypt fission 説　144
crypt opening（CO）　92，214

## D

demarcation line　214
dense pattern　231，232
desmoplastic reaction　222

## E

endocytoscopic diagnosis of tissue atypia（ECA）分類　66
Endocytoscopy（EC）　65，178
　hyperplastic polyp（HP）の──所見　179
　laterally spreading tumor（LST）の──観察　182
　sessile serrated adenoma/polyp（SSA/P）の──所見　179
　traditional serrated adenoma（TSA）の──所見　179
　大腸──分類　178
　大腸鋸歯状病変の──像　179
endoscopic laryngopharyngeal surgery（ELPS）
　中・下咽頭表在癌に対する──　17
endoscopic mucosal resection（EMR）
　中・下咽頭表在癌に対する──　17
endoscopic submucosal dissection（ESD）
　中・下咽頭表在癌に対する──　17

## F

faint pattern　231
field cancerization 現象　17
foveolar pattern　92
foveolar-sulciolar pattern　93

## G

gastric adenocarcinoma of the fundic gland type　73
Group 2　88

## H

$H^+/K^+$-ATPase　74
*Helicobacter pylori*　85
　──感染　91
　──感染慢性胃炎　102
　──除菌後胃癌　85
　──除菌療法後の変化　119
　──未感染例の胃底腺粘膜　93
　──未感染例の幽門腺粘膜　94
high grade dysplasia　46，49
hMLH1 メチル化　176
honeycomb like 構造　146
hyperplastic polyp（HP）　165
　──の Endocytoscopy 所見　179
　microvesicular type──（MVHP）　164
　SSA/P と──との鑑別　180，235

## I

intervening part（IP）　214
intra-epithelial papillary capillary loop（IPCL）　20，39，65，208，210
invasive pattern　151，222
　──の定義　152
irregular mesh pattern　219
irregular micro pit pattern　225
irregular MS pattern　214
irregular MV pattern　214
irregular pattern　231，232

## K

Ki-67 陽性細胞　88
Kimura-Takemoto 分類　92

## L

laterally spreading tumor（LST）
　────G　182
　────NG　151，182
　──の Endocytoscopy 観察　182
light blue crest（LBC）　82，85，98，214
long irregular vessel　237
long segment Barrett esophagus（LSBE）　45，61
loop 血管　40

## M

marginal crypt epithelium（MCE）　109，125，214
magnifying NBI（M-NBI）　123
melanosis　209
microsurface（MS）pattern
　→「表面微細構造」を見よ
microvascular（MV）pattern
　→「微小血管構築像」を見よ
microvesicular type hyperplastic polyp（MVHP）　164
mixed polyp　166
multicenter randomized controlled study　29

## N

Narrow Band Imaging（NBI）　15，45，208
　──International Colorectal Endoscopic Classification（NICE 分類）　35，196
　──拡大観察時のシステム条件設定　230
　──併用拡大内視鏡（十二指腸）　123
　大腸──拡大観察　228
　大腸──分類　35，196
　大腸──分類統一　196
network pattern　231
non-loop 血管　40
normal pattern　231

## P

pepsinogen-I　74
pit　117
pit pattern　136
　──診断　35，146，151，222
　──分類　131
　肉眼型別にみた──診断成績能　153
pT1（SM）癌（大腸）　188，190，191，192，193，194
pyloric gland adenoma（PDA）　127

## R

regular arrangement of collecting venule（RAC） 92

## S

scratch sign 222
serrated adenoma（SA） 163, 171
serrated carcinoma 168
serrated pathway 148, 163, 165, 171
sessile serrated adenoma/polyp（SSA/P） 35, 148, 164, 171, 234
　——Endocytoscopy 所見 179
　——と過形成性ポリープとの鑑別 180, 235
short segment Barrett esophagus（SSBE） 45, 59
SM 高度浸潤癌（大腸） 225

SM 浸潤（度）（大腸） 188, 191, 192, 193, 194, 195, 220
sparse pattern 231, 233
specialized columnar epithelium（SCE） 57
squamocolumnar junction（SCJ） 54
string sign 237
sulciolar pattern 92
surface pattern 228

## T

top-down morphogenesis 説 144
traditional serrated adenoma（TSA） 164, 171
　——の Endocytoscopy 所見 179

## U

updated Sydney system 91

## V

varicose microvascular vessel（VMV） 149
vasucular pattern classification 231
vessel plus surface classification system（VSCS） 123, 214
vessels within epithelial circle（VEC） pattern 109, 220
　——と未分化型癌の併存 220
villi 117
villous tumor 163

## W

white opaque substance（WOS） 98, 102, 125, 214
white zone 83, 85, 88, 117, 216, 218
WHYX lesion 80

## 拡大内視鏡
――極限に挑む――

2014年10月25日 第1版1刷発行

監　修　工藤　進英，吉田　茂昭
編　集　拡大内視鏡研究会
発行者　増永　和也
発行所　株式会社 日本メディカルセンター
　　　　東京都千代田区神田神保町1-64（神保町協和ビル）
　　　　〒101-0051　TEL 03(3291)3901㈹
印刷所　三報社印刷株式会社

ISBN978-4-88875-273-2

Ⓒ 2014　　乱丁・落丁は，お取り替えいたします．

本書に掲載された著作物の複写・転載およびデータベースへの取り込みに関する許諾権は日本メディカルセンターが保有しています．

|JCOPY| <㈳出版者著作権管理機構　委託出版物>
本書の無断複写は著作権法上での例外を除き禁じられています．複写される場合は，そのつど事前に，㈳出版者著作権管理機構（電話 03-3513-6969，FAX 03-3513-6979，e-mail：info@jcopy.or.jp）の許諾を得てください．